Homöopathie für Tierärzte

H. Wolter (Hrsg.)

Homöopathie für Tierärzte 2

Herstellung homöopathischer Arzneimittel
Arzneimittellehre
Allgemeine Homöotherapie
Homöopathie in der Chirurgie
2. Auflage

Kurse der Arbeitsgemeinschaft für Homöopathie, zytoplasmatische Therapie und Akupunktur in der Veterinärmedizin der Akademie für tierärztliche Fortbildung — ATF in der Deutschen Tierärzteschaft e. V.

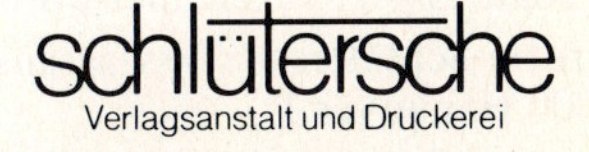

CIP-Kurztitelaufnahme der Deutschen Bibliothek

Homöopathie für Tierärzte:

Kurse d. Arbeitsgemeinschaft für Homöopathie, Zytoplasmat. Therapie u. Akupunktur in d. Veterinärmedizin d. Akad. für Tierärzte. Fortbildung, ATF, in d. Dt. Tierärzteschaft e. V./H. Wolter (Hrsg.). — Hannover: Schlütersche

NE: Wolter, Hans [Hrsg.]; Akademie für Tierärztliche Fortbildung ⟨Wiesbaden⟩ / Arbeitsgemeinschaft für Homöopathie, Zytoplasmatische Therapie und Akupunktur in der Veterinärmedizin

2. Herstellung homöopathischer Arzneimittel; Arzneimittellehre; allgemeine Homöopathie; Homöopathie in der Chirurgie. — 2. Aufl. — 1985.

ISBN 3-87706-090-0

2. Auflage 1985

Druck: Schlütersche Verlagsanstalt und Druckerei — GmbH & Co. —, Georgswall 4, 3000 Hannover 1

Inhalt

Einführung

H. Wolter

Mehrere wichtige Themengruppen werden im zweiten Band der "Homöopathie für Tierärzte" dargestellt. Erkrankungen der Milchdrüse, Stoffwechselerkrankungen, urologische sowie chirurgische Probleme der homöopathischen Praxis sind einige Schwerpunkte. Die Homöopathie hat zwar keine Allheilmittel zur Verfügung - weder für die Eutererkrankungen, noch für den Stoffwechsel - und doch stellt sich immer wieder heraus, daß mit dieser Methode bei richtiger Anwendung in einer außerordentlich großen Zahl der Fälle eine schnellere und dauerhafte Heilung zu erzielen ist als mit der üblichen Therapie.

Um aber überlegen therapieren zu können, ist die Kenntnis homöopathischer Arzneimittel und ihres Wesens unbedingte Voraussetzung. Dreizehn Mittel werden besprochen, von denen je 7 für die beiden ersten Krankheitskomplexe eine spezifische, ja vielleicht causale Wirkung aufweisen. Ihre Kenntnis ist umso notwendiger, weil die Krankheiten nicht nur nach der klinischen Benennung behandelt werden, sondern mit der Erhebung der Anamnese und des Befundes im homöopathischen Gedankengang auch direkt die Arzneimitteldiagnose gestellt wird.

Alle Erkrankungen werden unter dem gleichen Gesichtspunkt untersucht: nach den charakteristischen Symptomen, die typisch für das Krankheitsbild sind, aber innerhalb der Erkrankung mit individuellen Krankheitszeichen vergesellschaftet sind, die nur in dem betreffenden Fall vorkommen, aber das einzusetzende Simile maßgeblich bestimmen. Unter Benutzung dieser Möglichkeiten erzielt man dann die erstaunlichsten Heilungen, die neuen Mut zu weiterer homöopathischer Behandlung geben.

Es ist klar, daß die einzelnen Erkrankungen nicht umfassend besprochen werden können. Die Abgrenzung orientiert sich weitgehend an den in der täglichen Praxis vorkommenden Fällen, also den Fällen, die durch einfache Therapie, möglichst mit ein- bis zweimaliger Behandlung gesunden. Und zwar deswegen, weil in der homöopathischen Behandlung zu Anfang nicht gleich mit therapeutisch festgefahrenen, ja therapieresistenten Fällen begonnen werden soll, sondern zunächst die Alltagstherapie unter homöopathische Gesichtspunkte gestellt wird, um einen wirklichen Überblick über die Wirkungsweise eines homöopathischen Arzneimittels zu bekommen. Sind die Grundzüge klar, ist es möglich, auch schwierigste oder festgefahrene Fälle zu behandeln.

Unter diesen Voraussetzungen kann die zunächst kompliziert erscheinende Homöopathie zu einem voll beherrschbaren Rüstzeug werden.

Warum Homöopathie?

H. G. Wolff

Warum heute noch unter dem Druck des ständig wachsenden Fachwissens auf allen Gebieten der Naturwissenschaften und damit auch der Medizin und Tiermedizin über Homöopathie diskutieren?; über das Hahnemann'sche Findungsprinzip "Similia Similibus curentur"? Ist es nicht im Zeitalter des Atomes und der Elektronik bedeutungslos geworden? Gerade über die Homöopathie, die seit 170 Jahren immer dieselbe geblieben ist?

Wie die Naturheilkunde überhaupt, so ist auch die homöopathische Behandlung eine Methode der Ganzheitsbehandlung. Nicht einzelne Krankheiten werden für sich allein behandelt, sondern der Körper als Ganzes stellt sich um und bekommt seine Krankheiten in den Griff. Es ist eine Art "Umschulung zum Gesunden hin" wie Kollege Leers aus Saarlouis meint. Diese Umschulung braucht aber nicht lange zu dauern, wie meistens angenommen wird. Die Heilung erfolgt manchmal sehr schnell und oft für dauernd. Zwar kann es anfangs zu einer kurzen, vorübergehenden Verschlechterung kommen. Diese "Erstverschlimmerung" ist harmlos und ein gutes Zeichen für die Mittelwahl; muß aber nicht vorkommen. Sie ist aber eventuell ein Hinweis darauf, die Potenz zu ändern.

Die homöopathische Behandlung hat große Vorteile: sie ist einfach, unschädlich, billig und sicher. Aber man muß bei ihrer Anwendung denken. Und gedacht und beobachtet haben auch unsere homöopathischen Vorfahren.

Während in der Industrie die Ausgaben für Forschung und Entwicklung eines Medikaments auf den Preis umgelegt werden - das ist ein Grund, der sie so teuer macht - so haben in der Homöopathie Generationen von Ärzten die AMB (Arzneimittelbilder) vervollständigt und ausgefeilt, und Arbeit und Kosten auf sich genommen. Das ist die Ursache dafür, daß diese Arzneien so preiswert sind.

Die Pathologie hat uns vertraut gemacht mit einer umfangreichen Sammlung von Gewebsveränderungen, die wichtig sind. Aber man darf die organpathologischen Krankheitsprodukte nicht mit der Krankheit gleichsetzen und die Pathologie, eine Hilfswissenschaft, zu einer Hauptwissenschaft machen. Denn das führt in eine falsche medizinische Denkrichtung.

Wenn wir nur vordergründig bleiben, nur die organpathologischen Endzustände sehen, statt die dahinter stehende, diese Endzustände erst bewirkende, also übergeordnete Grundverstimmung des Organismus (die erst die eigentliche Krankheit ist), dann werden Diagnose und Therapie problematisch.

Was wir über die Krankheit wissen können, sind ausschließlich die produzierten Symptome. Zu ihnen gehören nicht nur die lokalen Besonderheiten des erkrankten Gewebes (Labor) und die physikalisch-chemisch darstellbaren Funktionsstörungen, sondern *alle* in Erscheinung tretenden Symptome wie z.B. *Gier auf Eier*, *auf rohe Kartoffeln* wie es bei Calc. vorkommt oder *Angst bei Dunkelheit*. Da z.B. pathologisch-anatomische Gewebsveränderungen nur *ein* mögliches Erscheinungsbild eines in der Zeit fortgeschrittenen Krankheitsbildes sind, dürfen wir diese örtlichen Krankheitsprodukte nicht überbewerten, wenn sie dann auch oft den Namen für die klinische Diagnose hergeben.

Bleibt unsere Aufmerksamkeit an diesen vordergründigen, aber so aufflälligen Tatsachen hängen, werden wir nie gute Ärzte.

Die eigentliche Heilkunst beginnt erst, wenn wir erkennen, daß die Gewebsveränderung nur die Zwischen- oder Endstufe einer übergeordneten Grundkrankheit ist, deren Heilung mit dem hier einzig angezeigten Mittel, dem Simillimum, möglich wird. Nur das SIMILLIMUM heilt.

In jedem Fall haben wir in der Homöopathie immer eine einmalige, einzigartige, individuelle Situation vor uns. Es ist so erklärlich, daß sich die Homöopathie sehr schwer begründen und beweisen läßt, weil sie vom Grundsatz der ausschließlichen Individualisierung ausgeht und nicht vom Postulat der strengen Determiniertheit.

Gewöhnlich schließt die Schulmedizin aus einer Summe von Einzelbeobachtungen induktiv auf das Allgemeine. Die Homöopathie dagegen muß aber die homöopathische Findungsregel SIMILIA SIMILIBUS CURENTUR auf eine einmalige individuelle Situation ausrichten wie es Hahnemann in seinem Organon ausführlich dargelegt hat.

Heilen ist mehr als Helfen. Helfen ist das kurz- oder langfristige Unsichtbarmachen oder die Milderung des Krankseins oder einzelner Krankheitszeichen. Wer lediglich hilft, heilt nicht. Wer aber heilt, der hilft zugleich.

Wann Homöopathie?

Natürlich werden wir nicht jede Krankheit homöopathisch behandeln, bestimmt nicht als Anfänger. Wir sind ja alle von Haus aus Schulmediziner. Wenn wir die Grenzen der Lehrmedizin kennen und höhere Ansprüche stellen, müssen wir Türen zu neuen Gebieten aufstoßen: und *ein* neues Gebiet ist die Homöopathie!

Aber man muß Geduld haben. Werfen Sie Ihre Corticoide, Vitamine oder Antibiotica nicht weg. Tun Sie es zumindest solange nicht, bis Sie geistigen Untergrund und praktische Sicherheit haben. Beschränken Sie Ihre Versuche zunächst auf die Fälle, bei denen Sie mit Ihren normalen Mitteln machtlos sind.

Und selbst dann: Ruhe und Geduld bewahren. Studieren Sie die Materia medica und scheuen Sie sich auch nicht, in Gegenwart der Klienten die Arzneimittellehre aufzuschlagen. Beim Homöopathen liegt sie griffbereit auf dem Tisch. Aber man muß dabei denken, nach Hahnemann die schwierigste Aufgabe. Lassen Sie die Mittel an Ihrem geistigen Auge vorüberziehen - diskutieren Sie die Mittel im Geist; Sie werden überrascht sein, wie Sie mit dem Werkzeug der Homöopathie vertraut werden. Die Mittel gewinnen im Lauf der Zeit Form, Farbe und Aussehen.

Ich habe die Mittel einzeln durchstudiert und geduldig gewartet bis ein Belladonna-, ein Aconitum-, ein Sulfurfall kam - habe entsprechend behandelt und mit zunehmender Erfahrung immer mehr Vertrauen in meine Arzneimittel gewonnen. Das erstrebenswerte Ziel, nämlich tuto, cito et jucunde zu heilen, also sanft, rasch und sicher, ist jeder Anstrengung wert. Die Homöopathie ist universal, und die Möglichkeit mit ihr allen lebenden Wesen, ob zwei- oder vierbeinig, helfen zu können, ist für uns eine starke Motivation.

Zusammenfassend können wir feststellen:

Die Homöopathie

- heilt rasch, sicher, ohne Komplikationen
- ist, auch bei falscher Anwendung, ohne Arzneischäden
- ist unkompliziert. Die Tabletten, Triturationen oder globuli werden von den Patienten gern genommen, auch die Spritzen schmerzen nicht
- vermeidet viele Operationen und Eingriffe
- ist wirtschaftlich und preiswert.

Grundlagen der homöopathischen Therapie

H. J. Schramm

Der Tierarzt der Gegenwart kann mit seinem Kollegen vor nur 20 Jahren in kaum einer Hinsicht noch verglichen werden. Er steht - wie in so vielen Bereichen unseres heutigen Daseins - einer Fülle von völlig neuen und sich rasant veränderten Verhältnissen gegenüber.

Resistenzlosigkeit und Anfälligkeit der Tiere, bedingt durch Überzüchtung, erfordern neue Techniken zu ihrer Beherrschung. Dieser radikal veränderten Situation steht der heutige Tiermediziner gegenüber und muß sie bei seinen Behandlungsmaßnahmen zu berücksichtigen suchen - besser gesagt -, sollte sie zu berücksichtigen suchen. Homöopathisch gesprochen würden wir sagen, die Modalitäten ihrer eigenen Heilmethoden erreichen heute auch in der Tiermedizin eine ungeahnte Vielfalt. Und so verlangt auch das Veterinärwesen nach einer adäquateren Therapieform als es die reine Suppression oder Substitution darstellt.

Wenn Hahnemann,der Begründer der Homöopathie, sein neues Heilprinzip den stupiden und schädigenden Maßnahmen seiner Kollegen gegenüber gestellt hatte, so fordert heute die chemische Verstümmelung von Mensch und Tier eine Renaissance dieser in der naturwissenschaftlichen Ekstase der Medizin verschütteten Heilmethode geradezu heraus, wollen wir unseren therapeutischen Auftrag nicht mißverstehen.

Sind wir es inzwischen weltweit gewöhnt, daß das Tier bei der Erforschung von Pharmaka für den Menschen Modell stehen muß - ob zu Recht oder Unrecht soll hier nicht erörtert werden -, so erleben wir bei der Erprobung neuer Homöopathika das umgekehrte Phänomen. *Die Arzneiprüfungen als Basis jeder Similewahl wurden und werden ausschließlich am Menschen vollzogen.* Die differenzierten Arzneimittelbilder, die die Kriterien für eine gezielte Arzneimittelanwendung von uns fordern, hatten und haben nun einmal ein nur, dem Menschen gegebenes höchstentwickeltes Nervensystem mit einer verbalkommunizierenden Psyche zur Voraussetzung. Daß der Mensch dadurch zum einzigen Lebenwesen geworden ist, bei dem Placebowirkungen*) zu erzielen sind, stellt eine gewisse Ironie seiner Vollkommenheit dar. Statt sie zu beklagen, sollten wir sie dankbar hinnehmen und vielseitigen Nutzen daraus ziehen. Und die Kritiker oder Gegner des homöopathischen Heilverfahrens sollten bei ihrer Argumentation dieses Phänomen aussparen, und es nicht zur Achillesferse machen, denn dieser Effekt trifft für alle therapeutischen Richtungen gleichermaßen zu.

Von der erwähnten - nur über den Menschen möglichen - Erprobung prospektiver Homöopathika ist dann ein Transformationsprozeß auf die Verhältnisse des Tieres durchaus legal und entspricht einer Konsequenz im Sinne biologischer Gesetzmäßigkeiten. Schon gar nicht wird hier das Tier - abgesehen von der generellen Unschädlichkeit jeglicher homöopathischen Therapie - durch die vorherige Erprobung am Menschen einer gesundheitlichen Gefährdung ausgesetzt, wie das in dieser Absolutheit vom umgekehrten Vorgehen in der pharmakologischen Forschung leider nicht gesagt werden kann.

Das Schwergewicht homöopathischen Vorgehens in der Veterinärmedizin wird zwangsläufig mehr als im humanen Bereich auf der Seite der Wahrnehmung und

---

*) Wirkungen durch eine Scheinarznei.

Beobachtung liegen müssen. Zu welchen Gipfeln des Verständnisses tierischen Befindens und Verhaltens man da gelangen kann, hat uns Konrad Lorenz und eine Reihe seiner Jünger gelehrt. Wenn dennoch die Arzneiwahl nach homöopathischen Kriterien am Tier nie den Differenzierungsgrad einer solchen am Menschen erreichen wird und kann, so bedeutet sie aber in gleichem Sinne einen animalisch adäquateren pharmakologischen Eingriff als eine chemische Prothetik. Sie fordert auch hier vom Therapeuten künstlerische Fähigkeiten bei der Herausarbeitung eines Simile, soll sie sich nicht im Bereiche einer reinen Phytotherapie erschöpfen.

Wenn auch ihre Ausschau nach einer therapeutischen Alternative gewisse Prioritätsunterschiede hinsichtlich der Motivation dazu im Vergleich zu einem Humanmediziner aufweisen wird, so werden in dieser Rangordnung auf beiden Seiten die Zunahme der toxischen, umweltbedingten, aber auch iatrogenen Schädigungen und das ständige Anwachsen chronischer Krankheitsprozesse nicht an letzter Stelle stehen.

Wenn wir auch anerkennend und bewundernd vor den Erkenntnissen und Errungenschaften der modernen Medizin stehen, so müssen wir leider resignierend feststellen, daß die Zahl der Krankheiten nicht geringer geworden ist, ja die Kranken ständig zunehmen. Krankheit wird gemeinhin als das Fehlen von Gesundheit angesehen. Nach der Definition der Weltgesundheitsorganisation haben wir unter Gesundheit "körperliches, geistig-seelisches und soziales Wohlbefinden" zu verstehen. Diese sehr allgemein und oberflächlich gefaßte Formulierung wird der Anwendung auf die Realitäten in keiner Weise gerecht, weil sie einerseits die Individualität eines Lebewesens dabei völlig unberücksichtigt gelassen und andererseits die falschen physikalisch-chemischen Parameter heutiger Krankheitsdefinition zum Maßstab erhoben hat. Ein sich körperlich, geistig-seelisch und sozial wohlbefindendes Wesen kann dennoch eine Krebsgeschwulst in sich tragen und demnach nicht als gesund angesehen werden. Eine nach Anwendung aller uns heute zur Verfügung stehende moderne Untersuchungstechnik als frei von physikalisch-chemischen Veränderungen erklärte Person kann sich dennoch körperlich, geistig-seelisch oder sozial nicht wohlbefinden. Ich möchte behaupten, daß diese Überlegungen ebenso auf das Tier, zumindest das höher entwickelte, Anwendung finden dürfen. Chemisch-physikalische Maßstäbe können dem Begriff "Krankheit" also nicht als letztes Kriterium dienen.

Ein weiteres Mißverständnis für die Auffassung von krankhaftem Geschehen stellt das kausalanalytische Denken in der Medizin dar. Es kann wohl als eine der typischsten menschlichen Eigenschaften gelten, hinter allem Geschehen auf dieser Welt nach einem Grund, einer Veranlassung zu suchen, was bei einem Krankheitsgeschehen ein Suchen nach der Ursache bedeutet. Wenn Hahnemann sagt: "Es gibt keine Krankheiten, es gibt nur kranke Menschen", so zielt er damit auf die schon erwähnte Individualität bei jedem von der Gesundheit abweichendem Geschehen.

Für eine Grippeepidemie wird beispielsweise ein Virusstamm als ursächlich Veranlassender verantwortlich gemacht, dennoch wissen wir, daß nicht alle Menschen, die mit diesem Virus Kontakt hatten, krank werden.

Fataler als im Bereich reiner Definition wirkt sich dieses Mißverständnis jedoch auf dem Sektor der Therapie aus. Wenn wir wissen, daß durch eine Epidemie nicht alle Kontaktpersonen erkranken, zeigt das deutlich, daß andere Maßstäbe für die Entstehung von Krankheiten bestehen müssen. Wenn die moderne Medizin in der Vernichtung bestimmter Erreger die Beseitigung einer Krankheit und gleichzeitig ihrer Ursache sieht, so müßte sie sich schon lange um eine andere Auffassung bemüht haben, angesichts der Tatsache, daß viele Lebewesen eben nicht nach dieser Vernichtungsprozedur gesunden. Die Ursache dürfte hier vielmehr in individuellen Konstellationen zu suchen sein, womit wir genetische, konstitutionelle und diäthetische Bereiche berühren.

Hahnemann hat sich wiederum sehr deutlich zum Begriff der Ursache und der daraus abzuleitenden kausalen Therapie geäußert. Im § 4 des "Organon der Heilkunst", schreibt er: "Er (womit der Heilkünstler gemeint ist) ist zugleich ein Gesundheitserhalter, wenn er die Gesundheit störenden und Krankheit erzeugenden und unterhaltenden Dinge kennt und sie von dem gesunden Menschen zu entfernen weiß." - Und im § 5 sagt Hahnemann: "Als Beihilfe der Heilung dienen dem Arzte die Data der wahrscheinlichsten Veranlassung der akuten Krankheit so wie die bedeutungsvollsten Momente aus der ganzen Krankheitsgeschichte des langwierigen Siechtums und dessen Grundursache, die meist auf einem chronischen Miasma (Erbübel) beruht, ausfindig zu machen, wobei die erkennbare Leibesbeschaffenheit des vorzüglich langwierigen Kranken, sein gemütlicher und geistiger Charakter, seine Beschäftigungen, seine Lebensweise und Gewohnheiten, seine bürgerlichen und häuslichen Verhältnisse, seine Laster und seine geschlechtliche Funktion usw. in Rücksicht zu nehmen sind." - Und der § 17 beinhaltet, daß die Behebung der Gesamtheit der Symptome in Wahrheit der Behebung der Ursache gleichzusetzen ist. Hahnemann sagt also, daß wir - abgesehen von einfachen mechanischen Verursachungen - die Ursache der Krankheiten nie ergründen werden und nur in den Symptomen ihre Entsprechung finden. - Wer sich näher mit dieser interessanten und wichtigen Problematik auseinandersetzen möchte, dem empfehle ich die Schrift von E. Fräntzki, einem Philologen, unter dem Titel "Die Idee der Wissenschaft bei Samuel Hahnemann."*)

Die Konsequenz aus dieser Erkenntnis war für Hahnemann eine völlig neue Konzeption des therapeutischen Ansatzes. Hahnemann war ein universeller Geist. Seine wissenschaftlichen Aussagen über viele Bereiche der Medizin waren seiner Zeit weit voraus. Wenden wir uns den Grundlagen seiner Lehre zu:

Was ist Homöopathie und welches sind ihre Grundpfeiler: "ómoios" kommt aus dem Griechischen und heißt ähnlich,"pathein" - ebenfalls griechisch - leiden. Hier ist also in einem Substantiv der Inbegriff der Lehre geschickt zusammengefaßt worden. Dieser Inbegriff lautet: "Ähnliches soll durch Ähnliches geheilt werden: Similia similibus curentur". Wenn auch das Ähnlichkeitsprinzip über magische Auffassungen vom Mittelalter bis in die Antike zurück verfolgt werden kann, so war es jedoch erst Hahnemann, der dieses Prinzip bis in seine letzte Konsequenz durchdachte und zum Nutzen kranker Lebewesen in einen Handlungsvollzug umsetzte. Die Basis dazu lieferten Hahnemanns ausgedehnten Arzneiversuche an gesunden, jedoch sensiblen Individuen. Aus den dabei beobachteten Wirkungen entstand eine umfangreiche Symptomenlehre, zu der sich auch die Toxikologie gesellte. Hahnemann kann somit als der erste Experimentalpharmakologe überhaupt angesehen werden.

Seine geniale Schlußfolgerung war nun,daß er die gewonnene Prüfungssymptomatik mit der Symptomatik des Kranken verglich. Dort, wo er die ähnlichste Entsprechung fand, setzte er die Prüfungssubstanz als Heilmittel an dem betreffenden Kranken ein. Hahnemann sagt dazu: "Man ahme die Natur nach, die zuweilen eine chronische Krankheit durch eine akut neu hinzutretende heilt, und wende deshalb in der zu heilenden Krankheit dasjenige Heilmittel an, welches eine andere, möglichst ähnliche künstliche Krankheit zu erregen imstande ist und jene wird geheilt: Similia similibus curantur". Erst später setzte er den Konjunktiv curentur ein im Sinne des "soll geheilt werden". Darin sah Hahnemann - wenn man so will - die geforderte ursächliche Behandlung und wirklich

*) Fräntzki, E.: Die Idee der Wissenschaft bei Samuel Hahnemann. K.F.Haug-Verlag, Heidelberg.

wissenschaftliche Konsequenz und weiter eine naturgemäße Verwirklichung dessen, was Krankheit aussagen will.

Er behandelte Kranke also nicht gegensinnig, indem er die Symptome unterdrückte, sondern indem er diese als Spiegel zu einer mitsinnigen Therapie nutzte. Hahnemann sah in der Krankheitssymptomatik einen zweckgerichteten Abwehrvorgang des Organismus, den es zu unterstützen galt. - Diese Sinngebung läßt uns erst die Unsinnigkeit einer allopathischen Bekämpfung der Symptome ahnen,wenn wir es mit einem regulativ angehbaren Organismus zu tun haben.

Voraussetzung für ein solches therapeutisches Vorgehen ist jedoch ein intaktes Regel- und Abwehrsystem, denn die Homöopathie stellt mit ihrem Vorgehen Ansprüche an die Reaktionsfähigkeit des Organismus und gilt somit als Reiz- und Regulationstherapie. Ein Organismus muß also reizbar sein, d.h. eine Kraft besitzen, einem Reiz zu begegnen und ihn reaktiv beantworten können. Hahnemann sprach auch von der "Lebenskraft" und war somit bis zu einem gewissen Grade ein Vertreter des Vitalismus. Seine Kritik an den Behandlungsmethoden seiner Kollegen begründete er mit einer Schwächung und damit unzweckmäßigen Beeinflussung der Krisen der Lebenskraft, also dem Vorgehen des Organismus bei der selbständigen Bewältigung einer Noxe. Und gerade dieser selbständigen Bewältigung gilt es zu dienen.

Wenn wir auch heute einiges mehr über diese Lebenskraft wissen und dafür interessante wissenschaftliche Erkenntnisse über das Immunsystem heranziehen können, so haben wir der Natur dennoch das letzte Geheimnis darüber nicht abzulauschen vermocht. Vermutlich werden wir dieses auch nie erreichen.

Wo hat die Homöopathie nun im Gesamtspektrum heutiger therapeutischer Möglichkeiten ihren Platz? Den Prinzipien der Symptomenunterdrückung beim therapeutischen Vorgehen begegnen wir in der Praxis täglich.

Am besten läßt sich dieses am Beispiel eines einfachen grippalen Infekts mit seinen typischen Erscheinungen wie Fieber, oft Schwitzen und den katarrhalischen Reaktionen im Nasen-Rachenraum illustrieren. Unter Nichtbeachtung der Zweckgebundenheit der Patientensymptomatik wird das Fieber mit Antipyretica, der Schnupfen mit sekretionhemmenden Nasensprays und der Husten mit Hustenblockern angegangen. Häufig werden noch Antibiotika eingesetzt, obwohl sie hier mit Sicherheit in den seltensten Fällen etwas zu suchen haben, da meist - wenn überhaupt - ein Virusgeschehen hinter solchen Infekten steht.

Der Erregerbekämpfung wird - so genial die Erfindung der Antibiotika und bequem ihre Anwendung auch sind - ein Primat eingeräumt, das nur unter dem schon erwähnten falsch verstandenen Krankheitsbegriff und -geschehen solche Ausmaße erreichen konnte. Immer wieder kommt es dann zu einer Rezidivfreudigkeit und Chronifizierung der Leiden. Als Antwort darauf wird dann nach neuen, noch stärker wirkenden Substanzen gefahndet, die den Erregern den endgültigen Garaus machen sollen. Es wird nicht gesehen, daß die Erreger ein sekundäres Problem, aber nicht die Ursache der Erkrankung darstellen, sondern das individuelle Milieu des Kranken, das Erregern aus einer Reihe konstitutioneller und diäthetischer Bedingungen heraus beste Existenzmöglichkeiten bietet. Es ist also dieses Terrain zu behandeln, dann erledigt sich das Erregerproblem sehr bald von selbst.

Unter Ausnutzung der Symptomatik als Indikator für therapeutisches Vorgehen würde eine regulative Behandlung am Beispiel des oben erwähnten fieberhaften Infekts etwa folgendermaßen aussehen: Abwarten - ! Ruhe - je nach Reaktionslage des Organismus stimulieren oder sedieren, d.h. hier Wärmezufuhr in Form heißer Bäder etc. oder aber kühle Wickel (Prießnitzumschläge) im Thorax- und Wadenbereich - Diätetik - Homöotherapie anhand der Simileregel. Eine Symptomenunterdrückung sollte sich nur auf sehr wenige, lebensbedrohende Situationen beschränken.

Ihre kritiklose Anwendung in der täglichen Praxis läßt jedoch wertvolle Tendenzen des Organismus verkümmern und provoziert eine Schädigung des Immunsystems, in deren Gefolge sich dann chronische Leiden entwickeln können. Ein gutes Beispiel dafür stellen viele Hauterkrankungen dar. Das Antlitz unserer Haut gilt als Spiegel des inneren Milieus bis hin zur psychischen Verfassung.

Das heute überwiegend praktizierte suppressive Vorgehen beim konstitutionellem Ekzem mittels kortisonhaltiger Externa zeigt das nur zu deutlich. Die gewaltsame Verdrängung der Hauterscheinungen provoziert zwangsläufig das asthmatische Geschehen, das eine Ventilfunktion ausübt. Diese Ventilfunktion sollte jedoch gerade in umgekehrter Form erfolgen, indem Krankheiten nämlich von innen nach außen geleitet werden (Hering'sche Regel).

Wenden wir uns nun den Prinzipien der Homöopathie zu: Ein nicht bewältigtes Problem in der Homöopathie sehe ich darin, daß sie geistes- und naturwissenschaftliches Gedankengut vereinigt und somit verschiedensten Geisteshaltungen einen Tummelplatz für subjektive Interpretationen bietet. Das hat bis heute zu einer Erschwerung der Orientierung für Außenstehende geführt. Ähnliches können wir auch bei anderen Disziplinen beobachten, die ebenfalls diese Dualität in sich tragen, wie z.B. die Psychiatrie, ja die Psychosomatische Medizin schlechthin. Die Integration in die herrschende Medizin dauerte Jahrzehnte. Auch das jahrhundertealte Mißverständnis zwischen Schulmedizin und Homöopathie hat hier seine Wurzeln, denn die Schule basiert nach wie vor auf dem Weltbild der klassischen Physik und damit auf der physikalisch-chemischen Meßbarkeit aller Lebensvorgänge. Mit diesem Wissenschaftsbegriff ist jedoch die Homöopathie nicht zu erfassen. Es sollte uns zu denken geben, wenn die Medizin heute von den Physikern zu einer Neubesinnung und zu einer Revision ihres Selbstverständnisses ermahnt wird.

Mit den 3 Prinzipien der Homöopathie(Arzneiprüfung, Ähnlichkeitsregel und Arzneipotenzierung) sind wir in der Lage, eine individuelle, spezifisch ausgerichtete Therapie zu betreiben. Die allopathische Behandlungsform unterwirft jedes Lebewesen, ob Mensch oder Tier, bei einer bestimmten Diagnose einer einheitlichen Therapie, obwohl wir wissen, daß jede mit einem Namen versehene Krankheit bei verschiedenen Individuen völlig unterschiedlich verlaufen kann. So bedarf es bei der Allopathie keines großen gedanklichen Aufwandes, um zur Mittelwahl zu gelangen. Aber damit soll die enorme geistige Leistung nicht geschmälert werden, die einmal für die Schaffung dieser Antidote erforderlich war. Ganz anders nun das homöopathische Heilprinzip: Diagnose und Therapie werden bei ihm zu einer Einheit verschmolzen. Die zur Voraussetzung jeder Therapie notwendige Diagnose stellt hier stets eine Arzneimitteldiagnose dar. Deshalb wird in der Homöopathie besser nicht von Differentialdiagnose, sondern gleich von Differentialtherapie gesprochen, weil es hier ein- und dasselbe beinhaltet.

Lassen Sie uns nun anhand einer Methodik nachzeichnen, wie man als Arzt und Behandler zu dem notwendigen Heilmittel, dem Simile, gelangt. Die Tatsache, daß überhaupt eine Methodik dazu notwendig ist, zeigt schon, daß hier ein anderer, intensiverer Prozeß für eine Arzneiwahl aufgewendet werden muß. Am Beginn steht auch hier die Anamnese. Sie bedeutet die Erfassung eines Wesens als Ganzes in und mit seiner Umwelt und amit auch die Erfassung aller subjektiven und objektiven Befindensänderungen. In der tierärztlichen Praxis wird es sich stets um eine Fremdanamnese nach folgendem Schema handeln:

1. SPONTANBERICHT: Der Tierbesitzer berichtet, weshalb er sein Tier in Behandlung gibt. Sie werden hier die Lokalisation, die Ausdehnung des Prozesses, Angaben über evtl. Ausscheidungen, Schmerzäußerungen und zeitliche Zusammenhänge erfahren.

2. LENKUNGSBERICHT: Ergänzt den Spontanbericht, dem Sie gezielte Fragen - am besten nach dem Cranial-Caudal-Schema stellen, da es die beste Garantie bietet, nichts zu vergessen.

Im Lenkungsbericht müssen wir uns praktisch alle Daten für mögliche Auslösungen des Krankheitsprozesses, Umweltfaktoren, die sog. Modalitäten wie Temperatureinflüsse, Witterungsbedingungen, ob Lageanomalien, Bewegungsmuster des Tieres und weiter die so wichtigen leiblichen Funktionen wie das Appetenzverhalten, Eigentümlichkeiten hinsichtlich Nahrungs- und Flüssigkeitsaufnahme, Schweißabsonderung, die Modalitäten der Stuhl- und Miktionsverhältnisse zu verschaffen suchen.

3. BEFUNDBERICHT: Es folgt eine gründliche Untersuchung des Tieres. Die klinischen, serologischen und sonstigen Daten der Labordiagnostik, Konstitution und evtl. Diathese werden ermittelt und festgehalten. Uns liegt damit ein Gesamtbild vor, das aus folgenden Daten besteht:

WO: Ort - Ausdehnung (Lokalität)
WIE: Art - Aussehen - Empfindung (Schmerz etc.)
WANN: Zeit - Umstände - Auslösung
WER: Leiblichkeit - Konstitution - Diathese (körperliches Regulationsvermögen aufgrund der Anlage und der daraus folgenden leiblichen Funktionen)
WAS: ist das für ein Wesen?

Von der Arznei aus können wir dieses Schema wie folgt sehen: WER und WAS machen die Individualität und damit die Spezifität der Verarbeitung physischer und psychischer Umweltbelastungen aus. WO, WIE, WANN, WER und WAS haben einen Aufbau geschaffen, der ein Kernstück der Homöopathie darstellt.

Bei der Erhebung der Anamnese sind wir einer Fülle von Symptomen begegnet, denen wir mit dem erwähnten Aufbau nun einen Platz zuweisen können. Symptome stellen die Sprache des Organismus dar und sind der Ausdruck des Bewältigungsprozesses einer Erkrankung. Werden die Symptome beseitigt, so daß sie nicht mehr auftreten oder sich an anderen Stellen des Organismus neu entwickeln, wird damit auch die Krankheit geheilt.

Ein Vollsymptom muß eine
- örtliche
- zeitliche
- quantitative
- qualitative

Komponente beinhalten.

Symptome können
- artefiziell (Umwelt, Toxine)
- accidentell (Modalitäten, auch umweltbedingt)
- essentiell (Anlage, Charakter etc.)

ausgelöst bzw. bedingt sein.

Wir unterscheiden *Lokalsymptome*, die gleichbedeutend mit den *klinischen Symptomen* sind. Sie sagen etwas aus über die Lokalität, die Ausdehnung des krankhaften Prozesses und sind wenig individuell beschaffen. Eine Entzündung z.B.

verläuft bei verschiedenen Species unter ähnlichen Zeichen ab: Rubor, Calor, Dolor, Tumor und Funktio laesa. Die Homöopathie hat hier schon eine Reihe von sog. organotrop wirkenden Mitteln zur Hand. Ein akut entzündlicher Prozeß mit starker Rötung läßt sich mit *Aconit* oder *Belladonna* und bei gleichzeitiger glasiger Schwellung mit *Apis* ausgezeichnet heilen, ein eitriger Prozeß mit *Hepar sulfuris* oder ein chronisch fistelnder mit *Silicea* und ein septischer mit *Lachesis*.

Die *auslösenden Symptome* setzen sich aus den Umwelteinflüssen, den physischen und psychischen Traumata und den zeitlichen Verhältnissen zusammen.

Die Umwelteinflüsse, auch Modalitäten genannt, geben Auskunft über Verschlimmerungen oder Besserungen durch Kälte, Wärme, Lichteinflüsse, Luft, Wasser und auch biorhythmische Eigentümlichkeiten. Zu den physischen Traumata zählen Verletzungen aller Art mit oder ohne Blutungen, aber auch Herdgeschehen durch chronische entzündliche Prozesse sowie Impfschäden. Daß Krankheitsprozesse bei höherentwickelten Tieren ebenfalls eine psychische Genese haben können, wird heute in der Tiermedizin nicht mehr bezweifelt.

In den *Anlagesymptomen* spiegeln sich Leiblichkeit (auch Konstitution genannt) und Diathese eines Tieres wider. Unter Konstitution wird die angeborene und erworbene geistig-seelisch-körperliche Verfassung und die damit zusammenhängende Adaptionsmöglichkeit und Regulationsweise eines Lebewesens verstanden. Die Erscheinungsformen lassen sich am leichtesten an den Gegensatzpaaren groß-klein; dick-dünn; kräftig-schwach; warm-kalt; trocken-feucht usw. erfassen. Die Diathese zeigt die angeborene und erworbene Organschwäche, Systemminderwertigkeit und damit Krankheitsbereitschaft-Tendenz auf.

Eng mit den Anlagesymptomen gekoppelt sind *Verhaltenssymptome*, die etwas über Gemüt und Temperament eines Tieres aussagen. Gutmütigkeit und langsame Reaktionsweise eines Neufundländers stehen z.B. im krassen Gegensatz zu einem kratzbürstigen und hektischen Pudel oder Dackel. Diese Unterschiede lassen sich ausgezeichnet für eine Arzneimittelwahl verwenden.

Zum Schluß sind noch *Arzneisymptome* zu unterscheiden. Leitsymptome, die in jedem Falle vorhanden sein müssen, wenn homöopathische Mittel zum Einsatz kommen - "Schlüsselsymptome" -, die wie ein Schlüssel zum Schloß passen müssen, wie z.B. eine Sonntagsmigräne bei Iris versicolor. *Paradoxe Symptome* fallen durch ihre Widersprüchlichkeit auf, z.B. wenn jemand nicht weinen kann trotz großer Trauer und *Seitensymptome*, da sich bei vielen Mitteln aus der Erfahrung heraus ergeben hat, daß sie häufig eine größere Wirkung bei einem Leiden auf der rechten oder linken Seite haben, wie z.B. Lachesis für die linke, Lycopodium für die rechte Seite. Davon darf natürlich nie übertriebener Gebrauch gemacht werden.

Die Totalität der am Krankheitsfall erhobenen Symptome wird jedesmal in eine Beziehung zu den genannten Arzneisymptomen gebracht. Damit beginnt der erste Schritt homöopathischer Therapie. Zunächst muß aber erst noch das Ordnungsprinzip, die sogenannte Wertigkeit der Symptome bedacht werden.

In der Humanhomöopathie besitzen die klinischen Symptome den niedrigsten Wertcharakter. Sie sind krankheitsbezogen und wenig individuell. Die nächst höhere Wertigkeit ist die personotrope mit ihren Geist-Gemüts- und Leibsymptomen, also den Anlage- und Verhaltenssymptomen, aber auch die ursächlichen Symptome spielen hier mit hinein, da z.B. ein grazilles Wesen einen äußeren Reiz oder ein Trauma völlig anders verarbeitet als ein plumpes schwerfälliges. Die höchste Wertigkeit nimmt die individuelle ein mit ihren auffallenden, sonderbaren, eigenartigen und paradoxen Symptomen. In der Veterinärmedizin muß allerdings bei allen Symptomcharakterisierungen ein Umdenkungsprozeß in bezug auf das Tier vorgenommen werden. Es ist zwingend notwendig, in diesen Dimensionen zu denken. Andernfalls wird man dem homöopathischen Heilverfahren nie voll gerecht und entsprechend weniger Heilerfolge haben.

Der folgende Aufbau vermittelt die Leitlinie für das Vorgehen bei jedem Krankheitsfall, gibt vor allem aber eine Möglichkeit zur schnellen Beantwortung der Frage: "Was gilt es in diesem oder jenem Fall zu behandeln?" Lokalgeschehen - Prozeß - Verhalten und ein mehr akutes oder chronisches Geschehen?

Anhand dieser Unterscheidung gelangt man zu 2 Formen der Arzneimittelfindung: einer klinischen und einer sog. klassischen. Jede dieser Möglichkeiten führt bei richtiger Anwendung zu einem indizierten Arzneimittel, das nicht immer das Simillimum zu sein braucht, sondern sehr oft auch ein Simile sein wird.

Die klinische Arzneifindung berücksichtigt lokales Geschehen: Lokalisation-Ausdehnung-Aussehen-Sensation-Schmerz-Ausscheidungen-Zeit-verschlimmernde,bessernde Umstände-klinisch pathophysiologische, toxikologische Daten-organotrope-histiotrope Störungen und damit sichere Daten aus dem klinischen Denken und ist besonders für die Behandlung akuter und entzündlicher, aber auch degenerativer Organ- oder Systemerkrankungen lokaler Art geeignet.

Die klassische Arzneifindung umfaßt allgemeines Geschehen: auslösende Ursachen -Anlage und Verhalten-, also phänomenologische Daten einer allgemeinen, d.h. das ganze Wesen betreffenden Störung und ist besonders für konstitutionell bedingte, chronische und psychosomatische Leiden geeignet.

Ist die Arzneidiagnose gestellt und damit das schwierigste Werk vollbracht, kann zur Verordnung geschritten werden - ein dagegen recht einfacher Vorgang. Trotzdem gibt er immer wieder Anlaß zu komplizierten Überlegungen und Fragen, weil die so oft heiß diskutierte Potenzfrage in der Homöopathie zu einem Politikum gemacht worden ist. Der Frage, wie und ob überhaupt Hochpotenzen eine Wirkung haben, steht jeder Anfänger erwas ratlos gegenüber.

Dazu muß zunächst einmal gesagt werden, daß die Potenzfrage stets in die zweite Linie gehört gegenüber der Wahl des Simile. In diesem Zusammenhang einige grobe Richtlinien, die bei einer Arzneiverordnung zu bedenken sind:

Zur *Potenzart:* Es gibt Dezimal-,Centesimal-,LM-, d.h. Quinquagintamillesimal- und Korsakoff-Potenzen.

Bei uns haben sich die Dezimal-Potenzen am meisten durchgesetzt, während die Centesimal-Potenzen mehr in Frankreich und den angelsächsischen Ländern gepflegt werden.

Zur *Potenzhöhe:* Es gibt tiefe und hohe Potenzen. Die Wahl der Potenzart und der Potenzhöhe ist abhängig vom

1) Charakter der Krankheit: Tiefe Potenzen mehr bei akuten Krankheiten, im Sinne einer Organotropie, wobei hier etwa bis zur D6 zu gehen ist. Mittlere Potenzen, d.h. D6 bis D12 bei funktionellem mehr subakutem Geschehen. Hohe Potenzen etwa von der D30 an aufwärts bei chronischen Leiden.

2) Von der Art der Arznei: Pflanzen werden mehr in tiefen oder hohen,Mineralsalze in mittleren und hohen Potenzen, Metalle mehr in hohen Potenzen,Tiergifte überwiegend in hohen Potenzen verordnet.

3) Von der Symptomenwertigkeit: Organotrope Symptome verlangen tiefe Potenzen, funktionelle mittlere Potenzen personotrope hohe Potenzen.

4) Von der Reaktionslage des Organismus: Hyperergische Reaktionen verlangen tiefe Potenzen, hypergische hohe Potenzen.

VERABREICHUNG DER MEDIKAMENTE

In der Tiermedizin ist die Injektion sicher am verbreitetsten, aber auch die perorale Gabe ist durchaus gebräuchlich.

Arzneimenge: Abgabe in Originalpackungen.

Gabengröße: Es entsprechen sich 5 Tropfen - 1 Tablette - 1 Messerspitze - 5 Globuli. Das Maß der Verabreichung spielt in der Homöopathie keine große Rolle, Hauptsache die energetische Substanz erreicht resorbierbares Terrain.

Gabenfolge: Sie ist abhängig von der Aktualität der Krankheit und andererseits von der Potenzhöhe. Bei akuten Krankheiten oder z.B. auch heftigen Schmerzzuständen werden häufigere Gaben in kürzeren Abständen gegeben. Tritt nach etwa 2 Stunden keine sichtbare Besserung ein, sollte man sich evtl. für eine neue Arznei entscheiden, wobei es allerdings gilt, genügend Parameter der Beobachtung einzusetzen.

Gabendarreichung: Möglichst unabhängig von den Mahlzeiten, z.B. akute Krankheiten meist tiefe Potenzen, Gabe häufig; subakute Krankheiten meist mittlere Potenzen, Gabe 2-3 x tgl.; chronische Krankheiten meist hohe Potenzen, Gabe meist selten. Die Wirkdauer einer Arznei kann abhängig sein von der Arznei und der Potenzhöhe. Tiefe Potenzen wirken kürzer (werden eben darum häufiger gegeben), hohe wirken länger bis lange. Deshalb sollte z.B. eine Hochpotenz nicht wiederholt werden, solange Zeichen der Wirkung vorhanden sind.

Wiederbestellung: Bei akuten Krankheiten nach wenigen Tagen, sonst nicht unter 14 Tagen. Dabei gilt es, die Wirkung der Arznei anhand einer Reihe von Fakten zu prüfen.

Arzneiwirkung: Der Zustand ist unverändert. Grund:

Patient {
- Grenzen der Homöopathie (irreversible Gewebsveränderungen, Regulation nicht möglich oder ausreichend
- Fehler in der Haltung des Tieres
- die Arznei ist nicht vorschriftsmäßig oder überhaupt nicht verabreicht worden
- zu wenig Reaktion, evtl. Reaktionsmittel oder Zwischenmittel geben, z.B. Echinacin oder Sulfur

Arzt {
- falsch gewählte Arznei oder Potenz
- falsch bewertete Symptome
- ungenügende Anamnese

Apotheke {
- Fehler der Apotheke
- schlechte Ursubstanz

Verschlimmerung:

bestehender Beschwerden:
- a) Erstverschlimmerung (plötzlich, vorübergehend): meist erfreuliches Zeichen, Arznei richtig
- b) Allgemeinverschlimmerung: den Fall neu überdenken

neue Symptome:
- a) interkurrente Erkrankungen: abwarten evtl. für neue Arzneidiagnose verwerten
- b) Arzneimittelsymptome: absetzen, abwarten, evtl. Antidot oder dieselbe Arznei in höherer Potenz
- c) Wiederauftreten alter Symptome: gutes Zeichen für Ausleitung

Arzneiunverträglichkeit

Besserung:

Anfangsbesserung:	abwarten
vorübergehende Besserung:	zu höherer Potenz wechseln
allmählich merkbar:	gleiches Mittel in höherer Potenz
der Intensität:	evtl. auch Reaktionsmittel (Sulfur, Nosoden)
der Periodizität:	Konstitution mehr berücksichtigen

Heilung:

Von innen nach außen (Hering'sche Regel),
vom wichtigeren Organ zum unwichtigeren,
in der umgekehrten Reihenfolge des Auftretens.

Es wurde hier die Methodik der Homöopathie, also das Werkzeug für den Umgang mit ihr am Patienten nur in sehr groben Zügen dargestellt. Daraus wird vielleicht klar geworden sein, welcher gedankliche Aufwand für die Wahl einer Arznei im Gegensatz zu dem bisher Gewohnten notwendig ist. Das soll nicht entmutigen, sondern im Gegenteil einen Anreiz geben, sich mit diesem wunderbaren Heilverfahren zu befassen, das sich als
- ganzheitsmedizinische
- animalisch-phaenomenologische
- experimentell-pharmakologische
- pharmazeutische
- erfahrungswissenschaftliche Methode

einer
- organotropen
- funktiotropen
- ätiologischen
- konstitutionellen
- individuellen

Therapie bedient.

Dennoch stellt die Homöopathie keinen Absolutheitsanspruch. Sie besitzt *ihren* Indikationsbereich wie jede andere medizinische Disziplin, nur ist dieser eben wohl der breiteste von allen, wenn wir ihn in ein Verhältnis zu jeglicher ärztlichen Inanspruchnahme stellen. Vor jeder Behandlung sollte aber aufgrund des erhobenen Befundes auch in aller Eindringlichkeit die Frage stehen, wo in diesem oder jenem Fall die Grenzen einer Homöopathie liegen.

An der Lehre der Homöopathie wird intensiv weitergearbeitet und zwar durch Intensivierung der Forschung. So besteht in Wien ein Institut für Homöopathie der Ludwig Boltzmann-Gesellschaft mit neuerdings auch einer Abteilung für physikalische Medizin am größten Wiener Krankenhaus (Lainz) unter der Leitung von Dr. M. Dorcsi, der kürzlich in diesem Zusammenhang zum Primarius ernannt wurde. Auch wir bemühen uns um die Gründung eines wissenschaftlichen Instituts, vor allem im süddeutschen Raum. Weiterhin bemühen wir uns um die Errichtung eines Lehrstuhls für Homöopathie an zunächst einer Universität. Schon heute werden Vorlesungen an 3 Universitäten gehalten (Heidelberg, Tübingen und Freiburg). Physiker arbeiten in Marburg an dem Nachweis der Hochpotenzwirkung.

Lassen Sie uns abschließend noch einen Blick auf das Schema werfen, auf dem das Gesagte zusammenfassend in eine Beziehung zum Begriff der "Lebenskraft" gebracht wird: Der Weg vom Leben zum Tod kann nicht ohne diese Lebenskraft zurückgelegt werden. Störungen, die diesen Weg kreuzen oder schon bei der Geburt vorhanden sind, müssen von ihr bewältigt werden. Dabei gilt es, diese Störungen solange wie möglich als ein Allgemeingeschehen und damit im funktionellen

Bereich zu halten, sowohl durch persönliches Verhalten wie auch als Aufgabe für den Arzt. Das persönliche Verhalten können Sie in der Veterinärmedizin umformen zum Verhalten des Besitzers zu seinen Tieren, d.h. wie er seine Obhut dem Tier gegenüber gestaltet.

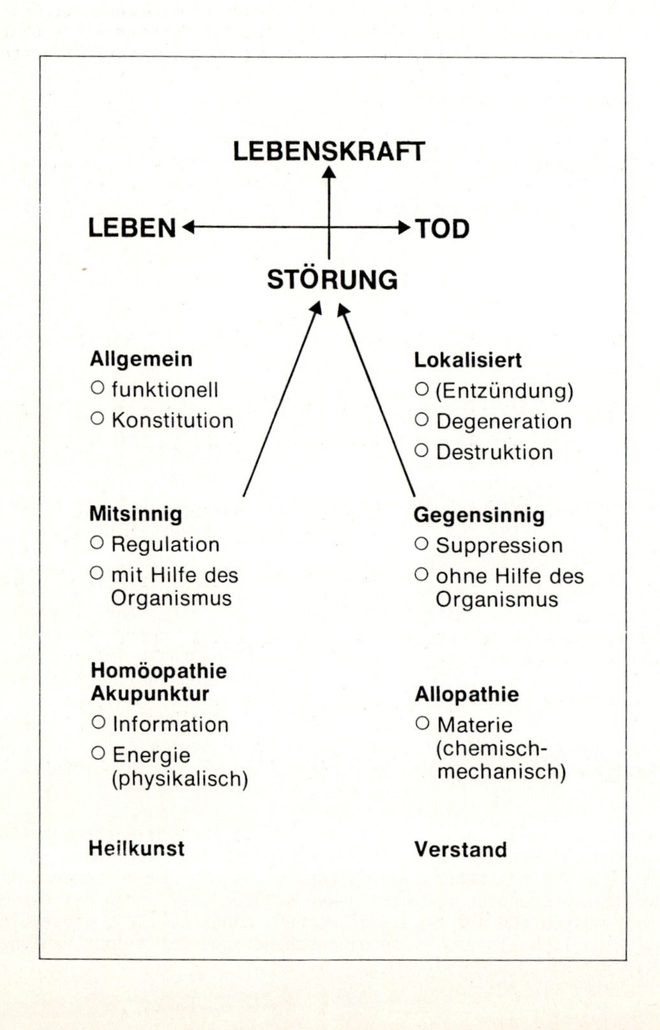

Sie sind aufgerufen, nicht nur den von Ihnen betreuten Tieren eine segensreichere Therapie angedeihen zu lassen, sondern sich damit auch an der weiteren Erforschung und Bereicherung des homöopathischen Arzneischatzes zu beteiligen.

Es darf als symptomatisch für die Situation der Medizin in unserer Zeit schlechthin angesehen werden, daß nun sogar die niedere Kreatur dem Homo sapiens, speziell dem, der mit ihren gesundheitlichen Belangen in engstem Kontakt lebt, die Erkenntnis abringt, daß mit der Fortsetzung einer chemischen Manipulation an ihrem Organismus nicht nur die Freiheit ihrer somatischen Funktionen bedroht wird, sondern der Mensch die Gefahr auch gegen sich selbst richtet. Trägt ein Humanmediziner bei jeder Behandlung stets nur die Verantwortung für ein Wesen und hat er dabei auch nur den Wunsch und Willen, hinsichtlich der Behandlungsmaßnahmen, nur dieses einen Wesens zu berücksichtigen, so sieht sich der Tiermediziner völlig anderen Bedingungen gegenübergestellt. Er muß einmal die dem Tier nicht mögliche Freiheit der Entscheidung für seine Behandlungsmethode und damit die Verantwortung nicht nur für dessen Leben, sondern gleichzeitig für die gesundheitlichen Belange *der Menschen* übernehmen, die eines Tages u.U. am Verzehr dieses Tieres beteiligt sein werden.

Mögen also letztlich menschlich-egoistische Momente bei der Hinwendung zu einer Homöopatherapie auch am Tier bestimmend sein, so wollen Sie begreifen, daß damit neben einem wesentlichen Beitrag zum Wirksamkeitsnachweis der Homöopathie vor allem dem Tier wieder zu einer naturgesetzlich ausgerichteten Lebensweise verholfen wird.

LITERATUR

BAYR, G.: Kybernetik und homöopathische Medizin. 1966. Haug-Verlag, Heidelberg

DORCSI, M.: Medizin der Person, 2. Aufl. 1978, Haug-Verlag, Heidelberg

FRÄNTZKI, E.: Die Idee der Wissenschaft bei Samuel Hahnemann, 1976, Haug-Verlag, Heidelberg

HAHNEMANN, Chr. S.: Organon der Heilkunst, Hrsg. von R. Haehl, 2. Aufl. d. stilist. Neubearbeitung der 6. Aufl. v. K. Hofstetter, 1978, Haug-Verlag

RITTER, H.: Aktuelle Homöopathie, 2. Aufl. 1976, Hippokrates-Verlag, Stuttgart

SCHRAMM, H.: Freiheit für die Homöopathie, ein Gebot der Stunde. Niedersächs. Arzneiblatt 1974 (16; 567-569)

TISCHNER, R.: Geschichte der Homöopathie, 1939, W. Schwabe, Leipzig

WOLTER, H.: Einführung in das Wesen der Homöopathie für Tierärzte, Schriftenreihe der Deutschen Homöopathie - Union

Herstellung homöopathischer Arzneimittel

H. Braun

Über Homöopathie, homöopathische Behandlungen und homöopathische Arzneimittel wird sehr viel diskutiert, aber die wenigsten, die über Wirkung, bzw. die Wirksamkeit der homöopathischen Arzneimittel diskutieren, und meistens noch im negativen Sinn, kennen die Grundregeln, nach welchen diese Arzneien hergestellt werden. Wenige wissen, daß durch die Verordnung über das Arzneibuch vom 25. Juli 1978 aufgrund des § 55, Abs. 2 des Arzneimittelgesetzes vom 24. August 1976 das Homöopathische Arzneibuch in der Fassung einer 1. Ausgabe (HAB 1) erlassen wurde, daß diese Verordnung am 1. Juli 1979 in Kraft getreten ist,und das Homöopathische Arzneibuch nun zu den europäischen und deutschen Arzneibüchern gehört.

Gibt es eigentlich homöopathische Substanzen, oder gibt es nur homöopathische Zubereitungen, die aus dem gleichen Ausgangsmaterial entstehen, wie die Mittel der klassischen Medizin? Ob von Rohstoffen, Wirkstoffen oder wie in der Homöopathie Urstoffen oder Arzneigrundstoffen gesprochen wird: die Substanzen sind die gleichen, obwohl manchmal mit einem anderen Namen bezeichnet. Es gibt nur ein Arnica montana, nur ein Apis mellifica, nur ein Quecksilbersublimat, das die Homöopathie unter dem Namen Mercurius corrosivus sublimatus verwendet.

Und trotzdem werden aus diesem gemeinsamen Drogen- und Substanzenschatz die Wirkstoffe, bzw. die Arzneigrundstoffe nach anderen Gesichtspunkten herausgesucht und gewählt.

Seit dem Krieg besteht in der pharmazeutischen Industrie die Notwendigkeit, immer neue Arzneimittel auf den Markt zu bringen. In der klassischen Medizin werden immer neue chemische Substanzen eingesetzt, die immer wirksamer sein sollen als alle anderen, die sich bereits auf dem pharmazeutischen Markt befinden. Durch alle möglichen chemischen Synthesen entstehen neue Substanzen, die immer größere Strukturformeln aufweisen, die es in der Natur überhaupt nicht mehr geben kann und von denen wir heute nicht wissen, wie sie sich im Laufe der Zeit im Organismus verhalten können. Eine verzögerte Toxizität!

In der Homöopathie dagegen werden vorwiegend Zubereitungen pflanzlicher Herkunft eingeführt - in den meisten Fällen sogar frische Pflanzen -,so verwenden wir auch Stoffe aus den Tier- und Mineralreichen. Auch wenn überwiegend Pflanzen in der Homöopathie als Ausgangsmaterial verwendet werden, so muß aber betont werden, daß Homöopathica und Phytotherapeutica zu zwei verschiedenen Arzneigruppen gehören: Homöopathische Arzneimittel gehören nicht zur Pflanzenheilkunde.

Die Homöopathie sucht ebenfalls neue Mittel, aber auf andere Art und Weise! Forscher, wie z.B. Dr. Willmar Schwabe reisen in der ganzen Welt herum und botanisieren. Sie suchen Kräuter, ..., also etwas, das es in der Natur schon immer gab. Von den Naturvölkern erfahren sie sehr viel über die Anwendung dieser oder jener Pflanze in der Volksheilkunde.

Wenn man bedenkt, daß z.Z. nur ein Bruchteil des Pflanzenreichs therapeutisch erforscht wurde, so kann man in der Natur noch viel finden!

Kennt man nun eine neue Substanz oder eine neue Pflanze, so wird sie toxi-

kologisch und pharmakologisch geprüft. In der klassischen Medizin werden gezielte klinische Prüfungen durchgeführt, während in der Homöopathie eine Arzneimittelprüfung zur Festlegung des Arzneimittelbildes stattfindet. Anschließend beginnt die eigentliche Herstellung des Präparates,und hier trennen sich die Wege zwischen den Herstellungsprinzipien vollkommen: Das allopathische Mittel wird in einer festgelegten Konzentration in eine pharmazeutische Form gebracht. Das homöopathische Mittel entsteht wohl immer zuerst in einer konzentrierten Form und wird dann meistens zur therapeutischen Anwendung nach homöopathischen Vorschriften zu einem bestimmten Verdünnungsgrad potenziert: Aus dem Grundstoff (Pflanzen, Tiere oder Chemikalien) entstehen Urtinkturen, bzw. Substanzen-Lösungen als flüssige Zubereitungen oder Verreibungen als feste Zubereitungen. Homöopathische Arzneimittel in diesem Sinne sind Einzelmittel, wie Aconitum, Belladonna usw. ... Komplexmittel sind einfache Mischungen von Einzelmitteln. Sie werden immer noch nach den Grundregeln von Samuel Hahnemann zubereitet und in der ganzen Welt als Basis homöopathischer Pharmakopöen verwendet:

Frankreich hat in der 8. Ausgabe der Pharmacopée Francaise die Grundregeln der Herstellung homöopathischer Arzneimittel als Vorschrift erlassen. In diesem Werk werden jedoch keine Monographien für Einzelmittel erwähnt.

Brasilien und Indien haben ebenfalls staatliche homöopathische Pharmakopöen herausgebracht.

Nun ist auch in der Bundesrepublik 1978 ein Homöopathisches Arzneibuch als Bestandteil des Arzneibuches unter der Bezeichnung HAB 1 herausgegeben worden. Aber es war nicht das erste Homöopathische Arzneibuch.

Seit 1934 gab es in Deutschland ein amtliches Werk mit fast 500 Seiten unter der Bezeichnung HAB II, das in jeder Apotheke sein muß und bis zum 1. Juli 1979 für die Herstellung homöopathischer Mittel verbindlich ist. Auch die Industrie hat sich danach zu richten. Vor 1934 galten als Richtlinien für die Zubereitung homöopathischer Arzneien die Vorschriften des Homöopathischen Arzneibuches der Fa. Dr. Willmar Schwabe (damals H.A.B. 1).

Nach der Verordnung vom 25. Juli 1978 können homöopathische Arzneimittel,die sich beim Inkrafttreten dieser Verordnung im Verkehr befinden und nicht den Anforderungen des Homöopathischen Arzneibuches 1. Ausgabe (H.A.B. 1 = 1979) entsprechen, bis zum 31. Dezember 1983 in den Verkehr gebracht werden.

Beim Inkrafttreten der Verordnung am 1. Juli 1979 besteht dieses Arzneibuch aber vorerst nur aus dem allgemeinen Teil und 27 Monographien. Im allgemeinen Teil werden die Bestimmungen zur Herstellung homöopathischer Arzneimittel angegeben:

Definition der Arzneigrundstoffe, Arzneiträger, Hilfsstoffe, Zubereitungen und Darreichungsformen, sowie die Herstellungsmethoden, die in 12 Vorschriften entwickelt sind.

Das Arzneibuch II (Ausgabe 1934) besteht aus zwei Teilen und einem Anhang. Im zweiten Teil, den wir zuerst erwähnen, weil er der größte Teil ist, werden die Monographien von *ca. 230 Mitteln angegeben.* In jeder solchen Monographie findet man:

- Angaben über Herkunft, verwendeten Teil der Pflanze oder des Tieres
- eine Beschreibung der Teile oder Substanzen mit Hinweis auf die Prüfmethoden zum Nachweis der Identität oder Reinheit

- weitere Angaben der Zubereitungen der Arzneiformen und ihrer Dilutionen
- und einen Hinweis auf die Aufbewahrungsbedingungen.

Im ersten Teil des HAB 2 werden - in Paragraphen geordnet - die allgemeinen Herstellungsmethoden der verschiedenen Arzneiformen beschrieben: Herstellung der Urtinkturen, der Lösungen von Mineralstoffen, Herstellung der Dilutionen, Verreibungen, Tabletten und Streukügelchen, Beschreibung der Potenzierungsverfahren.

Im Anhang werden ca. 600 selten gebrauchte homöopathische Arzneimittel nebst Bereitungsweise und Arzneigehalt ihrer Arzneiform erwähnt. Aber nicht alle in der Homöopathie verwendeten Einzelmittel sind im HAB angegeben. In der Bundesrepublik findet man z.Z. ungefähr 3.000 verschiedene Einzelmittel.

Wie diese Urtinkturen, Lösungen und Verreibungen hergestellt werden, möchte ich jetzt darstellen: ihre Urstoffe kommen aus dem Pflanzen-, Tier- und Mineralreich.

1. PFLANZEN

Die Pflanzen werden teilweise gleich frisch verwendet, teilweise auch im getrockneten Zustand benutzt. So wie durch Vorschrift angegeben wird, ob frische oder getrocknete Pflanzen, so wird ebenfalls vorgeschrieben, welcher Pflanzenteil genommen werden soll:

1. Gesamtpflanze mit Wurzel oder ohne Wurzel
2. Blätter mit oder ohne Stiele
3. Blätter mit Blüten
4. Früchte
5. Samen
6. Rinde
7. Wurzel

usw. ...

Soll eine exotische Pflanze frisch verarbeitet werden, wird sie an Ort und Stelle in unserem Auftrag, sei es in Amerika, Asien oder Afrika, zur Konservierung in Weingeist gelegt. Außerdem spielt bei Pflanzen die Jahreszeit der Ernte eine sehr große Rolle. Deswegen ist für jede Pflanze der genaue Zeitpunkt der Ernte vorgeschrieben.

Zu den in der Homöopathie verwendeten Pflanzen gehören auch Pilze, die evtl. sehr giftig sein können (z.B. *Fliegenpilz* (Agaricus oder giftiger Täubling) und *Speiteufel* (Agaricus emeticus)).

Von den Pflanzen verwenden wir auch *Sekrete, d.h. Ausscheidungen*, wie den eingetrockneten Harz der schwarzen Fichte oder das Terpentinöl, das aus dem Harz verschiedener Pinienarten gewonnen wird.

2. TIERE

Teilweise werden die Tiere gleich lebendig verarbeitet (z.B. die Honigbiene - Apis mellifica) oder, nachdem sie getötet bzw. getrocknet sind (z.B. Spanische Fliege (Cantharis)), Vogelspinne (Aranea avicularis), Schwarze Witwe (Latrodectus mactans), Seestern (Asterias rubens).

Auch Ausscheidungen von Tieren werden gebraucht, wie

1. *Schlangengift* Lachesis, Naja tripudians (Brillenschlange), Vipera Berus (Kreuzotter)
2. *Bienengift* (Apisinum)
3. *Rindergalle* (Feltauri)
4. *Sekret vom Rücken der Kröte* (Bufo).

An Organen werden verwendet:

Nebenniere (Glandulae suprarenales)
Hypophyse (Hypophysis)
Bauchspeicheldrüse (Pancreas).

3. MINERALIEN UND METALLE

Zur Herstellung der Einzelmittel bedienen wir uns auch der Chemie und verwenden eine Anzahl *Metalle und ihre Salze:*

1. Argentum (Silber)
2. Aurum (Gold)
3. Cuprum (Kupfer)
4. Ferrum phosphoricum
5. Natrium muriaticum, usw.

Dazu kommen Mineralien,

1. Silicea (eine Kieselsäure)
2. Sulfur (Schwefel)

und auch chemotherapeutische Mittel wie Cortison und x-Dinitrophenol.

Als letzte homöopathische Mittel sind die Nosoden zu erwähnen: *homöopatische Präparate, die aus Mikrobenkulturen, Viren, Sekreten oder pathologischen Exkreten gewonnen werden.* Isopathisch nennt man solche Nosoden, die aus einer vom Kranken selbst herrührenden Quelle stammen. Die Nosoden müssen nachweislich *steril* sein.

DIE HERSTELLUNG DER FLÜSSIGEN UND FESTEN ZUBEREITUNGEN

1. URTINKTUREN

- Mischungen pflanzlicher Preßsäfte mit Äthanol
- Auszüge aus frischen und getrockneten Pflanzen, sowie deren Absonderungen, Pflanzenteilen, Pflanzenbestandteilen
- Auszüge aus Tieren, Teilen von Tieren, sowie deren Absonderungen mit flüssigen Arzneiträgern.

Urtinkturen aus frischen Pflanzen oder Pflanzenteilen werden nach folgenden Vorschriften (HAB, 1.ausg.) hergestellt:

Vorschrift 1

Wenn die Pflanze mehr als 70% Preßsaft und keine ätherischen Öle,Harze oder Schleime enthält:

Die Urtinktur ist in diesem Fall eine Mischung gleicher Teile Preßsaft und Aethanol 86% (G/G). Die Mischung muß mindestens 5 Tage lang bei einer Temperatur, die nicht 20°C übersteigen darf, stehen bleiben. Erst dann wird sie filtriert.

Vorschrift 2 a

Wenn die Pflanze weniger als 70% Preßsaft und mehr als 60% Feuchtigkeit (Trocknungsverlust) und außerdem keine ätherische Öle und Harze enthält:

Die Pflanze oder die Pflanzenteile werden fein zerkleinert. Von einer Probe wird der Trocknungsverlust bestimmt. Die zerkleinerte Pflanzenmasse wird sofort mit mindestens der Hälfte ihres Gewichtes mit 86% Aethanol versetzt und während mindestens 10 Tagen bei einer Temperatur, die 20°C nicht übersteigt, gelagert. Danach wird abgepreßt und filtriert.

Die Vorschrift 2 b wird nicht nach den rein Hahnemann'schen Regeln durchgeführt. Bei dieser Vorschrift wird 62%iger Weingeist verwendet, so daß die Urtinktur anstatt 43% Weingeist wie bei der Vorschrift 2 a nur ca. 30% Aethanol enthält. Deswegen muß das so hergestellte Arzneimittel speziell gekennzeichnet werden.

Vorschrift 3 a

Wenn die Pflanze ätherische Öle oder Harze oder weniger als 60% Feuchtigkeit (Trocknungsverlust) enthält:

Urtinkturen nach Vorschrift 3 a werden entsprechend der Vorschrift 2 a, aber mit der doppelten errechneten Menge von Aethanol 86% hergestellt.

Während bei den Vorschriften 1 und 2 a die fertigen Urtinkturen einen Weingeistgehalt von 43% aufweisen, liegt der Aethanolgehalt bei den nach § 3 a zubereiteten Urtinkturen bei etwa 60-62%.

Zu erwähnen ist, daß das HAB 1 auch noch eine Vorschrift 3 b und 3 c vorsieht. (Bei anderen Methoden als der Hahnemann'schen vorgesehen.) Bei der Vorschrift 3 b wird die Urtinktur mit 73% Aethanol zubereitet und enthält dann 43% Weingeist; bei der Vorschrift 3 c nimmt man 43% Aethanol, und der Gehalt der Urtinktur liegt dann bei 30%.

Urtinkturen aus getrockneten Pflanzen oder Pflanzenteilen, Pflanzenbestandteilen, Tieren, Teilen von Tieren sowie deren Absonderungen werden nach Vorschrift 4 hergestellt.

Vorschrift 4 a

Diese Urtinkturen werden durch Mazeration oder Perkolation im Verhältnis 1:10 mit Aethanol geeigneter Konzentration hergestellt. Nach mindestens 5 Tage Stehenlassen bei einer nicht 20°C übersteigenden Temperatur wird der Ansatz filtriert.

Vorschrift 4 b

Urtinkturen nach der Vorschrift 4 b werden durch Homogenisieren von Tieren, Teilen von Tieren oder deren Absonderungen mit der vorgeschriebenen Flüssigkeit im Verhältnis 1:10 hergestellt.

Die Urtinkturen nach § 4 entsprechen der 1. Dezimalverdünnung (Ø = D1).

Lösungen aus Chemikalien und sonstigen Stoffen werden nach der Vorschrift 5 zubereitet.

Vorschrift 5

Zur Herstellung wird je nach Löslichkeit des Arzneigrundstoffes 1 Teil in 9 Teilen eines flüssigen Arzneiträgers (Weingeist, Wasser usw. (= D1) bzw. 99 Teilen (= C1 resp. D2) gelöst und verschüttelt.

Bei den Vorschriften 4 und 5 sind bereits die Zeichen D1, D2 als Dezimalverdünnung bzw. C1 als Centesimalverdünnung verwendet worden. Das erlaubt mir sofort zum Begriff Verdünnungsgrad zu kommen.*

POTENZIERUNG

Unter *Potenzierung* wird die stufenweise Verdünnung fester oder flüssiger Zubereitungen verstanden. Die Verdünnungsgrade werden durch die Zahl der Verdünnungsstufen im Herstellungsgang entsprechend dem Verdünnungsverhältnis gekennzeichnet.

Das Zeichen D kennzeichnet die im Verhältnis 1:10, das Zeichen C die im Verhältnis 1:100 hergestellten Verdünnungen. Eine den Zeichen D oder C hinzugefügte Zahl kennzeichnet die Anzahl der Verdünnungsschritte.

Flüssige Verdünnungen werden in Gefäßen hergestellt, deren Rauminhalt um mindestens ein Drittel größer ist als die aufzunehmende Flüssigkeitsmenge. Zur Potenzierung wird nach der jeweiligen Vorschrift verdünnt und jedesmal mindestens 10 mal kräftig geschüttelt. Für jede Verdünnung muß ein eigenes Gefäß benutzt werden (Mehrglasmethode). Es wird nur mit ganz neuen Zipfelflaschen von einer zur anderen Verdünnung übergegangen. Man sagt deswegen auch zu der Hahnemann'schen Herstellungsmethode "Mehrglasmethode" im Gegensatz zu der in der Bundesrepublik nicht zugelassenen ungenauen Korsakowmethode oder Einglasmethode.

Eine D2 erhält man, indem man 1 Teil der D1 mit 9 Teilen Aethanol vermischt und 10 mal kräftig verschüttelt. Bei einer D6 werden also 6 mal 1:10 verdünnt und 6 mal 10 Schüttelungen vorgenommen.

D1 = 1:10
D2 = 1:100
D3 = 1:1.000
D6 = 1:1.000.000
D30 = 1:1.000.000.000.000.000.000.000.000.000.000

Bei der Herstellung darf keine Stufe übersprungen werden. Also darf man in der Homöopathie nicht aus einer D2 eine D4 oder D6 direkt herstellen, indem man gleich 1:100 oder 1:100.000 verdünnt und dann schüttelt. Nein, man muß sämtliche Zwischenpotenzen D3, D4, D5 herstellen, sonst ist die Wirkung des Mittels nicht die gleiche. Soweit das Dezimalsystem.

---

* Im neuen HAB wurde der Begriff "Potenz" durch "Verdünnungsgrad", wie im Arzneimittelgesetz erwähnt, ersetzt. Der Begriff "Potenzierung", d.h. Tätigkeit, einen Verdünnungsgrad herzustellen, wurde beibehalten.

Verdünnt man jedesmal 1:100 statt 1:10, so erhält man Dilutionen im Centesimalsystem. Dabei wird die Lösung wiederum 10 mal durchgeschüttelt.

C1 = 1:100
C2 = 1:10.000
C6 = 1:1.000.000.000.000

Könnte man nicht dann meinen, daß D2 = C1, D4 = C2 und D30 = C15 ist?

Dies stimmt in der Konzentration, aber nicht in der Potenzierung. Kräftig schütteln beim Potenzieren ist sehr wichtig. In keinem Fall können C-Potenzen für D-Potenzen oder umgekehrt D für C abgegeben werden. Sie sehen, wieviel Wert auf das Potenzieren gelegt wird. Deswegen potenzieren wir von Hand sämtliche flüssige Dilutionen bis zu der Potenz D200.

Bei Urtinkturen der ersten 3 Vorschriften wird die 1. Dilution nach Pflanzensaftgehalt hergestellt. Da bei den Vorschriften 1 und 2 der Pflanzensaftgehalt 1:2 ist, muß bei der Herstellung der D1 die doppelte Menge Urtinktur verwendet werden; also 2 Teile Urtinktur und 8 Teile Weingeist. Genauso bei Vorschrift 3. Dort ist der Saftgehalt in der Urtinktur 1:3. Um bei der D1 das Verhältnis 1:10 zu erhalten, werden 3 Teile Urtinktur mit 7 Teilen Weingeist gemischt.

Daß es keine Urtinkturen von Metallen und von unlöslichen chemischen Stoffen gibt, braucht nicht gesagt zu werden. Von diesen Mitteln gibt es auch keine flüssige Dilution in niedrigen Potenzen.

Wenn der Verordner aber eine niedrige Potenz dieser Mittel braucht, verschreibt er Verreibungen oder Tabletten.

Verreibungen werden nach folgenden Vorschriften hergestellt:
Im Gegensatz zum alten HAB gibt es im neuen HAB 2 Vorschriften - *die Vorschriften 6 und 7* - und bei jeder Vorschrift wird eine Handverreibung und eine Maschinenverreibung beschrieben.

Vorschrift 6

Zubereitungen nach Vorschrift 6 sind Verreibungen fester Arzneigrundstoffe (wie z.B. Gold)mit Lactose. Aus den feinst gepulverten Grundstoffen werden durch Vermischen mit Lactose im Verhältnis 1:10 die erste Dezimalpotenz bzw. 1:100 die erste Centesimalpotenz hergestellt. Bei dieser Herstellung ist die Verreibungszeit und die Intensität so zu wählen, daß die Größe der erhaltenen Grundstoffteilchen zu 80 Prozent unter 10 Mikromillimeter liegen. Kein Arzneigrundstoffteil darf außerdem größer sein als 50 Mikromillimeter.

Bis zu der 4. Verdünnung können die Verreibungen durch Handverreibung oder Maschinenverreibung zubereitet werden. Die Handverreibung wird nach den Grundregeln von Hahnemann durchgeführt, indem wir 1 g der soeben beschriebenen D1 mit 9 g Milchzucker nach folgender Methode mischen:

Die 9 Gramm Milchzucker werden in 3 Teile geteilt. Den ersten Teil gibt man in eine Porzellanschale oder Mörser, rührt einige Male, um evtl. Poren des Mörsers zu verschließen, gibt den Urstoff zu und reibt 6 Minuten lang, dann schabt man 4 Minuten lang ab, reibt abermals 6 Minuten und schabt wieder 4 Minuten lang ab. Hierauf setzt man das zweite Drittel Milchzucker zu und wiederholt zweimal die beiden Manipulationen. Dann fügt man den Rest des Milchzukkers hinzu und verfährt wieder in der soeben angegebenen Weise, so daß also 10 Gramm Verreibung 1 Stunde Arbeitszeit benötigen. Die so erhaltene Verreibung wird als D2 bezeichnet. Die Verreibung nennt man auch Trituration.

Zur Herstellung der D3 Verreibung nehmen wir 1 Gramm der Verreibung D2 und verreiben sie während 1 Stunde mit 9 Gramm Milchzucker nach dem erwähnten Verfahren. Die D4 kann auf die gleiche Weise hergestellt werden.

Wie bei den flüssigen Dilutionen gibt es auch Verreibungen in der Centesimalskala: Man mischt nach demselben Verfahren 1 Gramm Urstoff mit 99 Gramm Milchzucker, also 1 auf 100 und erhält die C1. Mischt man wieder 1 Gramm dieser C1 mit 99 Gramm Milchzucker, so erhält man die Verreibung C2; usw.

Diese von Hahnemann ausgearbeitete Herstellungsvorschrift reicht in unserer Zeit nicht aus. An Stelle des gewöhnlichen Mörsers sind sogar nach Vorschrift, Verreibungsmaschinen mit Abschabevorrichtung, die auch Retschmühlen genannt werden zu verwenden. Bei diesen Verfahren wird ebenfalls zuerst ein Drittel des Milchzuckers mit dem Grundstoff verrieben und schließlich der Rest des Milchzuckers in 2 gleiche Portionen hinzugefügt und verrieben. Die Arbeitszeit für die Herstellung einer Verreibung mit der Maschine beträgt mindestens 1 Stunde. In der Tat kann die Verreibungsdauer bis zu 100 Stunden erreichen.Dann prüfen wir am Mikroskop, ob die Verreibung homogen ist, d.h., daß nicht die geringste Spur eines Partikels des Urstoffes in der Mischung unverarbeitet zu finden ist.

Für höhere Verdünnungsgrade als D4 bzw. C4 wird nur noch die Maschine verwendet: 1 Teil der Verdünnung wird mit 9 Teilen Lactose bzw. 99 Teilen Lactose so verdünnt, daß in einem geeigneten Mischer ein Drittel der erforderlichen Lactosemenge mit der gesamten Vorverdünnung bis zur *Homogenität vermischt* wird. Dann wird das 2. Drittel Milchzucker hinzugefügt, bis zur Homogenität vermischt und mit dem letzten Drittel der Lactose in gleicher Weise verfahren.

Vorschrift 7

Will man die Verreibung eines Mittels pflanzlicher oder tierischer Herkunft herstellen, so verwendet man zur Herstellung der D1 9 Gramm Milchzucker und eine solche Menge Urtinkturen, daß nach dem Mischen der Arzneigehalt dem Verhältnis 1:10 entspricht; d.h., habe ich eine Urtinktur nach Vorschrift 1 oder 2, so gebe ich 2 g dieser Urtinktur zu 9 g Milchzucker. Ist die Urtinktur nach § 4 hergestellt, so geben wir 3 g Urtinktur zu 9 g Milchzucker.

Verreibungen können auch aus anderen flüssigen Dilutionen hergestellt werden. Man verreibt in diesem Fall die Flüssigkeit im Verhältnis 1:10. Bei den C-Potenzen mischt man 1:100. Ob mit Urtinktur oder mit flüssiger Verdünnung hergestellt, die Gesamtmenge des Milchzuckers muß mit der vorgeschriebenen Gesamtmenge der flüssigen vorherigen Verdünnung nach und nach zugemischt werden. Die homogene feuchte Mischung wird schonend getrocknet und nochmals gründlich gemischt. Maschinen können ebenfalls für diese Herstellung verwendet werden.

Vorschrift 8

Metalle sind in Wasser und im Weingeist in jedem Verhältnis unlöslich; sagt man im allgemeinen. Hahnemann, der ja auch Apotheker und Chemiker war, behauptete das Gegenteil. Er hat uns gelehrt, daß die nach der Dezimalskala bis zu D6 verriebenen Metalle (in der Centesimalskala bis zu C3) durch das fortlaufende Zerreiben im Mörser so weit und fein gepulvert werden, daß sie sich mit Wasser und Weingeist verbinden und mit verdünntem Weingeist weiter potenziert werden können.

Deswegen gibt es Aurum D8 (Gold) oder Cuprum D8, D12 (Kupfer) in flüssiger Dilution. Brauchen wir z.B. Aurum D8 flüssig, so wird ein Teil der 6. festen Dezimalverdünnung von Aurum, also Aurum D6, in 9 Teilen Wasser gelöst und verschüttelt. Aus einem Teil dieser Verdünnung wird mit 9 Teilen Aethanol 30% die 8. flüssige Dezimalverdünnung durch Verschüttelung hergestellt. Die folgenden Verdünnungen werden im Verhältnis 1:10 mit 43%igem Aethanol hergestellt.

Vorschrift 9

Tabletten sind gepreßte Einzelgaben von Verreibungen, die nach Vorschrift 6 oder 7 hergestellt wurden. Die Tabletten enthalten also nur Wirkstoff und Milchzucker. Ihre Anfertigung geschieht lediglich durch Kompression der zuvor granulierten Tablettenmasse in einer Tablettenmaschine. Tabletten sind in ihrer Anwendung praktischer als Verreibungen.

Bis zum Erscheinen des neuen HAB durften zur Herstellung der Tabletten keine Hilfsstoffe außer dem Milchzucker verwendet werden. Nun dürfen der Tablettenmasse bis zu 10% Stärke oder 2% Calciumbehenat bzw. Magnesiumstearat zugesetzt werden. Eine Neuerung in der Homöopathie!

Vorschrift 10

Globuli (Streukügelchen) werden durch Übertragen einer Dilution auf Saccharosestreukügelchen hergestellt, indem 100 Teile unarzneiliche Zuckerkügelchen mit 1 Teil Dilution gleichmäßig befeuchtet werden. Der Aethanolgehalt muß mindestens 60 Prozent betragen. Nach der Imprägnierung im geschlossenen Gefäß werden die Globuli an der Luft getrocknet. Sie sind mit dem Verdünnungsgrad zu bezeichnen, der der verwendeten Dilution entspricht.

Und wie werden die unarzneilichen Globuli hergestellt?

In eine sich drehende Trommel aus Kupfer fügt man eine dickflüssige Zuckerlösung. Man impft sie mit großen Mengen von ganz kleinen Zuckerkristallen. Die Zuckerlösung setzt sich nach und nach auf den Kristallen ab, um kleine Kügelchen zu bilden, die mit der Zeit immer größer werden. Globuli sind aus reinem Zucker, also kein Milchzucker wie bei Verreibungen oder Tabletten.

Noch einige Zahlen der Globuligrößen. In einem Gramm sind enthalten:

- ca. 500 Globuli Nr. 1
- ca. 250 Globuli Nr. 2
- ca. 120 Globuli Nr. 3
- ca. 80 Globuli Nr. 4
- ca. 30 Globuli Nr. 5
- ca. 25 Globuli Nr. 6
- ca. 10 Globuli Nr. 7
- ca. 5 Globuli Nr. 8
- ca. 3 Globuli Nr. 9
- ca. 2 Globuli Nr. 10

Ein Beispiel für die Herstellung von arzneilichen Globuli:
Tropfe ich 4 Tropfen Aconitum D 6 auf die 10 g Zuckerkügelchen, mische und trockne das Ganze, so habe ich jetzt 10 g Globuli Aconitum D 6 (und nicht D 8!).

Vorschrift 11

Als weitere Arzneiformen, die z.Z. hergestellt werden, gibt es *Ampullen* und *Salben*. Salben werden im allgemeinen durch Mischen von 10% Urtinktur mit einer Grundlage aus Ungentum Paraffini und Lanolin hergestellt.

Im neuen HAB wird in der Vorschrift 11 die Herstellung der Injektionslösungen beschrieben:

Injizierbare Lösungen müssen den Anforderungen der Monographie "Parenteralia" des Arzneibuches mit Ausnahme der Konzentrationsangabe entsprechen; als Isotonisierungsmittel dient in der Regel Natriumchlorid. Bei Verwendung eines anderen Isotonisierungsmittels ist dieses in der Kennzeichnung anzugeben.

Bei Dezimalverdünnungen ist für die beiden letzten Potenzierungen und bei Centesimalverdünnungen für die letzte Potenzierung Wasser für Injektionszwecke zu verwenden.

Die Glasqualität der Behältnisse muß der Glasart I des Arzneibuches entsprechen.

Vorschrift 12

Flüssige Einreibungen sind Tinkturen zum äußerlichen Gebrauch, die, sofern nichts anderes angegeben ist, nach folgenden Verfahren hergestellt werden:

von Urtinkturen nach Vorschrift 1, 2a oder 2b werden
2 Teile Urtinktur mit
3 Teile Aethanol 43 Prozent gemischt,

von Urtinkturen nach Vorschrift 3a, 3b oder 3c werden
3 Teile Urtinkturen mit
2 Teile Aethanol 62 Prozent gemischt,

von Urtinkturen nach Vorschrift 4a oder 4b wird
1 Teil Urtinktur mit
1 Teil Aethanol der zur Herstellung der Urtinktur verwendeten Konzentration gemischt;

durch Auszug getrockneter Pflanzen oder Pflanzenteile mit Aethanol im Verhältnis 1:5 (Verfahren analog Vorschrift 4 a).

Tinkturen zum äußerlichen Gebrauch können einen Zusatz von bis zu 10% Glycerin enthalten.
Hinweis: Tinkturen zum äußerlichen Gebrauch dürfen nicht eingenommen werden.

Bei der Herstellung homöopathischer Arzneimittel ist auf die Genauigkeit in der Handhabung und auf die Qualität der Mittel unbedingt Wert zu legen! Keine Substanz, keine Droge wird zur Verarbeitung verwendet, wenn sie nicht den Anforderungen der Europäischen Pharmakopoe bzw. des D.A.B. oder des H.A.B. entspricht.

Sind Urtinkturen und Lösungen nach Vorschrift 5 und Verreibungen zubereitet, so werden sie erst nach einer Kontrollprüfung zum Verkauf oder weiteren Verarbeitung freigegeben.

Im alten H.A.B. waren schon Prüfmethoden vorgesehen. Für jede Urtinktur werden z.Z. noch die im H.A.B. 2 in der Monographie vorgeschriebenen Kontrollmethoden durchgeführt.

Im neuen H.A.B. spielt die Analytik bei den Einzelmitteln eine große Rolle. Die neuesten Prüfmethoden finden ihre Anwendung.

Arzneimittellehre (Auswahl)
Phosphorus

H. G. Wolff

Phosphor (P) kommt in der Natur wegen seiner großen Affinität zum Sauerstoff der Luft nicht in freiem Zustand vor, sondern nur in Form von Salzen der Phosphorsäure, $H_3 PO_4$.

Der elementare Phosphor ist in drei kristallinen Modifikationen vorhanden - gelb, rot und schwarz - von denen nur der gelbe medizinisch interessiert. Dieser wird wegen seiner leichten Oxydierbarkeit unter Wasser aufbewahrt und findet nach den Vorschriften des DAB 8* bzw. HAB 1** seine Zubereitung.

Die Giftigkeit des Phosphors ist durch die Phosphor-Bomben des Krieges bekannt, wie auch durch phosphorhaltiges Rattengift, z.B. E 605.

Die organischen Phosphorverbindungen blockieren die Cholinesterase an den Nervenendplatten, Acethylcholin häuft sich an, das nicht weiter zerlegt wird, und führt zu Vergiftungserscheinungen, die einer massiven Vagus-Wirkung entsprechen. (Letale Dosis: 0,1-0,5 g.)

Wie sieht das Vergiftungsbild von gelbem Phosphor aus?

Es gibt drei Stadien:

1. Akute schwere Gastroenteritis mit Nausea, Übelkeit, Erbrechen knoblauchartig riechender Massen (die wie der Kot auch im Dunkeln fluoreszieren), brennende Schmerzen, Koliken und schleimig-blutige Diarrhoe. Dieses Stadium wird nach ca. 6-8 Stunden abgelöst durch das
2. trügerische Stadium, das einer Besserung, einem scheinbaren Wohlbefinden, das 1-3-10 Tage vorhalten kann mit zeitweiliger Schwäche und Inappetenz, dann aber ganz plötzlich übergeht in das
3. Stadium mit Erbrechen, Durchfall, haemorrhagischer Diathese, Schmerzen in allen Gliedern, schwerste Störungen der Nieren (mit tubulärer Insuffizienz in Form einer Oligurie), des Herzens, der Lunge, schwersten Leberzellschädigungen mit Ikterus in Richtung der akuten, gelben Leberatrophie, hohes Fieber; Exitus.

Endet das 1. Stadium bereits letal, ist bei der Sektion nur eine Gastroenteritis zu finden. Das 3. Stadium allerdings zeigt eine massive, fettige Degeneration aller lebenswichtigen Organe (Herz, Niere, Muskeln, Milz, Leber, Gefäßendothel).

Führt die akute Phosphorvergiftung nicht zum Tod, entsteht bei einer eventuellen Regeneration eine starke Zirrhose. Wird sie chronisch, geht die Wirkung auf die Knochen über: Hyperostose, Osteoporose, später Osteomyelitis und Kiefernekrose am Kiefer,weil Phosphor peroral aufgenommen wird und die Kieferknochen dicht neben der Mundhöhle liegen. Bei der chronischen Phosphorvergiftung werden auch die Haut und die Schleimhäute angegriffen. Es kommt zu Haar-

---

* Deutsches Arzneibuch, 8. Aufl.
**Homöopath. Arzneibuch, 1. Aufl.

ausfall, Pusteln, Ekzemen, Trockenheit der Schleimhaut im Hals (deswegen Husten), Appetitlosigkeit, Koliken, Tenesmen, Meteorismus, Erbrechen, Aufstoßen wie bei einer chronischen Gastritis, pneumonischen Veränderungen aller Art (Husten, Tracheitis,Pleura-Exudat). Die Leberveränderungen sind bei der chronischen Phosphorvergiftung ebenfalls nicht zu übersehen. Die Leber ist vergrößert, verfettet, hat Verdickungen im interlobären Bindegewebe. Alles führt in Richtung einer Zirrhose.

Die haemorraghische Diathese erklärt sich daraus, daß die geschädigte Leber Fibrinogenmangel aufweist und dieser Gerinnungsstörungen des Blutes verursacht - Vitamin K wird nicht verwertet, es kommt zu Blutungen. Ein interessanter Versuch des Japaners Mischura mit Ratten bestätigte die Arndt-Schulz'sche Regel:

kleine	Phosphor-Dosen	1/100 mg s.c.	regen die Zellatmung an
mittlere	Phosphor-Dosen	1/ 10 mg s.c.	hemmen die Zellatmung
große	Phosphor-Dosen	0,5 mg	hemmen sie stark und heben sie auf.

Gleichzeitig stieß er bei seinen Untersuchungen darauf, daß Jod und Phosphor ein umgekehrt proportionales Verhältnis im Körper haben. Interessant ist die Beziehung zur Rachitis. Kassowitz hat Fütterungsversuche mit Phosphor durchgeführt und Zustände wie bei der Rachitis entdeckt. Er leitete daraus eine Therapie der Rachitis mit Phosphor-Minidosen ab. Das war vor der Vitaminaera die Methode der Wahl.

Am Aufbau des Organismus ist Phosphor stark beteiligt. Viele Phosphate sind im Eiweiß, Blut, Eidotter, Milch, Muskelfasern, Hirnsubstanz, Haare, Zähne, Knochen und dem Panzer der niederen Tiere enthalten. Auch die menschlichen und tierischen Exkremente sind reich an Phosphor (Guano).

In der Knochensubstanz:	Calcium phosphate
im Blut :	Alkaliphosphat
in den Körpersäften :	Phosphatide.

Lipoide, Lecitin, die Zellkerne - alle enthalten Phosphor. In ZNS, Leber und Herz ist Phosphor am stärksten enthalten. Das spiegelt sich in der therapeutischen Affinität zu diesen Organen wider.

WIE SIEHT DER PHOSPHORTYP AUS?

Hochaufgeschossen, leptosom-schlank, feingliedrig. Das Fell meist seidenhaarig und zart, mit wenig Pigment, dünnhäutig, helle Fellfarben. Große Erregbarkeit und Überempfindlichkeit gegen Geräusche, Licht, Gerüche, bei schneller Erschöpfbarkeit. Hinzu kommen Schreckhaftigkeit, zittrige Schwäche, Rückenschmerzen und Angst. Diese Angst ist ein Schlüsselsymptom. Der Phosphortyp will nicht allein bleiben, braucht Gesellschaft, Abwechslung, möchte angesprochen werden und als Hund mit den Kindern spielen, will berührt, gedrückt und getätschelt sein.

Die Angst zeigt sich besonders bei nahendem Gewitter, wenn die Luftelektrizität verändert ist - der Hund ist dann verschwunden. Meist hat er sich in der Nähe des Menschen versteckt und wenn es möglich ist, sucht er Kontakt und Berührung. Bei manchem Phosphor-Hund ist die Überempfindlichkeit gegen Geräusche geradezu überkompensiert, indem er Knall und Donner entgegenläuft, - oder aus Angst beißt. Der sogenannte Angstbeißer kann, muß aber nicht, ein Phosphortyp sein.

Die zittrige Schwäche mit Rückenschmerzen und großer Erschöpfung ist beim jugendlichen Hund des Phosphortyps zu beobachten: Die Besitzer berichten, daß sich der Hund plötzlich hinlegt, nicht mehr aufsteht, wie gelähmt ist und sich erst nach einiger Zeit wieder normal verhält. Eigentümlich ist auch seine Vorliebe, Pausen zu machen, obgleich er vor Temperament strotzt. Sein Ungestüm legt sich rasch, weil er zu schnell erschöpft ist und keine Ausdauer hat. Die Erholungspausen sind aber kurz. Manchmal wird sie nur der genaue Beobachter bemerken.

Die Abscheu vor Gerüchen ist daran zu merken, daß er zum Beispiel das Sekret seiner ausgedrückten Analdrüsen nicht riechen will, was andere gern tun. Der Phosphortyp ekelt sich.

PHOSPHORSYMPTOME UND -THERAPIE

Für den "leptosomen Typ" besteht keine zwingende Voraussetzung, Phosphor anzuwenden. Die Organbeziehung und das Symptombild haben bei der Mittelwahl immer Vorrang (nicht nur lange Dünne, sondern auch dicke Kurze).

Kopfschmerz bei geistiger Anstrengung, Unlustgefühle, Sehstörungen, Retinablutungen, Glaukom, Heiserkeit bis zur Stimmlosigkeit, trockener, schmerzhafter Husten, Verschlimmerung bei Wechsel vom warmen Zimmer in die kalte Luft. Gefäßverengungen und Kongestionen mit Herzklopfen beim geringsten Anlaß, stark konturiert treten die Venen an den Extremitäten hervor, kann wegen Herzklopfens nicht links liegen, Puls ist beschleunigt und unregelmäßig, Auswurf zähschleimig, rosafarben mit Blut, Stiche beim Atmen und Husten, leicht blutendes Zahnfleisch.

Die Dressur ist eine ziemliche Geduldprobe, weil er verspielt ist und sich nicht konzentrieren kann. Es ist schwer, ihm irgendetwas beizubringen. Auch die Stubenreinheit ist bei ihm ein Problem. Manchmal ist er überdreht: er kann z.B. an der Türklinke hochspringen, ohne sie öffnen zu wollen, 20, 30, 50x hintereinander. Wie aufgezogen! Ein Fall, den Phosphor heilt.

Außerdem ist er sehr neugierig und zappelig. Wird er an der Leine geführt, dann zerrt er auffallend stark daran, so sehr, daß er lieber erstickt, als das Ziehen aufzugeben. Wenn ein Hund seinen Besitzer hinter sich her schleift, dann ist es mit Sicherheit ein starker Phoshortyp. Das sogenannte Fliegenfangen - das in die Luft schnappen - ("mouches volantes") - ist ein Zeichen des Phosphors. Aber auch bei aktuem Bronchialkatarrh, akutem Lungenödem und Lungenemphysem sollte man an Phosphor denken.

Der Phosphortyp hat Hungerschmerz, der ihn zwingt, öfter Futter in kleinen Mengen aufzunehmen, weswegen er zu jeder Zeit futtern kann. Also Besserung durch Essen! Es kann aber auch sein, bei der Biphasigkeit jeden hom. Mittels, daß der Phosphorhund tagsüber überhaupt nichts zu sich nimmt, es in der Nacht aber nachholt. Aber nicht jeder Hund, der nachts futtert, ist ein Phosphortyp. Ausgeprägten nächtlichen Hunger haben auch China, Lycopodium und Psorinum.

Der Phosphortyp hat großen Durst auf kaltes Wasser, das oft nach Erwärmung im Magen wieder erbrochen wird.

Die Neigung des Phosphorpatienten zu Blutungen kann nicht genug hervorgehoben werden: alle Schleimhäute bluten leicht (Mundhöhle, Magen, Lunge, Niere, Darm, auch Blasenblutungen, die auf Belladonna und Cantharis nur zögernd ansprechen, brauchen Phosphor), wie auch mit Blutaustritt verbundene Entzündungen der Haut wie Petechien und Ecchymosen und natürlich alle Gastroenteritiden mit reichlich Blut, kleine Wunden bluten stark.

Phosphor hat beim Hund noch einen anderen, wichtigen Symptomenkomplex, der nur in den "chronischen Krankheiten" Hahnemanns zu finden ist. Unter den Symptom - Nr. 995-1010 - werden diese Erscheinungen beschrieben: "Nadelstiche im Mastdarm, Stechen im After, Kitzeln und Jucken am After, nach Gehen im Freien. Brennen im Mastdarm, Reissen im Mastdarm, ein langer Stich vom Unterbauche bis ins Mittelfleisch." Dieses Syndrom scheint ein Hund des Phosphortypes besonders stark und intensiv zu empfinden. Denn er läuft öfter einmal, scheinbar im Spiel, wie wild und gehetzt hinter seinem eigenen Schwanz im Kreise herum und beißt die Schwanzwurzel, wenn sie für ihn erreichbar ist. Dies kann der Behandler als ein untrügliches Phosphorsymptom ansehen, aber selbstverständlich erst nach Prüfung, ob nicht akute Entzündungen im Bereich des Afters vorliegen.

Der Geschlechtstrieb liegt hoch über dem Durchschnitt. Obgleich die Flamme lichterloh brennt, ist es oft nur ein Strohfeuer, denn die Potenz ist nicht dementsprechend, zumal er auch vielfach onaniert. Bei der Hündin dauert die Hitze weit über ihre Zeit. Bei jungen Tieren zeigt es sich auch als geschlechtliche Frühreife. Sie sollte den Tierarzt auf Phosphor hinweisen.Phosphor ist wie Arsen und Sulfur ein Brenner, verursacht also brennende Schmerzen. Abends und nachts wird es schlimmer.

Brennen der Hände oder beim Hund der Vorderpfoten, die deshalb dauernd beleckt werden, ist als ein Leberzeichen zu betrachten. (Bei allen 4 Pfoten ist an Ac. Fluor. zu denken.) So wie der gelbe Phosphor unter Wasser aufbewahrt wird, fühlt sich der Phosphortyp auch im Wasser besonders wohl, und bei allen Hunden, die ihre Besitzer als wasserliebend schildern, die gern baden und schwimmen und sich bei Spaziergängen in jede Pfütze legen, ist an Phosphor zu denken.

Der Phosphorpatient auf dem Untersuchungstisch kann mit verbundenen Augen erfühlt und ertastet werden. Immer schlägt sein Herz bei derartigen Anlässen, wenn wir ihn hochheben oder auf den Tisch stellen, sehr schnell, wie er ja auch sonst oft häufiges Herzklopfen hat. Man hört es sogar aus einiger Entfernung schlagen. Betastet der Untersucher sein Fell, sind deutlich wärmere Hautstellen zu fühlen, meist zwischen den Schulterblättern (auf Leberstörung weisend),aber auch an anderen Körperstellen, handtellergroße Hautflächen,die wärmer sind als die Umgebung. Die Proc. spinosi sind sehr druckempfindlich. Überdies ist er außerordentlich kitzlig und dementsprechend unruhig während der Untersuchung sowie überaus ängstlich.

Dosierung: D6, D12, als Injektion "Vitavetsan" (R) nach Vorschrift, sonst LM Potenzen. Bei beginnendem Glaukom 8 Tage lang morgens und abends eine Gabe Phosphor 200. Phosphor ist ein Lungenmittel par exellence! Mit Bryonia im Wechsel 2=stdl. bringt es wahre Wunder bei Lungenentzündung zustande - ohne Antibiotika!

ZUSAMMENFASSUNG

Bei folgenden Krankheitszuständen ist an Phosphor zu denken:

- Störungen in den Verhaltensweisen, Angst und deren Folgen, wenn sie dem beschriebenen Bild entsprechen
- Glaukom und Retinablutungen, Kiefernekrose, Aktinomykose (mit Silicea oder Merc. jodat.flav.)

- Leberhypertrophie und -zirrhose,
- bei Krankheiten der Trachea und der Lunge (hier im Wechsel mit Bryonia D6 im Anfang, im abklingendem Stadium mit Tartarus emeticus D6)
- hämorrhagische Gastroenteritis, hämorrhagische Diathese
- bei Periostkrankheiten, Osteomyelitis
- bei Aufzuchtkrankheiten, die speziell das Knochensystem betreffen.

Tun kann man auch etwas in den letzten Stunden bei Patienten, deren Besitzer aus ethischen Gründen eine Sterbehilfe durch die Spritze nicht mögen: Geben Sie Phosphor in hoher Potenz, in M oder XM.

Insgesamt ist das Phosphor-Bild weit gefächert und wer sehen gelernt hat, wird viel für seine Patienten tun können.

Lachesis

Chr. Berlin-Materna

Lachesis ist das Gift der in Mittel- und Südamerika beheimateten Schlange Lachesis muta (s. L. Trigonocephalus) aus der Familie der Crotalidae, die eine Länge bis zu 3.6 m erreichen kann.

Verwendet wird das frischgewonnene Gift durch Trituration.

Arzneimittelprüfungen wurden in den Dreißigerjahren des vergangenen Jahrhunderts von Constantin Hering und Mure durchgeführt. Geprüft wurden die D30, C1 und C2. Daneben gab es natürlich leider auch genügend Beobachtungen an gebissenen Menschen oder Tieren. Seit Hering haben die Schlangengifte ihren festen Platz in der homöopathischen Therapie gefunden. Acht Schlangengifte werden inzwischen angewandt.

Grob verallgemeinert werden zwei verschiedene Arten von Schlangengiften unterschieden:

1. Die *neurotoxisch* wirkenden (z.B. die Gifte der Nattern, wie Naja und Elaps aus der Familie der Elapidae). Bei diesen Giften tritt der Tod i.a. durch Atemlähmung ein.
2. Die vorwiegend *haemotoxisch* wirkenden (z.B. die Gifte der Viperidae wie Vipera berus und die der Crotalidae, zu denen das Lachesis zählt).

Schlangengifte sind vorwiegend hochmolekulare Proteingemische, deren chemische Zusammensetzung heute noch nicht endgültig geklärt ist, woraus gefolgert werden kann, daß auch einige Wirkungen noch nicht biochemisch erfaßt werden konnten.

Lachesis enthält als bekannte Wirksubstanzen *Haemolysin*, *Haemagglutunine*, *Koaguline*, *Antikoaguline*, *Haemorrhagin*, *Neurotoxin*, *Zytolysin u.a.* Daraus ergibt sich die vielschichtige Organspezifität und Allgemeinwirkung dieses Mittels - von lokalen Wirkungen über das Endokrinium, das Kreislaufsystem mit dem Herzen, den gesamten Respirationstrakt bis hin zum Vegetativum und dem Zentralnervensystem.

Lokale Entzündungserscheinungen an der Bißstelle - von Oedemen bis zu schlecht heilenden Ulcera - werden durch eine trypsinähnliche *Proteinase* erzeugt. Andere Proteinasen rufen haemolytische, aber auch thrombotische Prozesse hervor. Besonders bedeutsam ist wohl der Anteil der *Phospholipasen*, die haemolytisch und zytolytisch wirken. So findet der beobachtete Ikterus seine Erklärung, ebenso wie anaemische Prozesse und Leukopenie und Agranulozytose. Ebenfalls durch Phospholipasen wird die Thrombokinase der Blutplättchen zerstört und damit Blutungen durch Verzögerung der Blutgerinnung erzeugt. Weiterhin scheinen *Proteinasen* Bradikinin vom Globulin abzuspalten, was die Ursache für die Blutdrucksenkung bzw. auch die Kollapszustände darstellt. Auch das Neurotoxin wird heute den Phospholipasen zugerechnet, die zersetzend auf die Nervensubstanz wirken. Aus dem *Proteincharakter* des Lachesisgiftes - wie der Schlangengifte allgemein - ist die Antigenwirkung nach parenteraler Gabe zu verstehen. Und ebenfalls finden so hyperergische Reaktionen lokaler Natur und des Gesamtorganismus bis hin zum Schocktod ihre Erklärung. Oral verabreicht werden Schlangengifte als Proteine verdaut. In Verdünnungen jedoch können sie wohl die Schleimhäute durchdringen und zu ihrer Wirkung gelangen. Nachgewiesen hat dies in seiner Arzneimittelprüfung bereits Hering. Puhlmann schreibt in seinem 1901 erschienenen "Handbuch der Homöopathischen Praxis": "... Nachdem jetzt experimentell nachgewiesen ist, daß Ophlotoxica ebenfalls vergiftend wirken, wenn sie in den leeren Magen gelangen, wenn auch langsamer als bei ihrer direkten Überführung ins Blut, läßt sich gegen die Behauptung der Homöopathen kaum etwas einwenden. Doch wird man auch ohne diese Mittel auskommen."

Erstaunlich diese letzte Bemerkung, wenn man weiß, daß Lachesis heute als eines der großen und bedeutsamsten Mittel der Homöopathie gilt.

Aus der o.a. Toxikologie ergibt sich folgendes Arzneimittelbild:

- Septische, nekrotische, gangränose Wunden mit mangelhafter Granulation (bedingt durch die Leukopenie). Typisch ist die blaurote Verfärbung der Ulcera.
- Thrombo-embolische Geschehen ebenso wie Blutungsneigung durch Gefäßschäden und Gerinnungsschäden.
- Septicaemische Fieberzustände.
- Ikterus.
- Lokale oder allgemeine Zyanose durch Blutstauung (kalte Extremitäten!)
- Hypertonie.
- Hypotone Kollapsneigung.
- Herzversagen.
- Puls pochend und beschleunigt, aber auch klein und flach.
- ZNS-Störungen wie Paresen, Paralysen, Tetanien, Konvulsionen und auch epileptiforme Anfälle.
- Berührungsüberempfindlichkeit.
- Schwellungen im gesamten Mundhöhlen- und Rachenraum, Atemnot, Husten, Auswurf.
- Psychische Veränderungen wie Angstzustände, motorische Unruhe, Übererregbarkeit bis zu Aggressionen, lichtscheu und geräuschempfindlich.

Zu den Modalitäten und den *Leitsymptomen* dieses so vielschichtig wirkenden Mittels möchte ich Gardemi zitieren:

Lachesis - ein Schlangengift
Alles andre übertrifft,
Wenn die Leitsymptome passen;
Sonst soll man es lieber lassen.

Woran auch der Kranke leide,
Meistens ist's die linke Seite.
Darum finden wir mit Recht
Auch so oft das Herz geschwächt.

Und die Herzschwäche wird immer -
Merk Dir's - beim Erwachen schlimmer,
Ferner ist auf alle Fälle
Dunkelrot die kranke Stelle.

Spärlich nur fließt Schleim und Blut
Doch dann wird es meistens gut.
Und auch dies wär noch zu sagen:
Hals kann keinen Druck vertragen.

KLINISCHE ANWENDUNG

Mann kann nicht oft genug betonen, daß Lachesis *das* Mittel der Wahl ist bei allen Infektionskrankheiten mit einer Tendenz zur Septicaemie und Haemolyse. Daraus ergeben sich folgende Einsatzgebiete:

- Mastitis, Metritis, Pyometra, Puerperalsepsis, septischer Abort, Angina tonsillaris - wenn sie links beginnt -, infektiöse feline Rhinotracheitis, Staupe - um nur einige Viruskrankheiten zu nennen, bei denen Lachesis immer zum Einsatz kommen wird.

  Differentialdiagnostisch müssen in Erwägung gezogen werden: Pyrogenium, Echinacea, Arsenicum, Chininum arsenicosum, Carbo, Magnesium carbonicum.

- Herz- und Kreislauferkrankungen als Folge infektiöser Erkrankungen oder auch schon vor deren Ausbruch. Wichtig ist hierbei das Symptom Schwäche, Kollapsneigung, Zyanose, kalte Extremitäten oder aber auch hysterische bis epileptiforme Anfälle als Folge der Herzangst.

  Differentialdiagnostisch sind zu berücksichtigen Naja tripudians, Aconitum, Phosphor, Aurum, Arnica, Cactus, Crataegus, Tabacum.

- Erkrankungen des Respirationstraktes, Schnupfen (Katze!), Husten, Bronchitis - auch Stauungsbronchitis.

  Differentialdiagnostisch sind zu beachten Ignatia, Drosera, Luffa.

- Erkrankungen des Verdauungstraktes: Stomatitis ulcerosa et marginalis (Katze!), Paradontose und Peridontitis, Darmspasmen mit Tenesmen, Hepatitis (partaler oder postpartaler Ikterus der Hündin!).

  Differentialdiagnostisch in Erwägung zu ziehen sind: Acidum nitricum, Borax, Rhatania, Mercurius, Carbo, Lycopodium.

- ZNS-Störungen, z.B. epileptiforme Konvulsionen.

  Differentialdiagnose: Apis, Belladonna, Bryonia, Hyoscyamus, Helleborus.

- Endokrin bedingte Hysterie, Angstzustände, Aggressionen, Phobien.

  Differentialdiagnostisch ist auch an Hyoscyamus, Platinum, Natrium muriaticum, Arnica, Opium, Phosphor, Pulsatilla, Sepia, Lilium tigrinum u.a. zu denken.

- Polyarthritis mit nächtlicher Verschlimmerung, Verschlimmerung durch Wärme, Neuralgien mit Berührungüberempfindlichkeit, nächtliche Unruhe und Wimmern.

  Differentialdiagnose: Bryonia, Rhus toxicodendron, Ledum, Acidum benzoicum, Acidum formicicum, Aconitum, Apis u.a.

- Schlecht heilende Wunden, Karbunkel, Ulcera, Phlegmonen, Panaritium, Otitis.

  Differentialdiagnostisch dürfen hier nicht vergessen werden Hepar sulfuris, Arnica, Pyrogenium, Myristica sebifera, Calendula, Carduus, Echinacea, Hamamelis, Lycopodium, Symphytum u.a.

Die ist nur ein kleiner Ausschnitt aus der vielfältigen Anwendungsmöglichkeit dieses großen Mittels, bei dem das wichtigste Augenmerk auf das Zusammenstimmen der Leitsymptome zu legen ist.

In der Veterinärmedizin gilt Lachesis in der Großtierpraxis als das Typmittel für *Rinder*. Ich möchte Sie in diesem Zusammenhang auf das Buch von Wolter "Klinische Homöopathie in der Veterinärmedizin" verweisen.

Nach meiner Erfahrung in der Kleintierpraxis hat sich Lachesis besonders als Typmittel für *Katzen* erwiesen. Dies läßt sich durch das besondere psychische Verhaltensbild der Katze und ihre Haltungsform sowie den besonderen Sexualzyklus erklären.

Als Beispiel hier die ausschließlich im Haus gehaltene unkastrierte weibliche Katze. Wegen der fehlenden (provozierten) Ovulationen entstehen Ovarialzysten, die schwere hormonelle Imbalanzen erzeugen. Aus diesen Hormonstörungen resultieren dann gravierende Psychosen wie z.B. Angstzustände, Unreinlichkeit, ja sogar plötzlich auftretende Aggressionen gegen fremde und bekannte Tiere oder Menschen. Und hier ergibt sich eine erstaunliche Identität mit dem Arzneimittelbild von Lachesis.

Die Verabreichung wird meistens parenteral sein und sich in den niederen Potenzen D8 bis D12 bewegen. Injiziert wird meistens im Abstand von einigen Tagen. Über die Anwendung von Hochpotenzen habe ich keine eigenen Erfahrungen. Mezger gibt an, nach seinen und Prinzings Erfahrungen hätten sie sich ausgezeichnet bewährt.

Phytolacca decandra

W. Mettler

Botanik: Phytolacca decandra (die Kermesbeere),aus der Familie der Phytolaccaceen, ist in Nordamerika heimisch, wurde von dort nach Westindien, nach Afrika (Phytolacca abessinica), ins Mittelmeergebiet und auch in die Bundesrepublik gebracht und wird vielfach an feuchten Plätzen angebaut. Die Pflanze wird 1-3 m hoch, sie besitzt eine sehr verzweigte, fleischige, gelbe Wurzel, die eine Dicke bis zu einem Männerschenkel annehmen kann. Sie hat einen starken, runden, hohlen, vielfach verzweigten Stengel mit großen wechselständigen Blättern von oval-elliptischer Form.Sie blüht von Juli bis September und bringt eine kleine, schwarze, saftige Beere hervor. Verwendet wird zur Tinktur die frische, im Herbst gesammelte Wurzel.

Inhaltsstoffe: Aus den jetzt gewonnenen Inhaltsstoffen läßt sich kein Aufschluß über die arzneilichen Wirkungen gewinnen. In den Wurzeln kommt ein Saponin vor, ein Phytohämagglutinin, Stärke und viel Saccharose, fettes Öl, ätherisches Öl, angeblich, aber nicht bewiesen, auch ein Alkaloid, nach alten Angaben auch Harz und Gerbstoffe. Ebenso wurden Oxydasen festgestellt und in der Asche ein hoher Gehalt an Kalium.Die Früchte, die Kermesbeeren, enthalten einen roten Farbstoff, das Phytolaccanin, einen Zuckeralkohol und einen noch nicht bekannten Bitterstoff, die Phytolaccasäure.

Pharmakologie und Toxikologie: Pharmakologisch ist die Droge nicht voll ausgewertet worden. Auch toxikologisch spielt sie eine untergeordnete Rolle. Es sind aber Vergiftungen mit tödlichem Ausgang durch den Genuß von Beeren bekannt geworden. Bei einem anderen Vergiftungsfall trat ein Tetanus-ähnlicher Zustand auf. Die ganze Pflanze enthält ein drastisches Gift, das akute Gastroenteritis in allen Formen, Kreislaufstörungen und entzündliche Symptome besonders der Organe des Rachens auslöst. Schon beim Zerschneiden der frischen Wurzel oder beim Einatmen des aus der getrockneten Wurzel zubereiteten Pulvers tritt eine starke Rötung der Augen, des Halses und der Nase, heftiges Kopfweh und Durchfall auf. Vögel, welche die Beere fressen, sollen eine hochrote Farbe bekommen und ihr Fett verlieren. Auf dieser Beobachtung fußt in Amerika der Gebrauch der Tinktur aus den Beeren gegen Fettsucht.

Volkstümliche Anwendung: Die orale Anwendung der Blätter soll gegen Krebs wirksam sein, der Saft der reifen Beeren gegen Rheumatismus; außerdem wurde die Wurzel gebraucht als Purgans, Emetikum, Antirheumatikum, Antiartritikum und Tänifugium. Die Melker in Amerika sollen nach Clarke die Wurzel verwendet haben, "um irgendwelche Unregelmäßigkeiten in der Milchsekretion zu beseitigen, sei es, daß sie scharf, zu dick, zu dünn, geronnen, eitrig oder blutig sei. Ganz besonders wird sie gegen Verdickungen im Euter geschätzt."

Arzneimittelprüfung: Von dem Mittel wurden mehrere Arzneimittelprüfungen am Gesunden durchgeführt. Die Ergebnisse waren übereinstimmend etwa folgendermaßen: - Kongestionen zum Kopf mit Entzündungen aller Schleimhäute der Augen, der Nase, der Ohren, des Mundes, des Rachens und des Kehlkopfes. - Die Absonderung der Speichel- und Tränendrüsen, die Gallenabsonderung und die Urinausscheidung sind vermehrt, rheumathoider Schmerz in Muskeln, Gelenken und peripheren Nerven. - Klinisch wurde eine Affinität zu den Lymphknoten, den Mammae und den Hoden festgestellt.

Für den Veterinär-Mediziner ist die Affinität zu den Brüsten interessant. "Wenn das Kind saugt, strahlt der Schmerz über den ganzen Körper aus". Dies ist ein wichtiger Hinweis, den uns Nash gegeben hat für die Affinität von Phytolacca zur weiblichen Brust. Weiter sagt er: "Die Brüste sind sehr hart, stark geschwollen, heiß und schmerzhaft. Es besteht Fieber, Kopf- und Rückenschmerzen. Aber auch bei bereits abszedierenden Mastitiden ist Phytolacca immer noch das Mittel und wird oft mehr leisten als Hepar sulf. und Silicea". Soweit ein Zitat von Nash.

Von Fellenberg-Ziegler benutzt Phytolacca bei Weißfluß mit dickem, zähem, scharfem Ausfluß bei Frauen mit entzündeten oder eiternden Brüsten und Drüsenschwellungen.

Humanmedizinische Anwendung: Schlüren, Gynäkologe am Kreiskrankenhaus in Reutlingen, verdanken wir ein zahlenmäßig großes, klinisches Material. Er setzte Phytolacca bei folgenden Indikationen ein:

1. Bei harten, schwergehenden, empfindlichen Brüsten zur Erleichterung des Milchflusses,
2. bei überreichlicher Milchsekretion zum Bremsen der Milchmenge,
3. zum primären und sekundären Abstillen,
4. bei Versagen anderer Mittel zur Förderung des Milchflusses,
5. bei Versagen von Hormoninjektionen als Abstillmittel,
6. bei beginnender Mastitis.

Bei all diesen Indikationen bewährte sich Phytolacca. Lediglich in 18 von 467 Fällen zeigte Phytolacca keine Wirkung. Es ist dabei interessant zu beobachten, wie sich unser Mittel der jeweiligen Reaktionslage des Körpers anpaßt. Diese Anpassungsfähigkeit können wir noch unterstützen durch die Wahl der richtigen Potenz. Verwendet man bei der beginnenden Mastitis die D12, so wird bei Milchstauungen die D4 verwandt, bei Hypergalaktie zu vorübergehendem Bremsen die D3 und die D4, während man zum Abstillen meistens die D1 benutzt. Und fast immer tut Phytolacca seinen Dienst im Sinne der augenblicklichen Reaktionslage des Körpers.

Für die Anwendung von Phytolacca in der Human-Medizin gelten folgende Indikationen und Modalitäten:

1. Akute (grippale) Infekte des Rachenraumes. Hals dunkelrot (Belladonna hellrot); Schmerzen strahlen nach den Ohren; kann nichts Heißes trinken. Dazu heftiger Kopf- und Rückenschmerz, Zerschlagenheitsgefühl mit dem Bedürfnis sich zu bewegen, ohne Linderung; Fieber mit Hitze des Kopfes und Glieder eiskalt.

2. Rheumatische Beschwerden nach Infekten des Rachenraumes, auch subakut oder chronisch-rezidivierend, die sich bei feuchtem und kaltem Wetter, sowie nachts verschlimmern.

3. Mamma-Affektionen nach den bei Schlüren angegebenen Indikationen.

4. Ichialgien mit dem typischen Schmerzverlauf lateral den Schenkel hinab.

Erwähnenswert ist ein interessantes Leitsymptom (Ein key note). Unwiderstehliches Bedürfnis, die Zähne oder die Gaumen (bei Säuglingen) aufeinander zu pressen (auch noch bei Podophyllum peltatum).

Veterinärmedizinische Anwendung: In der Tiermedizin steht die Wirkung von Phytolacca beim milchgebenden Tier (Rind, Muttersau) im Vordergrund. Zur Behandlung können dabei alle Stadien von Mastitiden, Hypo- und Agalaktien sowie die mangelhafte Ausbildung des Euters vor der Geburt in Frage kommen. Außerdem ist es einzusetzen beim Trockenstellen von Tieren mit noch hoher Milchleistung (2x täglich 1 ml D1 p.o.). Es ist aber auch erfolgreich bei Mammaaffektionen anderer Tierarten (Hund, Katze, usw.) einzusetzen. Beim Rind sollte man immer an Phytolacca denken, wenn gleichzeitig eine katarrh. Mastitis und Scheidenausfluß bestehen. Erkrankungen des Rachenraumes bei Pferd und Hund im akuten Stadium sind mit Phytolacca ebenfalls günstig zu beeinflussen.

Phellandrium

W. Mettler

Botanik: Phellandrium aqu. oder auch Denanthe aqu. (der Wasserfenchel oder Roßfenchel) aus der Familie der Umbelliferen ist in Europa und Asien heimisch, in Nordamerika ist er eingeschleppt und kommt verwildert vor. Er wächst an Teichen, Tümpeln und nassen Gräben. Das bis zu 1,20 m hohe ein- oder zweijährige Kraut mit spindelförmiger Wurzel hat stark verästelte Stengel. Je nach seinem Standort, ob Wasser- oder Landform, sind seine Blätter verschieden. Der Wasserfenchel blüht von Juli bis August. Die grünbraunen Doppelfrüchte werden reif und trocken zur Tinktur verwendet. Sie riechen unangenehm und scharf würzig.

Inhaltsstoffe: An Inhaltsstoffen wurde als wesentlicher Bestandteil ein ätherisches Öl gefunden mit Phellandren und Phenolen, Apiol und Myristicin.

Pharmakologie und Toxikologie: Pharmakologisch und toxikologisch ist nicht viel festzustellen. Ein giftiges Allkaloid scheint in der Droge nicht vorzukommen. Phellandrium gilt zwar als giftverdächtig, möglicherweise übt auch der Standort großen Einfluß auf einen etwaigen Giftgehalt aus.

Volkstümliche Anwendung: Der Wasserfenchel wird bereits in alten Kräuterbüchern als Schwindsuchtmittel empfohlen. Er hatte außerdem einen Ruf als Wundheilmittel, galt als schmerzstillend, steinaustreibend und wurde als Kosmetikum benutzt. Andere Autoren empfahlen ihn zur Behandlung von Gangrän und auch zur Behandlung des Krebses. Hufeland lobt ihn als Heilmittel gegen chronische Bronchialkatarrhe, Empym und Lungentuberkulose. Ganz eindeutig ist in all diesen Veröffentlichungen eine Affinität zu den Atmungsorganen zu erkennen. In Polen wurde der Samen als Diuretikum benutzt.

Arzneimittelprüfung: Die durchgeführten Arzneimittelprüfungen sind schon älteren Datums und gelten als unvollständig; aber auch sie bringen eindeutige Hinweise auf die Respirationsorgane. Die Symptome des Arzneimittelbildes sind folgende:

1. Kopfschmerz, wie von einem Gewicht auf dem Scheitel mit Ausstrahlung zu den Augen
2. brennende, tränende Augen
3. Schmerzen beim Stillen zwischen den Saugakten, Stiche längs der Milchkanäle
4. Atemnot von Schleimanhäufung, Husten mit reichlichem Schleimauswurf,Bluthusten
5. Sputum reichlich schleimig, sehr fötide.

Humanmedizinische Anwendung: Die Anwendung von Phellandrium in der Human-Medizin ist sehr begrenzt und umfaßt folgende Indikationen:

1. Kopfschmerzen (wie ein Gewicht auf dem Scheitel) mit Augenbeschwerden
2. Bronchitis (foetida) Bronchiektasien und Phtisis mit stinkendem Auswurf
3. bei beginnender Mastitis, wenn Schmerzen längs der Milchkanäle bestehen zwischen den Saugakten (D3,D6).

Veterinärmedizinische Anwendung: Phellandrium wird speziell beim Rind gegeben bei Mastitiden im Anfangsstadium *vor* Verhärtung des Eutergewebes, bei hohem Fieber in Verbindung mit Aconitum (D3-D12).

Ignatia

H. Burgard

Botanik: Ignatia (Strychnos Ignatii = Ignatia amara) ist ein auf den Philippinen heimischer immergrüner, dornloser Kletterstrauch. Er gehört wie Nux vomica, Gelsemium, Spigelia und Curare zu den Loganiaceen. Bei der Familie der Loganiaceen handelt es sich um Holzgewächse mit gegenständigen Blättern, 4-5 zähligen Blüten und mit Beerenfrüchten.

Die Tinktur wird aus dem reifen und getrockneten Samen hergestellt. Zur Anwendung kommen neben den flüssigen Potenzen auch Verreibungen.

Inhaltsstoffe: Neben Kaffeesäure, die übrigens bei der verwandten Nux vomica fehlt, wurden die an Chlorogensäure gebundenen Alkaloide Strychnin und Brucin im Verhältnis 2:1 nachgewiesen. Bei Nux vomica ist das Verhältnis dieser beiden Alkaloide ausgeglichen.

Pharmakologie und Toxikologie: Das Strychnin ist ein äußerst starkes Nervengift. Es wirkt auf verschiedene Teile des ZNS erregend, weil die Reizschwelle der motorischen Neuronen gegen äußere Einflüsse durch eine Lähmung der Hemmungsbahnen herabgesetzt wird.

Strychnin wird bei allgemeinen Schwächezuständen und Kreislaufstörungen sowie bei Lähmungen und als Gegengift verwendet. Bei Strychninvergiftungen stellt sich Unruhe, Schreckhaftigkeit, Steife in den Kau- und Nackenmuskeln und schließlich Starrkrampf ein. Die Krampfanfälle können minutenlang anhalten und sich über den ganzen Körper ausbreiten, wobei sie durch geringste äußere Ursachen ausgelöst werden.

Die tödlichen Dosen bei oraler Aufnahme werden folgendermaßen angegeben:

Tierart	mg/kg KGW	mg/Tier
Pferd		200-300
Rind		200-400
Schwein		10- 50
Hund	0,3 - 1,2	5- 20
Katze	0,75	2- 4

Bei subcutaner Applikation gelten folgende Dosen als tödlich:

Tierart	mg/kg KGW
Pferd	0,2 - 0,3
Rind	0,3 - 0,4
Schwein	0,05
Hund	0,003-0,02
Katze	0,002-0,005

Wie unschwer zu erkennen ist, gibt es große tierartliche Unterschiede bei der Empfindlichkeit gegenüber Strychnin. Auf die hohe Empfindlichkeit von Hund und Katze weise ich besonders hin. Es handelt sich um Tierarten, deren Psyche hoch entwickelt ist,und für die das Nervenmittel Ignatia häufiger benötigt wird. Das zweite Alkaloid, Brucin, hat ähnliche Wirkung wie Strychnin.

Arzneimittelprüfung: Die Organspezifität von Ignatia ergibt sich aus der Gesamtheit der Inhaltsstoffe. Das gesamte ZNS und das Vegetativum ist betroffen. Daraus leitet sich die Überempfindlichkeit aller Sinne und die typischen, dauernd wechselnden Veränderungen des Gemütszustandes ab.

Durch die Tonussteigerung der willkürlichen und unwillkürlichen Muskulatur werden die klonischen Krämpfe der Skelettmuskulatur und die Spasmen an der glatten Muskulatur hervorgerufen.

Kopf: Bei der AMP des Menschen wurde ein periodischer Nagelkopfschmerz (clavus hystericus) festgestellt. Dieser halbseitige Kopfschmerz, der häufig mit Erbrechen einhergeht, ist beim Tier nicht oder nur ausnahmsweise feststellbar. Hunde kneifen manchmal das Auge der betreffenden Seite zu oder sie ziehen einseitig die Lefze zurück. Nach reichlichem Abgang von hellem Harn (Urina spastica) tritt rasche Besserung ein.

Ösophagus: Durch den Krampf der Ösophagusmuskulatur wird ein Globusgefühl hervorgerufen. Die Tiere strecken den Hals lang und scheinen etwas abschlukken zu wollen.

Atmungsorgane: Besonders abends und nachts stellt sich ein trockner, krampfartiger Husten ein, so wie er durch das Einatmen von Staub oder Schwefeldampf hervorgerufen wird. Der Husten wird umso heftiger, je mehr der Patient hustet. Beim Hund kann man immer wieder ein langgezogenes Seufzen und ein krampfhaftes Gähnen hören bzw. sehen. Außerdem findet man gelegentlich einen mehr oder weniger starken Singultus, wie wir ihn beim Ascaridenbefall bei Junghunden öfter sehen.

Verdauungsorgane: Neben dem schon beschriebenen Globus hystericus kommt es zu einer ausgesprochenen Appetitlosigkeit, die mit Magenkrämpfen, Blähsucht und Übelkeit einhergehen können. Auffallend und von mehreren Hundebesitzern auf Befragen bestätigt, ist die Abneigung gegen Tabakrauch und sonst gern angenommene Süßigkeiten.

Das beim Menschen auftretende Schwächegefühl im Magen scheint auch beim Hund vorhanden zu sein. Schon leichter Druck auf den Plexus solaris läßt mehr oder weniger starke Abwehrbewegungen folgen.

Auffallend ist bei den Tieren der Juckreiz und evtl. auch Schmerz am After. Hunde lecken sich häufiger und zeigen das bekannte *"Schlittenfahren"*. In vielen Fällen sind die Analbeutel entzündlich verändert und bei rektaler Untersuchung, die durch ständiges Pressen erschwert wird, stellt man oft eine Blutfülle im Venensystem des Beckens fest. Der Kotabsatz ist häufig erschwert. Insbesondere bei hartem Kot, wie er nach Fütterung von Trockenfutter und Knochen oft vorkommt, kann es zu einem habituellen Rektum- und Analprolaps kommen.

Geschlechtsorgane: Zu den primären Geschlechtsorganen scheint keine starke Beziehung zu bestehen. Bei einigen Hündinnen schien die Läufigkeit etwas früher als erwartet einzutreten und verkürzt zu sein. Auffällig ist jedoch die Schwellung der Milchdrüse und die damit häufig verbundene Lactatio sine graviditate.

Psyche: Ignatia ist das weibliche Gegenstück zu dem mehr für männliche Tiere passenden Nux vomica-Typ, der vom Kollegen Wolff früher schon beschrieben wurde; veröffentlicht in: Homöopathie für Tierärzte (Hsg. H. Wolter), Band I, 1978, Schlütersche Verlagsanstalt und Druckerei, Hannover - ich empfehle dort nachzulesen.

Der Ignatiatyp ist nervös, reizbar, hysterisch, ängstlich, schreckhaft und neigt zu Krämpfen. Er hat typisch weiblichen Habitus und kann auch bei feminin wirkenden männlichen Tieren gefunden werden. Auffällig ist die große Veränderlichkeit der Gemütsstimmung, wobei die Stimmung zwischen den äußersten Extremen wechselt. Daraus resultiert die Unberechenbarkeit dieser Tiere. Sie heulen und jammern und sind schon bei Kleinigkeiten außer sich, aufgebracht und böse. Dabei sind sie außerordentlich schreckhaft.

Geräusche sind ihnen unerträglich. Deswegen ziehen sich die Tiere - wenn sie können - an ruhige Stellen zurück. Außerdem suchen sie wegen ihrer Kälteempfindlichkeit warme Wohnungsecken. Hunde legen sich gern unter Bettdecken oder lassen sich in ihrem Korb zudecken.

Modalitäten: Verschlimmerung aller Symptome stellen sich bei körperlicher Anstrenung, Aufregung, Schreck und Angst sowie durch Berührung, Kälte, Tabakrauch und Süßigkeiten ein. Besonders morgens sind alle Beschwerden stärker ausgeprägt, um sich im Laufe des Tages zu bessern. Langsame Bewegung, äußere Wärme und sanfter Druck wird von den Tieren dagegen als angenehm empfunden,und sie legen sich deswegen auf die schmerzenden Körperteile. Nach Abgang von größeren Mengen sehr hellen Harns (Urina spastica) vermindern sich die Symptome oft augenblicklich.

Wirkungsdauer: Die Wirkungsdauer ist in akuten Fällen sehr kurz. Deswegen sind häufige Wiederholungen der Arzneimittelgaben notwendig, wobei niedere Potenzen bevorzugt werden. In chronischen Fällen kann man mit Hochpotenzen mit einer Wirkungsdauer bis zu 1 Woche rechnen.

Therapie: Ich verwende Ignatia in erster Linie bei der Lactatio falsa der Hündin und bei anderen psychischen und physischen Überempfindlichkeiten. Daneben ist sie indiziert bei hysterischen Zuständen, die mit spastischen Beschwerden einhergehen.

Asa foetida

H. Burgard

Botanik: Asa foetida (Ferula assa-foetida),(Stinkasant oder Teufelsdreck) ist eine in Afghanistan und Persien wachsende Staude aus der Familie der Umbelliferae. Sie kann bis zu 3 m hoch werden, gilt als ausgesprochen wasserspeichernde Pflanze und übersteht wegen ihrer starken Wurzeln auch auf salzhaltigem Kiesboden unbeschadet längere Dürreperioden.

Die Tinktur wird aus dem erhärteten unangenehm riechenden Milchsaft (Harz) der Wurzeln hergestellt. Neben flüssigen Potenzen kommen auch Verreinbungen zur Anwendung.

Inhaltsstoffe: Der wirksamste Bestandteil ist ein nach Knoblauch riechendes, schwefelhaltiges ätherisches Öl. Daneben wurde u.a. Ferulasäureester, Asaresitannol, Ferulasäure und Umbelliferon nachgewiesen.

Arzneimittelprüfung: Asa foetida hat im wesentlichen zwei therapeutische Wirkungsrichtungen. Die eine ist durch die Tonussteigerung der glatten Muskulatur und die typischen nervösen Symptome gekennzeichnet, die andere durch die Beziehung zu Knochen und Zähnen charakterisiert.

Die Spasmophilie beruht auf der Wirkung auf das Ganglien- und Beckennervensystem. Besonders betroffen sind also die Verdauungs- sowie die Brust- und Geschlechtsorgane. Charakteristisch ist der starke Meteorismus, wobei es durch Antiperistaltik auch zum Aufstoßen von Luft kommen kann. Die größten Gasansammlungen kommen beim Menschen auf der linken Körperseite vor. Ich konnte dieses Symptom bei Hund und Katze bisher nicht beobachten. Möglicherweise liegt dies an der horizontalen Körperstellung unserer tierischen Patienten.

Ein anderes Symptom ist zumindest beim Hund durch sorgfältige Beobachtung nachweisbar. Es handelt sich um das Globusgefühl, das durch den Spasmus der Ösophagusmuskulatur hervorgerufen wird. Der Hals wird charakteristisch gestreckt. Anschließend erfolgt ein Leerschlucken. Ich habe dieses Globusgefühl bereits bei Ignatia besprochen und man könnte im Zweifel sein, welches von diesen beiden Mitteln indiziert ist. Die Gesamtheit der Symptome muß entscheiden. Im Gegensatz zu Ignatia stellt man immer wieder einen widerlichen Geruch infolge eitriger Sekrete fest. Besonders gut ist dieser Gestank in der Atemluft wahrnehmbar. Wenn der üble Geruch allerdings von Zahnstein herrührt, was meistens der Fall ist, so ist dieses Symptom wertlos.

Beim Hund, selten bei der Katze, findet man diesen Geruch auch am After. Sehr häufig sind die Analbeutel vereitert. Das stinkende, eitrige Sekret klebt an den perianalen Haaren. Zusätzlich fällt den Tierhaltern der üble Geruch auf, der durch die Flatulenz bedingt ist.

Meistens unbemerkt bleibt den Tierhaltern dagegen der strengere, scharfe Geruch des Urins, weil die Tiere den Urin im Freien absetzen und dieser je nach Fütterung ohnehin mehr oder weniger stark riecht. Hinzu kommt der geschlechtsspezifische Geruch, besonders beim Kater. Am wichtigsten für Tierärzte scheint die Schwellung der Milchdrüse mit abnormer Milchabsonderung zu sein, wie wir sie bei der Scheinträchtigkeit oft sehen. Die Milchleiste ist außerordentlich berührungsempfindlich und die Venen zeichnen sich bei wenig behaarten Tieren deutlich durch die Haut ab. Infolge einer Mastitis kommt es manchmal zur Bildung von Geschwüren und Mammafisteln. Wenn das Sekret sehr stinkend ist und eine starke Berührungsempfindlichkeit besteht, so ist Asa foetida häufig indiziert. Das gilt auch dann, wenn diese Geschwüre und Fisteln am Knochengewebe oder an der Haut auftreten.

Asa-foetida-Typen sind nur selten mager. In der Regel sind sie fett und schlaff. Außerdem haben sie eine ausgesprochene Nervosität und großen Hang zur Hysterie. Wegen ihrer Berührungsempfindlichkeit lassen sie sich nicht gerne anfassen.

Modalitäten: Die Modalitäten lassen sich besonders beim Hund leicht feststellen. Abends verschlimmert sich zwar alles, die Beschwerden werden jedoch beim abendlichen Spaziergang wesentlich gebessert um danach wieder in alter Stärke aufzutreten. Trotz der Berührungsempfindlichkeit legen sich die Tiere auf die erkrankten Körperteile; denn durch Druck tritt Besserung ein.

Wirkungsdauer: Die Wirkungsdauer ist bei den niederen Potenzen verhältnismäßig kurz. In akuten Krankheitsfällen lasse ich 3-4 Gaben täglich verabreichen. Mit der Hochpotenz habe ich bisher keine sicheren Erfahrungen machen können. Sie soll nach Berichten aus der Humanmedizin bis zu 14 Tagen wirken.

Veterinärmedizinische Anwendung: Leeser schreibt, Asa foetida hätte sich bei Chorea des Hundes bewährt. Ich habe noch nie Chorea gesehen und kann deshalb nichts dazu sagen. Das gleiche gilt für die Anwendung in der Großtierpraxis. Hier soll sich Asa foetida bei sistierendem Widerkauakt und bei Milchverhaltung infolge alveolärer Spasmen bewährt haben. Außerdem wäre es bei Koliken infolge von Meteorismus zu versuchen, und ich denke dabei an die Pferde, die durch das Koppen zu Aerophagen geworden sind.

Ich habe Asa Foetida bisher fast ausschließlich bei der Lactatio falsa als alleiniges Mittel gegeben. Bei eitrigen Geschwüren und Analbeutelentzündungen sowie bei fötiden Erkrankungen der Knochen, z.B. nach infizierten Knochenfrakturen sowie der Atmungsorgane, z.B. nach Pneumothorax infolge von Bißwunden, habe ich es gelegentlich zusätzlich zur antibiotischen Therapie angewendet und meine, den Krankheitsprozeß damit verkürzt zu haben.

Cardnus Marianus

A. Tiefenthaler

Botanik: Carduus(Mariendistel, Gallendistel, Stechsamen) gehört wie Eupatorium, Solidago, Echinacea, Gali soga, Chamomilla, Millefolium, Arnica, Taraxacum, um nur einige in der Homöopathie verwendete anzuführen, zur Familie der Compositae.

Carduus ist ein zweijähriges Kraut, 1 bis 2 cm hoch, hat längliche, wellige, dornig gezähnte Blätter. Die unteren gestielt, die oberen stengelumfassend, alle geädert oder marmoriert. Die Blütenköpfe haben eine kugelige Hülle mit stacheligen Blättern. Die röhrig zwittrigen Blüten sind blaulila bis purpurn. Die Früchte länglich, 6-7 mm lang, 2-3 mm breit, plattgedrückt. Die Fruchtschale ist braun. Heimisch ist das Kraut auf den Steppen Südeuropas und des östlichen Mittelmeerraumes, in Mitteleuropa wird es kultiviert, wächst aber auf Schutthalden und Dämmen auch verwildert.

Inhaltsstoffe: Chemisch nicht voll erforschte Scharf- bzw. Bitterstoffe, 0,1% ätherische Öle, die biogenen Amine Tyrosin und Histamin. Die choleretische Wirkung wird Bitterstoffen und ätherischen Ölen zugeschrieben. Verwendet werden die im August geernteten reifen ungeschälten Früchte.

Arzneimittelprüfung: Cardnus zählt nicht zu den gut geprüften Mitteln. Buchmann und Assmann haben das durch den Gebrauch am Kranken gewonnene AMB bestätigt. Schmerz im rechten Hypochondrium, der sich durch Druck verschließt, aufgetriebenes Abdomen mit harten, schwarzen Stühlen, die schwer zu entleeren sind oder Durchfall und Obstipation abwechselnd. Brennend juckende manchmal blutende Hämorrhoiden. Er ist ein leberleidender Mensch, mit part. Kongestion, ärgerlichen gereizten Gemüts oder auch traurig mit Übelkeit und Erbrechen. Da scharf gezeichnetes AMB fehlt, mit auffallenden Kennzeichen und prägnanten Modalitäten, wird es auf Grund seiner Organotropie zur Leber und Galle meist in tiefen Potenzen verordnet. Cardnus hat Vergrößerung vor allem des linken Leberlappens in transversaler Richtung. (Chel. vertikal)

Klin. Indikation: Hepatosen, Hepatitis, Cholecystitis, Cholelithiasis, katarral. Ikterus. Haemorroiden, Varizen. Nach Nebel gilt es neben Chel., Lyco., Berberis u.a. als Leberdrainagemittel.

Humanmedizinische Anwendung: Die Volksmedizin verwendet Cardnus bei Lebererkrankungen, Cholecystitis, Cholelithiasis. Mit seinen biogenen Aminen Tyrosin und Histamin wirkt es vor allem regulierend auf den Eiweißstoffwechsel der Leber. Zusammen mit Nux vom. und Quassia wird es auch gegen Leberzirrhose und Ascites angewandt.

Veterinärmedizinische Anwendung: Ich verwende Cardnus analog zur Humanmedizin bei Hepatopathien und als Drainagemittel bei verschleppten oder therapieresistenten Azetonämien und sonstigen Leberstoffwechselstörungen in Verbindung mit potenziertem Eigenblut oder Eigenharn.

Einige Vergleichsmittel:
Bei hab. Obstipation und ven. Stauung: Asculus,Collinsonia
Landkartenzunge: Taraxacum,Na.mur. Nux vom, As.
Hepatopathien: Nux vom,Lyco., Chel., Taraxacum.

Lycopodium

B. Schell

Botanik: Lycopodium clavatum (der Bärlapp) stammt aus der Familie der Lycopodiazeae, auch Schlangenmoos genannt. (Diese aus dem Karbon stammende Pflanze, wo sie als baumartiges Fossil gefunden wurde, benötigt zur vollen Entwicklung 10-15 Jahre. Der Keulenbärlapp kriecht mit über 1 m langen bewurzelten Stengeln am Waldboden hin und hat aufragende Sprosse, in deren gabeligen Enden hellgelbe schuppige längslaufende Sporangienstände sich befinden.Die tetraedrischen Sporen werden bei der Reife durch einen Querspalt in gelben Wolken ausgestoßen. Der daraus sich entwickelnde Keimling lebt in Symbiose mit Pilzen, auch das Prothallium lebt weiter als Saprophyt (v.Herausgeber eingefügt)). Die Tinktur wird aus den zerriebenen Sporen hergestellt.

Inhaltsstoffe: Die Sporen enthalten ein fettes Öl, das etwa die Hälfte des Gewichtes ausmacht. Die Asche ist reich an Aluminium.

Pharmakologie, Toxikologie: Die Bärlappblätter sind alkaloidhaltig und sehr toxisch. 0,2 Gramm töten Mäuse und Frösche unter dem Erscheinungsbild der Curarevergiftung. Sie wirken außerdem antipyretisch. Die einzelnen Bestandteile der öligen Inhaltsstoffe hier aufzuzählen würde unser Wissen kaum bereichern, denn die Arzneiwirkung von Lycopodium gründet sich nicht auf der Wirkung von Einzelbestandteilen, sondern auf dem biologischen Potential des Ganzen, das mehr ist als die Summe aller Wirkfaktoren. Diese Feststellung gilt für alle pflanzlichen Medikamente: Die Arzneipflanzen, in unserem Falle die Sporen von Lycopodium, sind ein Produkt aus Sonnenenergie und Erdenfruchtbarkeit. (Anmerkung des Herausgebers: Es sollte jedoch bedacht werden, daß die biologisch zusammengesetzte Summe der Inhaltsstoffe die Wirkungsrichtung aufzeigt.)

Lycopodium war schon den Arztbotanikern des 16. Jahrhunderts bekannt. Von der Wirkungsweise des Krautes schreibt Hieronymus Bosch 1552: "Das Bärlappkraut in Wein gesotten und getrunken den Stein zermahlet und ihn zuverläßig abführt. In Rotwein gesotten stillt es den Durchlauf und die rote Ruhr, befestigt wackelige Zähn und vertreibt Schmerzen aller Art."

Arzneimittelprüfung: Im Vordergrund des Arzneimittelbildes steht die Wirkung von Lycopodium auf die Stoffwechselfunktionen der Leber. Im Vergiftungsbild zeigt sich eine Hemmung im oxydativen Abbau der Proteine und in deren Folge die Ansammlung unvollständig abgebauter Stoffwechselprodukte, insbesondere von Harnsäure. Es finden sich reichlich Urate im Harn. Die Bildung von Steinen in den Harnwegen und in der Gallenblase wurde immer schon dem Arzneibild von Lycopodium zugeordnet. Der Lycopodiumpatient zeigt eine Verschlimmerung zwischen 16 und 20 Uhr. Wir wissen, daß der Höhepunkt der Leberfunktion und des Energiestoffwechsels in der Zeit von 16 bis 17 Uhr liegt. Neben der hervorgehobenen Wirkung von Lycopodium auf die Leber ist seine Wirkung auf den gesamten Magen-Darmkanal und die angeschlossenen Drüsen von großer Bedeutung.

Im Vergiftungsbild finden wir Geschwüre im Mund, weiß oder gelb belegte geschwollene Zunge, Brennen im Mund, Reizung der Rachenorgane und ein Zusammenschnürungsgefühl im Hals, so daß kaum abgeschluckt werden kann. Tonsillen, Speicheldrüsen und Lymphknoten am Hals sind geschwollen. Lycopodium ist ein wichtiges Mittel bei rechtsseitig beginnender Angina oder Diphterie. Die Rechtsseitigkeit ist für Lycopodium ein hervorstechendes Merkmal. Schmerzen treten in der Lebergegend bei Berührung der rechten Körperhälfte auf.

Heißhunger, aber satt nach wenigen Bissen. Diese Feststellung können wir relativ oft anamnestisch vor allem bei Katzen erheben. Angina, Schwellung der Lymphknoten am Hals, Berührungsempfindlichkeit des Körpers, Darmträgheit und das Gefühl der Patienten, nach dem Stuhlgang nicht fertig zu sein. Die Steindiathese, die für die Gallenblase gilt, finden wir auch für die Nieren. Die Ausscheidung kristallinischer Harnkonkremente führt zu Schmerzhaftigkeit in der Harnröhre. Auch hier fällt die Verschlimmerung zwischen 16 und 18 Uhr auf. Im rheumatischen Formenkreis hat Lycopodium ebenfalls einige Bedeutung: Rechtsseitigkeit und die Kriterien der harnsauren Diathese.

Ablagerung von Stoffwechselfehlprodukten (Störung des Proteinabbaus) in den Gelenken - Arthritis, Arthrosis und Gicht (Urate). Schüchternheit, Unsicherheit und Mißtrauen kennzeichnen die Verhaltensweisen des Lycopodiumtyps bei Mensch und Tier.

Beim Menschen sind einige interessante Merkmale für Geist und Gemüt zu beachten. Vom Typ her sprechen hellhäutige Individuen bevorzugt auf Lycopodium an. Die Haut ist gelblich blaß und welk, die Patienten sehen älter aus. Ihr lebhaftes Temperament schlägt leicht in eine cholerische und hypochondrische Phase um. Die Lycopodiumpatienten sind rasch erschöpft. Verschlimmerung tritt in der Wärme und bei schwülem Wetter ein. Ruhe verschlimmert, Bewegung bessert. Der Lycopodiumpatient ist mißtrauisch und argwöhnisch, reizbar und schreckhaft, leicht erregbar. Wir finden ein Verlangen nach Einsamkeit und doch wiederum die Furcht vor dem Alleinsein. Schwindel und schwankender Gang fallen besonders am Vormittag auf.

Gehen wir kurz einen Untersuchungsgang durch, finden wir beim Lycopodiumpatienten: Bindehautentzündungen;
die Conjuktiven sind gerötet, wie rohes Fleisch aussehend, eitrige Conjuktivitis.
Lichtempfindlichkeit, Pupillenerweiterung, Geräuschempfindlichkeit.
Die Nasenöffnungen sind wund und geschwollen, Katarrh mit verstopfter Nase.
Atmen mit offenem Mund. Sekretion von gelbgrünem wundmachendem Schleim.
Fächerartige Bewegung der Nasenflügel, die aber nicht synchron mit den Atembewegungen sind.
Altes Aussehen, faltige, gelblich blaße Haut.
Rasseln auf der Brust.
Heftiger Husten, besonders in der Nacht. Gelbgrüner eitriger Auswurf. Stomatitis, Paradontose, Zunge weiß oder gelb belegt, Bläschen und Geschwüre an der Mundschleimhaut. Zähne gelockert, Schluckbeschwerden. Angina rechts beginnend und nach links sich ausbreitend.
Schwellung der Lymphknoten und Speicheldrüsen.

Verlangen nach Süßem, dann Erbrechen.
Auftreibung des Leibes durch starke Gasbildung.
Gallenkoliken von 16 bis 18 Uhr.
Verstopfung oder übelriechende blaßgelbe oder grünlichdünne Stühle. Der Stuhl ist zu Anfang fest, dann weich.

Afterkrampf.
Harndrang vermehrt, vergeblicher Drang. Blasenschwäche. Schmerzen beim Harnlassen und danach. Harn vermehrt oder dunkel roter Satz, scharfer Geruch des Harns.
Chronisch rheumatische Leiden, unwillkürliches Schütteln der Beine.
Gliederschmerzen schlimmer in Ruhe, besser in der Bewegung. Schwellung der

Lymphknoten. Störung der Blutzirkulation. Kalte Gliedmaßen, Schwellung der Beine.
Chronische Ekzeme, Furunkel, schorfiger Ausschlag, Hautjucken, Neigung zu Eiterungen.
Neigung zu Erkältungen und Empfindlichkeit gegen Kälte. Häufiges Gähnen.

Therapie: Bei chronischen Krankheiten: Hochpotenzen in Abständen von mehreren Wochen.
Bei akuten Anlässen niedrige Potenzen von der D3 bis zur D6 mehrmals täglich.

Flor de Piedra

H. Wolter

BOTANIK: Flor de Piedra (die Steinblüte) gehört zu der Familie der Balanophoraceae. Die Stammpflanze ist Lophophytum Leandri Eichl.oder Flor de Piedra. Es ist eine steinharte knollige Pflanze mit einer schuppenähnlichen Oberfläche. In den Wäldern der Tropen Südamerikas wächst sie als Schmarotzer auf Baumstämmen und ist im blütenlosen Zustand kaum von ihrem Untergrund zu unterscheiden. Die kleinen bunten Blüten sitzen zapfenförmig auf dem chlorophyllfreien Pflanzenkörper. Für die homöopathische Arzneizubereitung wird die ganze getrocknete Pflanze benutzt. Entsprechend der Vorschrift des HAB 1.Ausgabe ist die Ø = D1.

INHALTSSTOFFE: Die Untersuchungen haben bisher nur wenige, aber ungeheuer wirksame Bestandteile freigelegt. So verschiedene Farbstoffe mit einem sehr hohen Redox-Potential. Es sind Procyanidine, deren große Toxizität sich aus der Verwandtschaft mit der HCN,der Blausäure,herleiten läßt. Die Procyanidine finden wir in irgendeiner Verbindung in vielen homöopathisch genutzten Pflanzen, so im Johanniskraut, Hypericum perforatum, das in seiner Gesamtzusammensetzung der Inhaltsstoffe eine große Verwandtschaft zu Flor de Piedra aufweist. Man sollte auch an die Rote Bete denken, die Ferenczy bei der Carzinom-Behandlung mit gutem Erfolg einsetzt. Er nimmt als wirksamen Bestandteil das Betanin an. Diese Verwandtschaft der Mittel ist deshalb interessant, weil auch Flor de Piedra bei der Lebermetastase des Ca mit guter Wirkung eingesetzt werden kann. Eine Verwandte der Rote Bete ist die Runkelrübe, Beta vulgaris, die wenig in der heutigen Homöopathie eingesetzt wird, aber doch der Erwähnung wert ist, weil sie wie Flor de Piedra, Hypericum und Beta vulgaris var. rubra bei den schweren Stoffwechselstörungen, wie wir sie in der Azetonaemie, der Tuberkulose, dem Carzinom und der Störung im Zentralnervensystem haben, auch eingesetzt wird.

Weiter hat man in Flor de Piedra Katechin-Gerbstoffe gefunden, die innerhalb des Stoffwechsels eine Rolle spielen können, durch ihre Fähigkeit, mit den biogenen Aminen eine Verbindung einzugehen. Auch in der potenzierten Form als homöopathisches Arzneimittel haben sie ihre intensive Wirkung nicht verloren. Außerdem finden sich als Inhaltsstoffe Bitterstoffe, Spuren von Jod und Brom, wachsartige Stoffe und eine nicht näher bezeichnete adstringierende Substanz.

PHARMAKOLOGIE UND TOXIKOLOGIE: Eine systematische Prüfung ist bisher nicht durchgeführt worden. Man kann nur rückschließen auf die vorgenannten Mittel mit den gleichen Inhaltsstoffen, bei denen bereits pharmakologische Untersuchungen durchgeführt wurden. Bekannt sind die tiefgreifenden Wirkungen aller Cyan-Abkömmlinge,die sich in den O_2-Haushalt störend einschalten können: von der bedrohlichen Hypoxämie bis hin zur Anoxämie, was den Tod bedeutet. Auch die Catechine können schwer zellschädigend sein und innerhalb des Stoffwechsels Schaden anrichten. Aber eine systematische Prüfung fehlt bisher auf diesem Gebiet.

HOMÖOPATHISCHES ARZNEIMITTELBILD: Bei dieser Pflanze muß man das AMB differenzieren nach Tierarten, wenn man es erfolgreich einsetzen will. Es ist verständlich, wenn man für Hunde eine andere Reaktionsform ansetzt als für Kühe. Die Temperamentsunterschiede allein sind beträchtlich. Und so differenziert sich das AMB auch in der typischen Form für Hunde, Kühe, Schweine, Pferde. Das hört sich recht schwierig an, ist aber aus der natürlichen Reaktionsform der einzelnen Tierarten voll abzuleiten. Da Flor de Piedra ein ausgesprochenes Lebermittel ist, so zeichnet sich auch das AMB für die einzelnen Tierarten dadurch aus, daß alle Lebersymptome für jede Tierart das für sie typische Arzneibild aufweisen.

Die Kuh, als ausgesprochenes "Stoffwechseltier",zeigt alle Symptome in die Länge gezogen und verlangsamt in den Reaktionen: Verlangsamtes Aufstehen, sehr zögernde Futteraufnahme, die Milch schießt langsam bei der Vorbereitung ein. Das Sensorium ist träge und reaktionsarm. Auf Antreiben steht sie nur sehr zögernd auf. Bei Witterungswechsel zeigt sie eine ausgesprochene Unlust, ist sogar manchmal störrisch, wenn sie auf der Weide in den Melkstand gebracht werden soll. Eine Bauernregel trifft hierfür zu: "Sie läßt sich lieber totschlagen, als daß sie auch nur einen Schritt weitergeht". Dabei sind wohl kaum Schmerzen die Ursache, denn plötzlich kommt sie mit lebhaften Schritten als Letzte zu der bereits im Melkstand angebundenen Herde. Hitze wird unangenehm empfunden.

Das Pferd, das kein solches Stoffwechseltier ist, zeigt ein anders gelagertes AMB: Die Symptome scheinen durch das sensible Nervensystem charakterisiert zu werden. Sie erinnern in vieler Hinsicht an den Dummkoller. Dabei kann es aber zu einer plötzlichen, sehr heftigen Abwehrreaktion kommen, so daß es Reiter und andere Pferde in Gefahr bringt. Futteraufnahme wechselt mit völliger Ablehnung. Dabei sieht das Pferd fast ängstlich-aufgeregt umher.Auch kommen kurze Kolikanfälle vor, die aber keinerlei Probleme darzustellen scheinen. Auffällig ist ein etwas gestelzter Gang, bei dem besonders die Hinterbeine ruckartig hochgezogen werden, ohne aber eine Ataxie zu zeigen. Die sichtbaren Schleimhäute sind ikterisch verfärbt und feucht.

Alle Symptome verschlimmern sich, wenn das Wetter von trockenem warmen Wetter in naßkaltes umschlagen will, also vor dem komplexen Wetterumschlag.

Der Hund hat wieder typische Symptome, die auf Flor de Piedra hinweisen.Hier kündigt sich die Erkrankung meistens durch das Auftreten von vermehrtem Durst und zeitweiligem Erbrechen an. Die Hunde sind aber munter und zeigen zunächst auch keinerlei Bewegungsstörungen. Erst mit zunehmender Leberschädigung kommen die typischen Symptome zum Vorschein. Die Tiere sind apathisch, stehen lange Zeit vor ihrem Wassernapf und trinken mit langsamen Zungenschlecken.Ein merkwürdiger steifer Gang, der wohl auf innere Schmerzen zurückzuführen ist, bringt die unruhig erscheinenden Tiere von einem Platz zum anderen. Dort bleiben sie wie schlaftrunken stehen und fallen plötzlich um, als ob sie nicht in der Lage wären, die Läufe krumm zu machen. Völlige Appetitlosigkeit ist hierbei typisch. Die Skleren und die Mundschleimhaut sind leicht ikterisch verfärbt. Ob Wetterumschlagen einen Einfluß hat, konnte bis jetzt nicht festgestellt werden. Die Tiere sind außerordentlich ängstlich, auch ihrem Herrn gegenüber. Die Leber ist palpierbar vergrößert und schmerzhaft.

Übereinstimmmend haben alle Tierarten den wechselnden Kotabsatz, Durchfall wechselt mit Verstopfung ab. Temperatur nur leicht erhöht bei allen Tieren, ebenso Puls und Atmung. Die Blutserumwerte weisen in jedem Fall auf der Höhe der Erkrankung auf die Leberstörungen hin, die aber schnell mit Flor de Piedra abklingen. Ebenso zeigen alle Tierarten großen Durst, der aber langsam gelöscht wird.

HUMANMEDIZINISCHE ANWENDUNG: Die in Südamerika lebenden Indianer des tropischen Urwaldes geben nur sehr ungern Auskunft über diese Pflanze, die sie selber außerordentlich häufig anwenden. Ob sie damit irgendeine mystische Angelegenheit verbinden, ist unklar. Sie bieten diese Pflanze jedenfalls auf Märkten als Heilmittel an. Es wird dort bei Verdauungs- und Leberstörungen benutzt.

Auch bei bösartigen Krankheiten soll sie gute Dienste tun. Im großen brasilianischen Heilpflanzenbuch wird sie von M. Pio Carrea erwähnt bei Epilepsie und Rachitis. Alle orientierenden Untersuchungen haben eine Wirksamkeit bei posthepatitischen und toxischen Leberschäden erkennen lassen. Schwer zu beeinflussende Kinetosen reguliert Flor de Piedra, es kann daher angenommen werden, daß an diesen Zuständen Leberstoffwechsel beteiligt ist.

Eine schulmedizinische Anwendung ist mir nicht bekannt. In der Homöopathie ist sie in den letzten 10-12 Jahren immer mehr zur Anwendung gekommen. Immer wieder wurde die Wirksamkeit in homöopathischer Verdünnung auf die Leber und den damit zusammenhängenden gesamten Stoffwechsel festgestellt. So werden damit alle mit dem Leberstoffwechsel in Zusammenhang stehenden Funktionen beeinflußt. Besonders hat es den Anschein, als ob die toxischen Einwirkungen auf den Organismus in jeder Form kompensiert und eliminiert werden. So werden Schäden, die durch die Nahrung in der unterschiedlichsten Form in den Organismus gelangen, schnell und sicher unschädlich gemacht. Es tritt sehr bald eine Besserung des Allgemeinempfindens ein, die sich besonders bei den Metastasen in der Leber beim CA bemerkbar macht, wobei nicht etwa die Metastasen geheilt werden, sondern die Lebertätigkeit intensiviert wird.

VETERINÄRMEDIZINISCHE ANWENDUNG. Auch bei Tieren ist nach der Anwendung von Flor de Piedra sehr bald eine steigende Munterkeit zu beobachten, der eine bessere Futteraufnahme vergesellschaftet ist, ebenso danach folgend bei Milchkühen die bald ansteigende Milchmenge. Interessant ist in diesem Zusammenhang, daß alle Parameter wie Transaminasen etc. sich später normalisieren: erst 24-48 Stunden nach der klinischen Besserung normalisieren sich die Laborwerte. Dieses Phänomen findet man bei Mensch und Tier.

DOSIERUNG: sc. 2-10 ml je nach Tierart als D3 oder D4. Innerlich Flor de Piedra D3 3-5 mal täglich für einige Tage 5-20 Tropfen je nach Tierart und -größe.

Natrium muriaticum

A. Tiefenthaler

VORKOMMEN: Natrium muriaticum: zu deutsch Pökelsatz, chem: Na Cl, pharmakologisch Na. chloratum, kommt im Meerwasser vor sowie in Salzlagern, die dort einst vom Meer abgelagert wurden. Aus den Lagern wird es mittels Wasser ausgelaugt, die gesättigte Lösung (die Sole) wird eingedampft,und das Salz kristallisiert aus.

Natrium muriaticum gilt in der Homöopathie als *Konstitutionsmittel* und *Polychrest*. Es ist wohl eines der umstrittensten Mittel in der Homöopathie. Die Gegner führen die vielfache Menge, die durch die Kost aufgenommen wird an.Die Wirkung des homöopathischen Arzneimittels darf man *nicht nur* als eine *stofflich-materielle* sehen, sondern *als eine energetische*, wobei angenommen wird, daß die Potenzierung eine Zunahme der Energie im Arzneimittel bedingt. Lehnt man nämlich Natrium muriaticum als Homöopaticum ab, muß man dasselbe auch von Ca, K, Mg, von Carbonaten, Phosphaten, Sulfaten verlangen, denn auch sie finden sich in größeren Mengen in den Nahrungsmitteln.

ZUSAMMENSETZUNG: Die Bestandteile Na und Cl prägen das Bild von Natrium muriaticum. Vom Cl geht die Heftigkeit, der Durst, die Abmagerung infolge erhöhter Oxydation aus und vom Na die Depression, die Verschlimmerung gegen Mittag, die mangelnde Lebenswärme, während von beiden die Hitzeunverträglichkeit kommt. Natrium muriaticum wirkt auf den intra- und extrazellulären osmot. Druck, den Chlorid-und sonstigen Salzhaushalt regulierend.

TOXIKOLOGIE: Wer einmal eine Kochsalzvergiftung beim Rind erlebt hat, prägt sich sein *Vergiftungsbild* wohl nachdrücklich ein. Die mehr oder weniger ausgeprägte Exzitation, die Nervosität, das Brüllen, Zittern, Zucken, Überköten, Taumeln, Schwanken, die Inkoordination in der Nachhand bis zum Festliegen, die pappig trockene Maulschleimhaut, die erhöhte Frequenz, aber verringerte Intensität von Puls und Atmung machen die Diagnose leicht, wenn der Vorbericht noch die Aufnahme größerer Kochsalzmengen enthält.

HOMÖOPATHISCHES ARZNEIMITTELBILD: Übermäßiger Kochsalzgenuß führt zu Stoffwechselbeschleunigung und in der Folge zu Abmagerung - ein Zeichen aller Halogene, besonders des Jods. Der Natrium muriaticum-Typ ist frostig, verträgt aber Hitze, besonders Sonnenbestrahlung schlecht, ist leicht erschöpfbar von geistiger und körperlicher Anstrengung, sein Gemüt ist sehr reizbar, depressiv, weint leicht, verträgt Zuspruch nicht, ja kann sogar Zornausbruch hervorrufen, ist leicht verzweifelt, sehr nachträgerisch, Kummer, Enttäuschung, unangenehme Gedanken haften lang, will kein Mitleid, hat Abneigung gegen Gesellschaft, versucht seine Depression zu verheimlichen, die geistige Leistungsfähigkeit, das Konzentrationsvermögen, das Gedächtnis sind vermindert. Verschlimmerung morgens und von 10-11 Uhr Besserung gegen Abend.

Die Stoffwechselbeschleunigung drückt sich in Abmagerung von cranial nach caudal bei gleichbleibendem Appetit aus. Verschlimmerung durch Kälte, durch naßkaltes Wetter, durch Essen, durch Ärger. Er ist tagesschläfrig, hat wollüstige oder ärgerliche Träume, periodisches Auftreten der Beschwerden, Verlangen nach Salz und Scharfem, Abneigung gegen Schwarzbrot. Beschwerden steigern sich vom Frühjahr bis zum Herbst.

Der Natrium muriaticum-Typ ist häufiger an der See als im Binnenland anzutreffen, er hat öfter Verschlimmerung, seltener Besserung am Meer, er fühlt sich in kühler frischer Luft wohler. Das Symptom: kann in Gegenwart anderer nicht Harn lassen, ist ein key note, welches außer Natrium muriaticum nur noch Ambra hat. Durch seine Organotropie zur Thyreoidea, zur Leber und zum Pankreas hat es eine tiefgreifende Wirkung auf den Stoffwechsel.

Dorcsi gibt es als eines der wichtigsten Mittel gegen Diabetes mellitus an.

Die meist trockene Haut neigt zu Unreinheiten, besonders an sich reibenden Stellen wie Gelenksbeugen, hinter den Ohren, am Haarrand. Die Lippen sind trocken, rissig, neigen zu Herpes. Die Mundschleimhaut ist meist trocken oder zeigt vermehrte Sekretion. Obstipation mit hartem, trockenem, spastischem Stuhl. Stockschnupfen mit nachhaltigem Geruchs- und Geschmacksverlust. Chronische, besonders im Sommer auftretende Erkrankungen der oberen Luftwege und Bronchien (auch Asthma). Kann den Harn beim Husten nicht halten. Die Vagina ist trocken, es besteht Abneigung gegen Coitus und verschließt sich dadurch.

VETERINÄRMEDIZINISCHE ANWENDUNG: Hohe Potenzen, denen ich bei Natrium Muriaticum den Vorzug gebe, sind indiziert bei: Demineralisation in Verbindung mit Phosphor, Ca phosph., Ca carb., bei: Austrocknung des Organismus zusammen mit China oder Acid. phosph. bei Anämie, bei: Erschöpfung, bei: Haarausfall, bei: psychischen Störungen mit passendem AMB.

Dazu kurz ein Fall: Eine Kuh in einem Mittellangstand, ein Natrium muriaticum-Typ, hat allmählich begonnen, ihren beiden Nachbarinnen alle erreichbaren Haare auszuzupfen (interessanter Weise ihre eigenen nicht). Ob es sich um einen Fall von Untugend, Mangelerscheinung oder um eine quasi psychische Störung handelte, konnte ich nicht eruieren, ich neige aber zu Letzterem. Jedenfalls 3x10 Glob. Na mur. D200 im wöchentlichen Abstand gegeben, beseitigten das Haarezupfen recht rasch.

So manche Kuh, die trotz guten Appetits abmagert, konnte ich schon durch einige Gaben Na mur. D30 oder D200 heilen oder stark bessern. Versuchen sollte man Na mur, auch bei Zungenschlägern mit passender Konstitution.

EINIGE VERGLEICHSMITTEL:

Abmagerung trotz guten Appetits:	Jod, Abrot.
im Frühjahr	Lach. Jod, Na carb.
durch Sonnenbestrahlung:	Apis, Lach. Glonoinum
Verschlimmerung von 10-11 h	Sulfur
Landkartenzunge:	As., Taraxacum, Card., Nux vom.
Labialherpes:	As. Apis, Rhus tox.
Harninkontinenz bei Husten:	Causticum
Melancholische Gereiztheit:	Sepia
Abmagerung von oben nach unten:	Lyco.

Terebinthina

F. G. Schwab

Das Oleum Terebinthinae (Terpentin) ist ein ätherisches Öl, das aus verschiedenen Koniferen gewonnen wird. Es besteht fast ausschließlich aus Terpenen. In Deutschland wird es durch Anzapfen starker Bäume von Pinus silvestris wie auch Picea excelsa gewonnen.

ZUSAMMENSETZUNG/INHALTSSTOFFE: Oleum Terebinthinae weist je nach Standort und Jahreszeit unterschiedliche Zusammensetzung auf. Das deutsche Öl hat vor allem α-Pinen neben anderen Terpenen (u.a. 3-Caren), das schwedische hat dazu noch β-Pinen und Phellandren, das russische außerdem Camphen. Die höchste Konzentration findet sich im bulgarischen Öl: 60% α-Pinen, 31% β-Pinen und Myrzen, 9% Limonen, 4% Camphen. Außerdem sind Phenolsäuren darin enthalten und als Vitamine α, β- und γ-Carotin, dazu Vitamin C - 190 mg% im Sommer und bis zu 360 mg% im März. Außerdem Flavonoide, so das schon öfter erwähnte Leukoanthozyanidin, Kohlenhydrate und Wachse mit gewöhnlichen Fettsäuren. Also eine Gesellschaft an Inhaltsstoffen, die die breite Wirksamkeit des Oleum Terebinthinae verständlich macht.

Eine Fichte kann im Jahr 4 bis 40 kg Harz liefern, welches destilliert und rectifiziert wird. Auch der für die Mikroskopie gebrauchte Kanadabalsam ist ein Terpentin, stammt aber von einer Abiesart. Das sogenannte Venezianische Terpentin wird aus Lärchenharz gewonnen und ist dick und klebrig. Es findet Verwendung in der optischen Industrie. Im übrigen ist die sonstige Verwertung in der Farbenindustrie bekannt.

HOMÖOPATHISCHES ARZNEIMITTELBILD: Das homöopathische Arzneimittelbild wird charakterisiert durch die Leitsymptome: Schlafsucht mit Schwäche, Trockenheitsgefühl der Schleimhäute, Sekrete dünn, blutig, übelriechend, Durst und Meteorismus, Nesselsucht, Lithämische Konstitution. Konzentrationsunfähigkeit auf geistige Arbeit, Atemnot, trockener Husten, übelriechender mitunter blutiger Auswurf. Trockene, glänzende rote Zunge, Gallenkoliken. Bei den Harnorganen zeigt sich gesteigerte Diurese aber auch spärlicher, dunkler gelegentlich blutiger Urin, der ausgesprochen nach Veilchen riecht.

Der Terpentinurin enthält Eiweiß und Zylinderzellen, die Zeichen der Nierenschädigung. Nierenblutung mit Steinen und Grieß. Oedematöse Hautschwellungen, Exanthem, selbst Nekrosen.

HUMANMEDIZINISCHE ANWENDUNG: In der Volksmedizin werden Terpentine in der Form der Fichten- und Latschenkieferabkochungen zu Bädern und Einreibungen benutzt. Früher waren Koniferenabkochungen auch als Abortivum im Gebrauch. Die verschiedenen Harze lieferten in Verbindung mit Schweineschmalz und Bienenwachs ein hervorragendes Mittel zur Abszessreifung. Auch bei schlecht heilenden Wunden zeigt eine Terpentinsalbe gute Ergebnisse. Bei Verbrennungen wurde Ol. Terebinthinae ebenfalls gebraucht, was schon als eine Art homöopathischer Behandlung anzusehen ist. Wie Hahnemann wörtlich sagt: "Andere verständige Nichtärzte, zum Beispiel Lackierer, legen auf die verbrannte Stelle ein ähnliches, Brennen erregendes Mittel, starken, wohl erwärmten Weingeist oder Terpentinoel und stellen sich binnen weniger Stunden wieder her".

Bei Bronchialkatarrhen wurde Terpentin bzw. das Harz oder die Nadeln in Form von Räucherungen angewendet. Küster sagt, daß schon der Aufenthalt in Nadelwäldern von therapeutischem Nutzen sei. Die Allopathie gebraucht vorzüglich das Ol. Terebinthinae rectificatum und sulfuratum bei Steinleiden. Letzteres war auch oder ist noch als "Haarlemeröl" in Gebrauch. Außerdem wurde Ol. Terebinthinae gegen eine Unzahl von Krankheiten und Leiden verordnet, die ich gar nicht alle anführen kann. Es seien nur erwähnt: Rheumatismus, Lungenblutungen, Tripper, Gallensteine und als Anthelminticum. Bei Puerperalinfektionen wurde es zur Ableitung injiziert. Nach dem hier Gesagten wird also Terebinthinae in der Homöopathie mit gutem Erfolg bei chronischen Lungenaffektionen wie trockener Bronchitis, verschleppter Lungenentzündung (nach Antibioticagaben!) mit asthmatischen Erscheinungen gebraucht. Sputumgestank und Meteorismus sind gute Hinweise dabei.

VETERINÄRMEDIZINISCHE ANWENDUNG: Terpentinabszesse wurden früher in der Pferdepraxis oft statt Haarseilen bei den verschiedenen Lahmheiten gesetzt. Da das Terpentin außer über die Lungen, die Haut, die Nieren auch über die Milch ausgeschieden wird, war es in der Rinderpraxis selten gebräuchlich, nur gelegentlich als Aphrodisiacum. In der gesamten Veterinärmedizin spielt das Terpentin eine wesentliche Rolle. Eitrige, kruppöse, diphterische Zustände der Nase, der Nebenhöhlen, des Rachens, der Bronchien und Lungen bis zur Bronchiektasie wurden ebenso wie Geflügeldiphterie mit Terpentin behandelt. Innerliche wie äußerliche Parasiten, einschließlich Demodex, bieten ein Behandlungsfeld. Es ist wirklich nicht alles aufzuzählen, was mit Terpentin rein oder in irgendeiner Mischung angegangen wird. Wenn der Urin spärlich und Urämie zu befürchten ist, muß an Terebinth gedacht werden.

Ich verwende Terebinthina in der Kleintierpraxis bei Hunden mit Husten bei schwerlöslichem Auswurf, wenn aufgetriebener Leib und/oder Durchfall vorhanden ist. Neben anderen Mitteln nehme ich es auch immer bei allen Lungenaffektionen. Bei Atembeschwerden, wie sie häufig bei Wellensittichen vorkommen, lasse ich einen Wattebausch mit einigen Tropfen Terpentinöl in den Käfig legen und den Vogel täglich eine Stunde inhalieren. Dazu wird der Käfig mit Rotlicht bestrahlt und abgedeckt. Dies ist zwar keine Homöopathie, soll auch nur zeigen, daß ein altes Mittel nicht wirkungslos wird, nur weil es alt ist. Terebinthina in Potenzen von D4 bis D6 ist besonders hilfreich bei der sogenannten Trommelsucht der Kaninchen. Ich lasse 2 Tropfen auf 1 ml Wasser mit der Plastikspritze einflößen.

Berberis vulgaris

F. G. Schwab

BOTANIK: Die Berberitze, der Sauerdorn, zur Gattung der Berberidaceen gehörig wie die nah verwandte Mahonia, wird häufig als Vorgartenhecke angetroffen, weil sie sehr dicht wächst und mit den leuchtend gelben Blüten, den roten Beeren und rotgefärbten Blättern eine wirkliche Zierde darstellt.

Charakteristisch für den bis zu 2 m hohen Strauch sind die zu dreiteiligen Dornen umgewandelten Blätter, aus deren Achseln Kurztriebe mit Laubblättern und hängenden Blütentrauben entspringen. Die walzenförmigen Früchte werden mancherorts noch heute zu einer wohlschmeckenden Marmelade verarbeitet.

INHALTSSTOFFE: Die Berberitze enthält, besonders in der Wurzelrinde, das Alkaloid Berberin, Berbamin, Oxyacanthin und ätherische Öle.

HOMÖOPATHISCHES ARZNEIMITTELBILD: Harnsaure Diathese, Nieren-Rücken-Lendenschmerz, Steifheit, Lähmigkeit, Schmerzen in Harnleiter und Harnröhre. Der Urin ist rötlich, trübe, manchmal flockig oder schleimig. Schmerz im rechten Hypochondrium zuweilen auch im linken (Milz). Verstopfung wechselt mit Durchfall, überhaupt wechseln die Symptome rasch Ort und Eigenart. Apathische Gemütslage, Patient bewegt sich nicht gern, wegen der Schmerzen in der Lendengegend, Bewegung verschlimmert, besonders Treppabwärtsgehen. Hautjucken, besonders am Kopf und im Gesicht, mitunter Knötchen, Quaddeln. Berberis soll ein Spezifikum gegen Orientbeule, die durch Leishmanien verursacht wird,sein.

MEDIZINISCHE ANWENDUNG: Es wird angenommen, daß die Hauptursache der Störungen in mangelhafter Leberfunktion und Gallenstauung zu suchen ist. In der Medizin wurde die Wurzelrinde, Cortex Berberidis radicis, als Laxans und Fiebermittel gebraucht. Das Berberin als Chlorsalz gebrauchte die Medizin bei Milzschwellungen im Gefolge von Malaria, dann als Tonicum und Stomachikum.Uterusblutungen und Hyperemesis wurden ebenfalls mit Berberin behandelt. Die Naturheilkunde fand sowohl die Wurzeln als auch die Beeren nützlich bei Erkrankungen der Lunge, Leber, der Nieren und bei Unterleibsleiden. Auch als Kreislauf- und allgemeines Kräfitungsmittel wurde die Berberitze geschätzt.Kneipp empfiehlt den alkoholischen Extrakt aus den Beeren als wertvolles Mittel bei Lungen-, Leber- und Unterleibsleiden.

Der den Organismus durch die Nieren verlassende Teil des Berberins regt die Wasserabgabe an und löst Krampfzustände der ableitenden Harnwege. Daher ist Berberis angezeigt bei harnsaurer Diathese, bei Nieren-Blasensteinen, bei Cholecystopathie. Ferner wird Berberis bei Muskel- und Gelenkrheumatismus empfohlen.

HOMÖOPATHISCHE ANWENDUNG: Die Homöopathie verwendet die Wurzelrinde, die mit 60%igen Alkohol extrahiert und potenziert wird. Gebräuchlich sind die 3. bis 12. Potenz. Stauffer warnt allerdings vor der 3. Potenz, da sie noch eine Nierenkolik provozieren kann. Da das Berberin auf den Kreislauf einwirkt, indem es den Puls verlangsamt und die Atmung vertieft, wird es als mild wirkendes Kräftigungsmittel geschätzt, was aber trotzdem bis zur Prostration hilfreich ist.

Sabal serrulatum

F. G. Schwab

BOTANIK: Sabal serrulatum, die Sägepalme, ist eine Zwergpalme des tropischen Mittelamerika mit kurzem Stamm und kriechendem Wurzelstock. Sie hat scharf geprägte Blätter. Die weinbeerenartigen Früchte schmecken erst süß, dann scharf. Sie haben eine tiefpurpurne, fast schwarze Farbe. Zur Herstellung der Medikamente wurden die reifen, fleischigen Beeren verwendet.

INHALTSSTOFFE: Die fetten und ätherischen Öle enthalten Carotin, Anthranilsäure und Gerbstoff. Die hormonartige Wirkung dieser Früchte erstreckt sich auf den gesamten Stoffwechsel.Stauffer schreibt, daß in Florida Tiere eine Mastkur mit den ölhaltigen Früchten machen. Es geht aus dem Bericht leider nicht hervor, um was für Tiere es sich hier handelt. Ich nehme an, es sind Wildtiere, und die Sabalmast entspricht etwa der Eichelmast unseres Schalenwildes im Herbst. Nickel beschreibt die antibiotische Wirkung eines Azetonextraktes des Blattes bei gram(+) und gram(-) Bakterien. (Nach Leeser)

HOMÖOPATHISCHES ARZNEIMITTELBILD: Bei einer AMP wurde bei einer weiblichen Prüfperson erhebliche Gewichtszunahme und starke Mammaentwicklung beobachtet. Als Droge aus der "Neuen Welt" ist sie weder der Volksmedizin noch der Allgemein Medizin bekannt. Aus der schon erwähnten Wirkungsrichtung auf den Urogenitalapparat resultiert die Organspezifität: Blase - Prostata - Hoden- Nebenhoden - Ovarium - Uterus.

Das Arzneibild von Sabal bei der Blase: Völlegefühl mit Blasen- und Harnröhrenschmerz, Harnzwang mit teils häufigem Harnlassen, teils Harnverhaltung infolge Verstopfung oder Verschluß der Harnröhre. Urin trübe, manchmal blutig. Entzündung bzw. Hypertrophie der Prostata. Sabal wird mit gutem Recht als "homöopathischer Katheter" bezeichnet. Entzündung der Hoden und Nebenhoden mit Schmerz. Chronischer Tripper. Ovaralgie mit Entzündung der Beckenorgane. Sabal wirkt direkt über die Blutbahn der Beckenorgane und erzeugt Plethora des Unterleibes.

HUMANMEDIZINISCHE ANWENDUNG: Aus diesem Bild ergibt sich der Gebrauch von Sabal bei Entzündlichkeiten aller Unterleibsorgane, wenn Blasenbeschwerden dabei sind. Sogar dann ist das Mittel von Nutzen, wenn das Leiden Folge einer Infektion ist.

VETERINÄRMEDIZINISCHE ANWENDUNG: Ich wende Sabal immer bei erschwertem Harnlassen, bei blutigem Urin und bei völliger Harnverhaltung mit ständigem Harnzwang, wie das oft bei kastrierten Katern zu beobachten ist, an. Diese Tiere sitzen immer wieder minutenlang in Urinierhaltung auf ihrer Katzentoilette mit vergeblicher Mühe. Hier kann man sehr schnell mit Sabal D3 bis D2 helfen. Ich habe einem solchen Patienten, der eine deutlich fühlbar prallgefüllte Blase, etwa doppelt faustgroß hatte und nur immer blutige Tröpfchen hervorpreßte, während der Sprechstunde eine Tablette Sabal D2 in das Zahnfleisch gerieben. Etwa eine Stunde danach rief die Katzenbesitzerin noch während der Sprechstunde bei uns an, um mir mitzuteilen, daß der Kater eine Unmenge Urin gelassen hätte.

Erkrankungen der Milchdrüse
Entzündliche Eutererkrankungen des Rindes

W. Mettler

Die Behandlung entzündlicher Eutererkrankungen des Rindes stellte den Tierarzt schon immer vor große Probleme. Da der Praktiker normalerweise keine Zeit hat, einen Resistenztest durchzuführen, sondern gleich eine Behandlung vornehmen muß, ist er mehr oder weniger auf seine Erfahrung hinsichtlich des passenden Antibiotikums angewiesen. Wie groß die Zahl der Euterviertel ist, die nicht mehr geheilt werden können,ist bekannt. Viele Eutererkrankungen gehen in ein chronisches Stadium über,und die erkrankten Viertel sind Streuherde für den gesamten Bestand. Als weiteres Problem kommen die Mastitiden hinzu, die erst dann vorgestellt werden, wenn der Tierbesitzer seine eigenen Künste schon ausprobiert hat. Zu diesem Problem hat sich nun noch ein neues hinzugesellt: das Rückstandsproblem. Und gerade dieses Problem eröffnet dem homöopathisch arbeitenden Tierarzt neue Chancen in der Mastitisbehandlung.

Ich versuche in meiner Praxis seit einiger Zeit, Mastitiden ohne Antibiotica zu behandeln. Dabei ist es natürlich erstes Gebot, sich darüber klar zu werden, ob eine homöopathische Behandlung sinnvoll ist. Bei schweren septischen Affektionen kann man auf eine antibiotische Behandlung nicht verzichten.Aber auch bei diesen Zuständen ist die zusätzliche homöopathische Behandlung sehr hilfreich.

Ich möchte hier einige Mittel vorstellen, die sich in meiner Praxis bewährt haben: Als Hauptmittel setze ich Phytolacca ein. Der große amerikanische Homöopath Nash sagt zu diesem Mittel: "Die Brustschmerzen strahlen beim Stillen in den Körper aus. Darüber hinaus ist Phytolacca hilfreich in allen Stadien der Mastitis bis hin zur Abszedierung".Kent, ein anderer berühmter Amerikaner, sagt von Phytolacca: "Die Brüste stehen im Mittelpunkt der Beschwerden." Das heißt für die Veterinär-Medizin: "Das Melken ist schmerzhaft und ruft Abwehrbewegungen hervor. Der zunächst noch ungestörte Milchfluß versiegt langsam, die Milch verändert sich von wässrig und klumpig nach eitrig bis blutig durchzogen. Die erkrankten Viertel sind schmerzhaft, geschwollen und heiß. Es bestehen Störungen des Allgemeinbefindens mit Fieber und Inappetenz; es können aber auch lokal begrenzte Prozesse sein." Man kann sagen: "Mastitiden jeder Erscheinungsform und in jedem Stadium fallen unter Phytolacca." Im Anfangsstadium injiziere ich Phytolacca in der D12 (5-10 ml.sc.), später in der D4. Ist noch keine Verhärtung des Drüsengewebes eingetreten, füge ich Phellandrium D3 hinzu. Hinweis auf Phellandrium: noch keine Verhärtung des Drüsengewebes.

Mit diesen beiden Mitteln sind oft innerhalb von 24 Stunden alle kath. Mastitiden zu beseitigen. Neben der Injektion lasse ich noch etwa 3 bis 5 Mal am Tag Phytolacca D4 und Phellandrium D3 (auch als Lactovetsan liquidum)auf die Zunge geben und genauso oft ausmelken. Außerdem wird das erkrankte Viertel morgens und abends mit einer hyperämisierenden Salbe eingerieben. Ich halte die zusätzliche orale Applikation von Tropfen mehrmals täglich für sehr wichtig, denn die Laktation wird intensiviert, die Milchgänge werden durch das gleichzeitig öftere Melken wieder frei. Dadurch geht die Schwellung zurück.

Um diese beiden Mittel ranken sich noch weitere, die ihrem Arzneimittelbild gemäß eingesetzt werden können. Eng neben Phytolacca steht Bryonia. Die Hauptsymptome dieses Mittels sind: Stechende Schmerzen, durch jede Bewegung verschlimmert; Trockenheit der Schleimhäute mit großem Durst. Die Mastitis tritt nicht schlagartig auf, sondern entwickelt sich langsam.

Der Gynäkologe Dr. med. Schlüren aus Reutlingen beschreibt die Bryoniamastitis bei Frauen so: Brüste wenig rot, steinhart, schwer, sehr berührungsempfindlich, schlimmer bei Bewegung, besser durch langanhaltenden Druck. Dieses Bild finden wir auch hauptsächlich bei frischmelkenden Kühen. Die Kuh will nicht zur Seite gehen, denn die Bewegung des Euters tut weh. Sie schlägt sofort, wenn man das Euter palpiert. Sie legt sich mit Vorliebe auf das kranke Viertel. Ihre Schmerzen lassen sich etwas lindern, wenn man das feste, immer sehr große Euter in einen dieser modernen "Büstenhalter für Kühe" packt und fest anzieht. In diesen Fällen gebe ich Bryonia D4 als Injektion und als Tropfen. Dazu Phytolacca D4 s.c. + p.o.

Ist die Mastitis ganz plötzlich aufgetreten, verbunden mit hohem Fieber, kann auch Zugluft oder Erkältung die Ursache sein. In diesem Fall wäre an Aconitum napellus, den blauen Eisenhut, zu denken. Dieses Mittel, sein Hauptwirkstoff ist das Alkaloid Aconitin, hat seine Hauptangriffspunkte am Herz, am Gefäßsystem, an den peripheren Nerven und den Schleimhäuten. Es ist ein sehr stürmisches Mittel und nur für die allererste Phase akuter Entzündungen angezeigt. Nicht gegen das akute Fieber schlechthin, sondern genau nach seinen Modalitäten: plötzliches Auftreten, hohes Fieber, harter voller Puls (der bei der Kuh sehr gut zu fühlen ist), Trockenheit der Haut, Ängstlichkeit und Ruhelosigkeit. Der Ort der Entzündung ist oft schwer zu erkennen, da es zu diesem Zeitpunkt noch nicht zu Infiltrationen gekommen ist. Die Hauptzeit für Aconit liegt zwischen 21 und 23 Uhr. Denken Sie an die Telefonanrufe in dieser Zeit, wenn Ihnen der Tierbesitzer erzählt, daß er noch einmal im Stall war: 'Am Abend sei noch nichts zu sehen gewesen, jetzt stehe die Kuh da, zittere, habe hohes Fieber und er wisse nicht, wo es herkomme.' In diesen Fällen gebe ich 5,0 Febrisal i.v., eine Kombination von Aconit, Lachesis und Echinacea in der C30. Dazu Phytolacca und Phellandrium s.c., Salbenmassage, wenn eine Schwellung des Viertels da ist, und empfehle öfteres Melken. Als Tropfen mische ich dann zusammen Aconitum D6, Phytolacca D4 und Phellandrium D3.

Ein zweites Mittel, das auch als wichtiges Leitsymptom das plötzliche Auftreten hat, ist Belladonna. Es kann auf Aconit folgen, die Krankheit kann aber auch mit dem Belladonnastadium beginnen. Die Hauptwirkstoffe dieses Mittels sind auch wieder Alkaloide. Es besteht eine große Erregung des Blutgefäßsystems mit Kongestionen und Pulsieren der Gefäße. Der Puls ist aber im Gegensatz zu Aconit nicht mehr so stark gefüllt. Das erkrankte Euter ist deutlich stärker gerötet. Auch hier ist abends eine Verschlimmerung der Beschwerden festzustellen. Außerdem besteht, wie bei Aconit, eine Anfälligkeit gegen Einflüsse von Kälte und Zugwind. Während aber bei Aconit die Haut trocken ist, schwitzt der Belladonnapatient stark. Bei Rindern wird man dieses Bild allerdings seltener sehen, da die Kuh im Ganzen nicht dem Belladonnatyp entspricht. Häufiger findet man diesen Typ bei edlen Vollblütern. Aber auch die Züchtung unserer H.F.-Tiere nähert sich diesem Typ. Ich gebe in diesen Fällen 5,0 Belladonna D4 i.v. Phytolacca und Phellandrium s.c. und dazu Tropfen der genannten Mittel.

Für diese beiden Fälle können auch die Miniplexe benutzt werden. Im Aconitstadium Lachesis Miniplex, im Belladonnastadium Echinacea Miniplex. Dort ist dann jeweils neben den tragenden Komponenten Aconit und Belladonna, Lachesis, Echinacea und Pyrogenium enthalten.

Bei verhärteten Eutervierteln empfiehlt es sich, zusätzlich Merkurius sol. D4 Trit. 3 x täglich eine Messerspitze voll auf die Zunge zu geben. Aber auch hier der Rat: Nicht zu schnell aufhören, der Erfolg wird erst nach 8 Tagen sichtbar. Man kann aber auch Conium versuchen (Schwellung steinhart - stechende Schmerzen). Ich gebe in diesen Fällen Conium D3 s.c. und p.o. und lasse mit Conium-Salbe einreiben.

Ein weiteres Komplexpräparat, das ich bei Mastitiden anwende, ist das Galega Miniplex. Galega, die Geißraute, regt ebenfalls die Lactation an. Dazu enthält es Lachesis, bei allen septischen Prozessen indiziert, Aristolochia, das über die Hypophyse die Sekretion anregt und Phosphor, das ja eine große Affinität zum Euter hat. Ich gebe es besonders dann gern, wenn der Patient auch noch ein Phosphortyp ist. Diesen Phosphortyp kennen Sie alle; es ist die hoch aufgeschossene Kuh, die ein helles Fell und ein weißes, spitzes Horn hat,sehr feinhäutig, empfindlich gegen alle Sinneseindrücke und widerspenstig ist und zuweilen die Milch hochzieht. Überhaupt sollte man ein Typenmittel dazugeben, wenn der Typ des Tieres deutlich zu erkennen ist (Nux vomica, Calc. carb., Graphites, Natrium mur.), um die spezifische homöopathische Therapie zu intensivieren.

Bei der Pyogenesmastitis gebe ich nach Wolter an 3 aufeinanderfolgenden Tagen Laseptal, zusammen mit Phytolacca, wenn das Tier in der Lactation ist. Man findet die Cor. Pyogenes-Infektion heute auch bei laktierenden Kühen. Im Anfangsstadium gegeben, soll es mit dieser Behandlung möglich sein, die bekannten schweren Schäden und Ausfälle vollkommen zu verhindern und eine Restitutio ad integrum erreichen. Meistens bekommt man diese Erkrankung aber erst später in die Hand. Aber auch dann hat sich mir die Laseptalbehandlung sehr hilfreich gezeigt.

Bei den katarrhalischen Mastitiden ist neben Phytolacca und Phellandrium häufig der Einsatz von Phosphor und Sulfur im Wechsel sinnvoll. Weiterhin kann man bei diesen immer wieder auftretenden Mastitiden Hepar sulfuris einsetzen. Ich gebe es als Staphylosal (C30),alle 2-3 Tage eine Injektion. Gelegentlich habe ich auch schon Erfolge durch die Instillation von 5 ml Staphylosal intramammär gesehen (besonders wirkungsvoll vor dem Trockenstellen). Ist der sichtbare Infekt abgeklungen, gibt man zur Ausheilung des Prozesses Silicea D4 Trit. 3 x täglich eine Messerspitze.

Habe ich nun aber nicht den Mut, auf Antibiotica zu verzichten, besonders in verschleppten Fällen, in denen das Sekret stark verändert ist, gebe ich meistens ein wässriges Penecillin. Die Wirkung des Antibiotikums wird aber deutlich potenziert, wenn Sie Laseptal hinzugeben. Außerdem können Sie die Antibiotika in niedrigerer Dosierung geben. Die Mittel vertragen sich sehr gut und ergänzen sich (aber unter keinen Umständen Cortison verwenden). Phytolacca ist natürlich auch hier wieder mit dabei. Dazu noch eventuell andere angezeigte homöopathische Mittel. Sie dürfen nur nicht die homöopathischen Mittel schematisch einsetzen, sondern müssen den Fall von Anfang an zu ergründen versuchen, um nach der Äthiologie und den bestehenden Modalitäten die entsprechenden Mittel einzusetzen. Die hier aufgeführten homöopathischen Mittel sind die in meiner Praxis am meisten gebrauchten.

Viele andere kommen aber noch in Frage, auf die man stößt, wenn man die jeweiligen Arzneimittelbilder gefunden hat.

Zum Schluß noch ein Tip aus der Praxis: Bei Strichkanalverletzungen lasse ich die Zitzenstifte mit Calendulasalbe bestreichen. Die Heilung setzt innerhalb kurzer Zeit ein.

Machen Sie den Tierbesitzer im übrigen immer darauf aufmerksam, daß er manchmal etwas Geduld haben und sich selbst Mühe geben muß. Klären Sie ihn aber auch über die Vorteile homöopathischer Behandlung auf. Bis zu einer Woche lang müssen die Tropfen gegeben werden. Auch ist es gar nicht so wichtig, daß das Fieber in ganz kurzer Zeit verschwunden ist. Ich erkläre den Tierbesitzern, daß das Fieber eine natürliche Abwehrreaktion des Körpers ist und bei solchen Zuständen notwendig auftritt. Im allgemeinen ist die Bereitschaft zur Mitarbeit recht groß. Als Injektoren benutze ich ein Präparat, das auf Enzymbasis aufgebaut ist. Es gibt dieses Präparat mit und ohne Antibiotika und man kann seine Behandlung damit sinnvoll ergänzen. Bei chronischen, kaarrhalischen Mastitiden, mit denen man nicht fertig wird, sollte man nach weiteren Vorkrankheiten des Tieres forschen.

Greiff hat in anderem Zusammenhang bereits darauf hingewiesen. Dieser Zustand kann Ausdruck einer Toxinüberschwemmung sein,und die nochmalige Behandlung der Vorkrankheit führt erst zum Ziel.

Störungen im physiologischen Ablauf der Laktation

W. Greiff

Diese Art von Störungen sind mitunter von pathologischen Erscheinungen nicht zu trennen.

1. Befassen wir uns zuerst mit den Störungen zum Laktationsbeginn.

   a. Euterödem. Die Übergänge vom überschießenden physiologischen zum pathologischen Euterödem sind fließend, je nach Zusammenspiel humoraler und neurovegetativer Regelkreise, aber auch durch Modalitäten der den Wasserhaushalt steuernden und die Tätigkeit exkretierender Organe. Die Arzneimittelbilder von Apis, Arnika, Apocynum cannabinum, Digitalis und Lachesis sollten bei dieser Indikation durchdacht werden. In meiner Praxis haben sich dabei die Komplexpräparate Oestrovetsan und Lactovetsan in der Mischspritze gut bewährt.

   b. Verzögerte Geburt mit vorzeitigem Einsetzen der Laktation dürfte vorwiegend ein hormonelles Problem sein, welches auch auf einem geophysikalischem Phänomen beruhen kann. Abstellen der vermeintlichen Ursache, sowie Caulophyllum, Sepia oder Pulsatilla kommen hier in Frage. Gravidisal und Metrovetsan in der Mischspritze versagen nur selten ihre Wirkung.

   c. Ein Milchmangel nach der Geburt kann primär bedingt sein durch mangelnde Ausbildung des Eutergewebes (durch Einsatz von Laktovetsan beeinflußbar) oder sekundär durch puerperale Stoffwechselstörungen, wobei beim Rind das Lachesis im Laseptal meist alle anderen Mittel aussticht. Es ist aber auch an Phosphorus und Agnus castus zu denken, beim Schwein neben Lactovetsan an Calcium carbonicum und Bryonia.

   d. Blutmelken post partum, besonders auf allen Eutervierteln gleichzeitig, ist meist der Ausdruck einer hämorrhagischen Diathese und einer Behandlung mit Lachesis, Ipeca oder Phytolacca zugänglich.

   e. Die Laktationspsychose der Kalbinnen ist, wenn bakterielle Ursachen nicht vorliegen, mit Silicea bzw. Pulsatilla anzugehen, nach Kent auch mit Chamomilla.

   f. Eine des öfteren festzustellende Subinvolutio uteri hat auch meist einen beträchtlichen Milchrückgang zur Folge, dem mit Lachesis (Laseptal) besonders beim Rind sicher zu begegnen ist.

   g. Eine zu gering einsetzende Laktation mit stark verändertem Sekret aller Euterviertel ist, wenn abakteriell, der Ausdruck gestörter Toxinkanalisation. Vitavetsan und Lactovetsan sind hier die Mittel der Wahl.

2. In der Hochlaktation kommen immer wieder folgende Störungen zur Behandlung:

   a. Das Milchhochziehen zu Beginn der Hochbrunstphase bedarf zwar keiner Behandlung, sollte aber ab diesem Zeitpunkt dieser Zustand sich hinziehen oder ständig wiederholen, so ist an Calcium carbonicum zu denken und ähnlich zu bewerten wie das analoge Symptom vor einer Gebärparese. Ansonsten habe ich gute Erfahrungen mit Lactovetsan.

b. Alle Krankheitsfälle (Indigestionen, Intoxikationen, Stoffwechselstörungen) mit langsamen oder raschem Rückgang der Milchleistung verlangen zuerst nach Lachesis, dann eventuell nach Phosphor.

c. Alle Störungen, die wegen fortwährendem Eiweißüberangebotes im Futter mit erhöhtem Milchzellgehalt reagieren, sind mit Phosphor anzugehen.

d. Bei partiellen Störungen mit Störfeldcharakter aus dem Genitalbereich (spezielle Störungen der Ovarial- und Endometriumsfunktion) ist an Apis, Pulsatilla und Sepia zu denken.

e. Bei partiellen nicht traumatisch bedingten Galaktorrhöen sind gelegentlich Heilungen als Zufallsbefunde bei der Behandlung anderer Zusammenhänge nicht auszuschließen (Calcium carbonicum, Oestrovetsan).

f. Als Folge vermutlich einer Unterdrückung durch eine antibiotische Euterbehandlung habe ich einige Male das plötzliche Versiegen der Milch erlebt (vergleiche Zweitschlag nach Speranski!). Leider habe ich dabei nie an Sulfur gedacht. Schlagartiges Wegbleiben der Milch kann auch durch anschließendes Festliegen kompliziert sein. Neben der Infusionstherapie mit Elektrolyten sollte man auf jeden Fall Lachesis, Nux vomica bzw. Sulfur in Erwägung ziehen, wenn das Arzneimittelbild und die Causa dafür sprechen.

3. Vor und beim Trockenstellen wird man häufig mit folgenden Problemen konfrontiert:

   a. Mit zu großer Milchmenge. Ein Versuch mit Phytolacca D1 bzw. Lactovetsan sollte sich lohnen.

   b. Für die abakteriellen Sekretstörungen gilt das unter A 7 Gesagte. Auch an Sulfur und Hepar sulfuris ist zu denken, soweit nicht klinische Ursachen wie z.B. abgestorbene Frucht etc. vorliegen. Dasselbe gilt im Grunde für infizierte Sekretstörungen, besonders wenn trotz gezielter Antibiotikaverabreichung der Erfolg ausbleibt.

   c. Das sogenannte "Wandernde Euterödem", das hin und wieder besonders vor oder kurz nach dem Trockenstellen auftritt, verlangt äußerstes Können und Gespür in Diagnosestellung und Therapie. Dabei können Conium, Cocculus, Lac caninum, Lachesis oder Pulsatilla infrage kommen.

4. Therapeutische Probleme bei Abflußstörungen. Chirurgische Maßnahmen finden durch Homöopathie wirksame Unterstützung:

   a. Bei Zitzenquetschungen, z.B. mit Arnika oder bei besonders schmerzhaften Hypericum in Verbindung mit Salben wie Traumeelsalbe, Arnica-Sport-Gel etc.

   b. Bei Narbenstrikturen, auch bei sehr alten, leistet längere Verabreichung von Graphites-Tabletten D6 meist erstaunlich gute Dienste.

   c. Bei Wundheit der Strichkanalöffnung sind Arnika-, Calendula- oder Phytolacca-Salbe von guter Wirkung.

5. Am Rande ist noch das Euter-Schenkel-Geschwür zu erwähnen, dessen Behandlung nach Umständen mit Apis, Lachesis oder Silicea einzuleiten wäre. Zur

äußerlichen Anwendung können Echinacea, Aristolochia oder Kamille verwendet werden.

Zum Schluß möchte ich auf eine ganz unhomöopathische Wirkung der ätherischen Öle der Kamille aufmerksam machen. Sie neutralisieren die Toxine von Streptokokken und vor allem von Staphylokokken, wie Kienholz (Hygiene-Institut der Universität Gießen) experimentell nachweisen konnte. Es sollte überlegt und geprüft werden, ob diese Wirkstoffe zur Instillation ins Euter geeignet sind.

Entzündliche Gesäugeerkrankungen bei Hund und Katze

Chr. Berlin-Materna

Die Entzündung des Gesäuges ist glücklicherweise bei Hund und Katze eine nicht so häufig wie bei Großtieren auftretende Erkrankung. Als Ursache muß bei Hund und Katze ein Unterschied gemacht werden: Nämlich der der Pseudogravidität, die bei der Hündin in einem gewissen Umfang ja ein physiologisches Geschehen in ihrem Hormonzyklus ausmacht, während sie bei der Katze selten beobachtet wird. Im Verlauf der Scheinträchtigkeit kommt es natürlicherweise zu einer Anbildung des Gesäuges, später dann auch zur Laktation (der Lactatio falsa), die aber für sich noch kein pathologischer Vorgang ist. Nur wenn sie übersteigerte Formen annimmt, werden auf diesem Boden Entzündungen in ihrer Entstehung und Verlaufsform ungemein begünstigt (wie ja jede Veränderung besonders an aktiven Geweben zum Tragen kommen kann, siehe Kapitel 6.4).

Ätiologisch ist die Mastitis oft bakteriell bedingt: Man beachte hier besonders die metastatische Absiedlung von Bakterien im Verlauf einer Endometritis, Pyometra oder der Puerperalsepsis. Dies kann einmal auf dem Lymphweg geschehen oder auch auf dem Kontaktwege bei verschmutztem Lager etc. Eine weitere Ursache kann in einem Milchstau, durch Verschluß der Mamillen liegen. Hierbei kommt es durch die Abscheidung von Kalksalzen aus der Milch u.U. zu verkalkten Zysten, die das Krankheitsbild weiter komplizieren können. Es entstehen in der Drüse durch die Überdehnung kleine Risse, Traumen, die nach Perforation sehr zu Eiterungen oder Nekrosen neigen. Diese Prozesse sind oft sehr übelriechend schmierig, so daß schnelle Abhilfe geschaffen werden muß.

Als nächstes müssen die - allerdings nicht so häufigen - traumatischen Läsionen von außen bedacht werden. Sie können durch die Welpen verursacht sein. Merkwürdigerweise heilen sie per se schnell ab. Die mit der Geburt zusammenhängende, erhöhte Abwehrschranke spielt hier wohl eine große Rolle. Gravierender sind sicherlich die durch Quetschungen entstehenden Läsionen. Dadurch verursachte Mastitiden sind an hängenden Gesäugen zu finden, besonders wenn die Hunde beim Überspringen eines Hindernisses aufschlagen.

Die häßlichste und problematischste Form der Mastitis ist sicher die der infizierten, ulcerierenden Mammatumoren. Diese müssen aber nicht, auch wenn sie oft den Eindruck erwecken, maligne sein, sondern sind oft nur zu spät zur Behandlung gekommen, so daß die Proliferation außer Kontrolle geraten ist.

Nach neueren Forschungsergebnissen liegt die Malignität der Mammatumoren bei ca. 2:5. Trotzdem sollte man sich schnell entschließen, ob man operativ oder palliativ vorgehen will. Hierbei ist die operative Erfolgsquote bei den nicht-malignen Tumoren größer, und es ist die Frage, ob maligne Tumoren überhaupt operiert werden sollen. (Vergl. Wolter 107)

Die Lokalisation der Mastitis ist sehr unterschiedlich: es können ein oder mehrere Komplexe oder das gesamte Gesäuge betroffen sein. Meistens werden die regionären Lymphknoten in das Krankheitsgeschehen einbezogen. Das Allgemeinbefinden ist stets schwer gestört, wir finden hohe Temperaturen, Inappetenz, vermehrten oder gar keinen Durst, in fortgeschrittenen Stadien Apathie. Aus den Zitzen kann entweder überhaupt kein Sekret mehr gewonnen werden, oder aber es entleert sich veränderte Milch bzw. sogar Eiter oder wässriges jauchiges braunes Sekret.

Die Haut des Gesäuges ist blank und straff über dem Krankheitsprozeß gespannt und von feinen, gefüllten Äderchen durchzogen. Oft sind um den erkrankten Teil herum ödematöse Schwellungen verbreitet.

THERAPIE: Sie wird sich in jedem Fall nach Bild und Schweregrad der Erkrankung richten müssen. Allgemein können Masitiden zunächst immer auch extern mit Umschlägen aus Calendula-, Arnikatinktur oder Essigsaurer Tonerde behandelt werden.

Handelt es sich jedoch um eine vorwiegend ödematöse Erscheinungsform, bei der das Allgemeinbefinden noch nicht gestört zu sein braucht, ist Apis D6 notwendig, am besten in Form einer Injektion (1 ml) und an den folgenden Tagen peroral (3 x täglich 5-10 Tropfen).

Liegt bereits eine fieberhafte Form vor, behandeln wir nach den allgemeinen Regeln der Entzündung: Aconitum, in der Folge Belladonna. Ist das Fieber abgeklungen, setzen wir Bryonia ein.

Diese 3 Mittel sind dann besonders wirksam, wenn es noch nicht zu einer Lokalisation gekommen ist. Ist sie jedoch eingetreten, wird zusätzlich Phytolacca gegeben. Verabreicht werden diese Mittel in der D4 als Injektion und an den folgenden Tagen peroral. Handelt es sich um ein bindegewebsschwaches Gesäuge, unterstützen wir die Behandlung mit Silicea und Kalium jodatum D3-D6, peroral 1-2 x täglich 1 Tablette oder 5 Tropfen.

Liegt eine eitrige, abszedierende Form vor, geben wir nach der evtl. notwendigen allgemeinen Entzündungsbehandlung Lachesis, Pyrogenium, Hepar sulfuris oder Myristica sebifera. Daneben kann auch Echinacea gegeben werden. In diesen Fällen werden Umschläge nicht aus Tinkturen, sondern mit Calendula- oder Arnikasalbe gemacht. (Potenzen: Lachesis D8, Pyrogenium D15, Hepar sulf. D6, Myristica seb. D1-D3, Echinacea D3).

Bei verbleibenden narbigen Veränderungen des Gesäuges geben wir Conium D10 für längere Zeit 2-3 x täglich 5-10 Tropfen. Übrigens ist bisher in unserer Praxis es noch nicht gelungen, Tumoren der Brustdrüse,außer chirurgisch, zu heilen. Der Einsatz von Conium zur Einschmelzung von Tumoren wird bei uns nicht durchgeführt.

Auch möchte ich empfehlen, um Komplikationen durch Rückstauungen im Gesäuge bei der nächsten Laktation zu vermeiden, die kleinen verkalkten Zysten unter Lokalanaesthesie zu entfernen. Eine Prozedur, die, falls sie mit dem Hochfrequenzchirurgiegerät ausgeführt wird, weder für das Tier noch den Operateur eine Belastung darstellt und während der Sprechstunde gemacht werden kann.

Wichtig ist es danach, durch eine interne Nachkur die Neuausbildung zu verhindern. Hierzu bieten sich Lachesis D12 (Injektion und peroral) als Mittel das um jede Operation herum gegeben werden sollte, und Phytolacca D3 an, um den Milchfluß bis zum Absetzen der Welpen und für einige Zeit danach sicherzustellen. Im übrigen empfiehlt es sich, Phytolacca auch schon während der letzten Zeit der Säugeperiode 1-2 x täglich 5-10 Tropfen peroral zu geben.

Dieser kurze Abriß soll anregen, sich weiter mit der homöopathischen Behandlung zu befassen und durch Sammeln neuer Erfahrungen helfen, weitere therapeutische Möglichkeiten zu finden.

Lactatio falsa

H. Burgard

Die Scheinträchtigkeit spielt in der Kleintierpraxis eine immer größer werdende Rolle. Weil mich weder die allopathische noch die im Schrifttum veröffentlichte homöopathische Behandlung dieser Erkrankung voll befriedigen konnte, habe ich seit einigen Jahren eine differenzierte Methode gesucht und - wie ich glaube - gefunden.

Es soll in dieser Darstellung versucht werden, eine klinisch definierte Erkrankung aus homöopathischer Sicht zu beleuchten, die homöopathische Therapie zu beschreiben und sie in Beziehung zu setzen zu den in der Schule üblichen Behandlungsmöglichkeiten.

Gleichzeitig möchte ich die im Schrifttum veröffentlichten Therapieangaben erweitern, weiter differenzieren und vergleichen.

VORKOMMEN: Die Lactatio falsa kommt vorwiegend bei Hündinnen kleiner und mittlerer Rassen vor. Auffallend ist die Häufung der Erkrankung bei psychisch leicht erregbaren Tieren. Die hellen Haarfarben sind häufiger vertreten als die dunklen. Eine eindeutige Farbprädisposition liegt aber meines Erachtens nicht vor.

Eindeutig läßt sich dagegen eine familiäre Häufung der Erkrankung nachweisen. Bei der Katze kommt die Scheinträchtigkeit seltener vor als bei der Hündin.

Ausnahmsweise kann auch bei Wiederkäuern und selten auch bei Stuten ohne Gravidität eine Laktation beobachtet werden. Bei Sauen kommt eine Lactatio falsa sine graviditate dagegen nicht vor.

ÄTIOLOGIE: Die Scheinträchtigkeit wird durch eine übermäßige Progesteronbildung hervorgerufen. Diese abnorm gesteigerte Inkretproduktion ist bedingt durch eine mangelhafte Rückbildung der Corpora lutea periodica im Metöstrus der nicht graviden Hündin. Dies wiederum ist die Folge der Wirkung des luteotropen Hormons.

Die Abgabe des luteotropen Hormons wird stimuliert durch ein hyperplastisches Endometrium, das in seinem Aussehen stark an plazentare Anheftungsbezirke erinnert. Andererseits ist die Ursache nicht oder nicht allein am Uterus zu suchen, weil auch ovarbelassene, aber hysterektomierte Hündinnen scheinträchtig werden. Auch die Verhinderung der Läufigkeit durch Gestagene vermögen die abnormale Laktation nicht zu verhindern.

Häufig findet man bei erkrankten Tieren Zysten am Ovar, die u.a. für die Prolaktinbildung verantwortlich sind. Die unterschiedliche Häufigkeit der Scheinträchtigkeit bei Hund und Katze wird dadurch bedingt, daß bei der Katze die Ovulation und damit die Bildung von Gelbkörpern erst durch eine Kopulation oder andere starke äußere Reize provoziert wird.

Bei der Hündin treten die Ovulationen dagegen mehr oder weniger regelmäßig, i.d.R. zweimal jährlich, auch ohne äußere Reizwirkung auf. Eine Paarung ist also nicht notwendig.

Bei Kaninchen dagegen ist die Scheinträchtigkeit experimentell durch Kopulation mit vasoligierten Rammlern auslösbar.

Bei Wiederkäuern und Stuten ist nicht die Persistenz von Corpora lutea und damit die Progesteronwirkung für die Anomalie verantwortlich. Sie wird durch andauernde Saug- oder Melkreize, Hypophysenveränderungen, Ovarialerkrankungen, Traumen und verschiedene operative Eingriffe ausgelöst. Der Saugreiz provoziert die Hypophyse zur vermehrten Produktion und Ausschüttung von Prolaktin und Somatropin und bringt den Aufbau des Euters in Gang.

Die Ursache der Lactatio falsa scheint also - zusammenfassend - multifaktoriell und bei den verschiedenen Tierarten nicht einheitlich oder zumindest mit unterschiedlichem Gewicht der Einzelfaktoren zu sein. Daraus ergibt sich auch die tierartlich und individuell differenzierte Symptomatik, die uns als homöopathische, streng individualisierende Tierärzte besonders interessiert und auf das Simile hinführt.

SYMPTOME: Die Symptome der Scheinträchtigkeit treten 4-12 Wochen nach der Läufigkeit auf. Sie lassen sich in zwei Symptomengruppen systematisieren: die Organsymptome und die psychischen Symptome.

Die Organsymptome sind geläufig: Es kommt zu einer mehr oder weniger starken Zubildung der Mamma und deren Zitzen, wobei die hinteren Komplexe besonders betroffen sind. Der Abgang von Milch kann spontan sein. Meistens ist dazu jedoch eine Massage notwendig. In einigen Fällen besaugt sich die Hündin selbst.

Die Farbe der Mamma kann unverändert, bläulich-livid, blaurot-purpur oder rot sein. In einigen Fällen findet sich eine Venenstauung. Die Konsistenz kann sowohl hart oder auch weich sein. Manche Tiere haben eine große, pralle,schwere Mamma, bei anderen ist sie infiltrativ geschwollen oder knotig-tumorös,wobei der Tumor leicht verschieblich oder mit der Haut verwachsen sein kann.

Meistens findet sich an der Mamma eine vermehrte Wärme und Berührungsempfindlichkeit, die sich in schweren Fällen bis zur äußersten Schmerzempfindlichkeit steigert. In seltenen Fällen kommt es sogar zum Fieberanstieg, der ohne oder auch mit großem Durst verbunden sein kann.

Neben normalen Mamillen können diese auch eingezogen, entzündet oder rissig sein. Ob sie jucken oder schmerzhaft sind, läßt sich am Tier nicht sicher differenzieren. Man kann dies nur auf Grund des Verhaltens, z.B. am Lecken, vermuten.

Neben den Organsymptomen kommt es - bei Katzen allerdings selten - zu psychischen Erscheinungen, die sich nicht nur in ihren Schweregrad, sondern auch in ihrer Qualität unterscheiden. Viele Patienten zeigen ein psychisch-depressives Verhalten. Sie sind auffallend ruhig, verkriechen sich in dunkle Ecken, wobei sie häufig einen kalten Boden als Liegefläche bevorzugen.

Andere zeigen eine ausgesprochene Bemutterungshysterie. Sie sind intensiv mit dem Nestbau beschäftigt und bemuttern vermeintliche Welpen wie z.B. Puppen, Bälle, Schuhe usw. Diese Hündinnen würden auch fremde Welpen annehmen und sie über die normale Säugezeit mit physiologisch zusammengesetzter Milch versorgen.

Manche Hündinnen werden in dieser Zeit ausgesprochen aggressiv. Sie verteidigen nicht nur vermeintliche Welpen, indem sie ihren Korb nicht verlassen wollen und drohend knurren, wenn man sich ihnen nähert. Ohne ersichtlichen Grund stürzen sie sich aus ihrem Korb auf sonst geliebte Familienmitglieder, obwohl sie für die Hündin keinerlei Bedrohung darstellen, springen an ihnen hoch und beißen sie sogar, um sich sofort wieder zurückzuziehen. Sie scheinen danach ein schlechtes Gewissen zu haben. In ihrer Frustration kann es zum psychischen Erbrechen kommen.

Der Schule zwar bekannt von ihr aber nicht beachtet, sind die für den Homöopathen so wichtigen Modalitäten. Ich möchte auf diesen Aspekt besonders hinweisen. Es gibt scheinträchtige Hündinnen, bei denen sich alle Symptome in der Kälte und bei Bewegung verbessern und sich in der Wärme verschlechtern. Bei anderen ist es genau umgekehrt oder diese Modalitäten haben keinen Einfluß.

Ich frage die Tierhalter, ob das erkrankte Tier gern spazierengeht oder lieber in der Wohnung verweilt und ob es sich kühle Stellen,z.B. kalte Plattenböden oder lieber warme Orte zum Schlafen aussucht, z.B. in der Nähe der Heizung. Manche Hündinnen lassen sich gern zudecken oder kriechen selbst unter eine Woll- oder Bettdecke.

Die Modalitäten von Temperatur und Bewegung können häufig gefunden werden. Seltener tritt ein stark vermehrter oder verminderter Durst auf. Wenn aber ein solches Symptom auftritt, ist es für die klinische Beurteilung - Pyometra, Diabetes, Nephritis usw. müssen ausgeschlossen werden - und für die homöopathische Arzneimittelwahl von höchster Bedeutung.

Der verminderte Appetit ist bei scheinträchtigen Tieren dagegen ohne Bedeutung, weil es sich nicht um ein besonderes, ungewöhnliches oder paradoxes Symptom handelt. Es ist fast ständig vorhanden.

PROGNOSE: Die Prognose ist im allgemeinen gut. Sehr häufig kommt es in leichten Krankheitsfällen zu einer Spontanrückbildung der Mamma und zur Normalisierung des psychisch gestörten Verhaltens.

In schweren Fällen kann es jedoch zu Zystenbildung und Indurationen in den einzelnen Mammakomplexen kommen. Mastididen und Mammafisteln können ebenfalls die Krankheit verkomplizieren und zu ernsthaften Störungen des Allgemeinbefindens führen. Deswegen und wegen der hohen Rezidivrate halte ich eine dem Einzelfall angepaßte Differentialtherapie grundsätzlich auch in leichten Fällen für angebracht.

ALLOPATHISCHE THERAPIE: Die hormonelle Therapie ist auf die Unterdrückung der Prolaktinfreigabe gerichtet. Dafür werden Östrogen - Androgen - Kombinationen z.B. Primodian-Depot, Ergocryptin, Levodopa und Glukokortikosteroide eingesetzt. Hündinnen, die älter als 5 Jahre alt sind, müssen von der Hormontherapie wegen der Gefahr der hormonellen Fehlsteuerung des Endometrium ausgeschlossen werden. Ich selbst habe endometriale Störungen nach einer Hormontherapie auch bei wesentlich jüngeren Tieren gesehen.

Abgesehen davon sind Östrogene und östrogenwirksame Substanzen besonders beim Hund nicht risikolos. Sie haben eine myelotoxische Wirkung und können durch die Störung der Erythropoese und Thrombozytopenie Anämien mit letalem Ausgang durch Verbluten provozieren.

Besonders bedenklich ist die Tatsache, daß die östrogene Wirksamkeit eines Präparates geringer sein kann als die toxische. Interessanterweise sind hellhäutige Hunde, insbesondere Inzuchttiere, besonders empfindlich gegenüber diesen Substanzen. Ich wende Östrogene wegen des Grundsatzes "Nihil nocere" möglichst nicht mehr an. Sollte sich aus der Lactatio falsa eine septische Mastitis entwickelt haben, so sind Antibiotika indiziert.

Gegen die aseptischen Entzündungsvorgänge und die damit verbundenen Schmerzen werden Analgetika bzw. Antiphlogistika genannt. Wegen der möglichen negativen Nebenwirkungen halte ich diese Medikation nur in den seltenen sehr schlimmen Fällen für vertretbar. Ich habe sie in den letzten 2 Jahren nicht mehr benötigt.

Äußerliche Anwendungen werden gegen die Entzündungsvorgänge gerichtet bzw. sollen die Resorption fördern. Kalte Umschläge mit essigsaurer Tonerde wirken antiphlogistisch und schmerzstillend. Heparinhaltige Salben sollen die Resorption fördern. Ich habe diese Maßnahmen noch nie angewendet oder den Tierhaltern empfohlen und meine, auch ohne sie gut auszukommen.

Erfahrungsgemäß lassen die Hündinnen diese Maßnahme ohnehin nur ungern an sich durchführen. Salben werden fast immer abgeleckt, was zu einer weiteren unerwünschten Reizung der Mamma führt, was wiederum eine hypophysäre Mehrproduktion von laktationsfördernden Hormonen bewirken kann.

HOMÖOPATHISCHE THERAPIE: Die homöopathische Therapie läßt sich nicht in verschiedene Methoden unterteilen. Es handelt sich schließlich um eine Ganzheitstherapie. Aus rein didaktischen Gründen unterscheide ich - wie dies in der homöopathischen Literatur auch üblich ist - in organo- und psychotrope Mittel und in Typenmittel. Man muß sich aber immer darüber im klaren sein, daß die Beeinflussung des Organs auch eine Veränderung der Psyche zur Folge hat und umgekehrt. Außerdem haben Typenmittel häufig zusätzlich eine organotrope Wirkung. Hier spielt die Potenzwahl eine besondere Rolle.

Organotrope Mittel werden in niedriger Potenz (D4 oder D6), psychotrope und Typenmittel in hohen Potenzen (D30 - D200) gegeben.

Im folgenden beschreibe ich die wichtigsten homöopathischen Mittel zur Regulation der Lactatio falsa und werde sie gegeneinander abgrenzen:

Eines der wichtigsten Mittel ist Asa foetida, das ich in der 4. Potenz als am wirksamsten gefunden habe. Schon Nash hat Asa foetida als ein ausgesprochenes Hysteriemittel bezeichnet. Im Mezger wird es im Indikationsverzeichnis als einziges Mittel unter der Rubrik "Milchsekretion bei Hysterischen" genannt. Auch in anderen Arzneimittellehren werden kaum andere Mittel angegeben.

Tatsächlich konnte ich mit Asa foetida einen Teil meiner Lactatio falsa - Patienten in 3-4 Tagen heilen. Andere Tiere benötigten ein anderes Mittel, wobei mir in den meisten übrigen Fällen die noch zu besprechenden Pulsatilla und Ignatia am ehesten halfen.

Hunde, die auf Asa foetida ansprechen, sind meist fette, schlaffe und dabei außerordentlich nervöse Tiere. Sie sind sehr empfindlich gegen Berührung und lassen sich deswegen nicht gern anfassen. Wie Pulsatilla-Typen haben auch sie eine venöse Konstitution. Meist sind sie gereizt und trotzdem ängstlich.

Wenn sie läufig sind - die Läufigkeit kommt meist früher als erwartet - haben sie einen starken Drang zum Entweichen. Selbst im Anöstrus zeigen sie noch ein gewisses nymphomanes Gehabe. Wenige Wochen nach der Läufigkeit kommt es zum typischen Anschwellen des Gesäuges und die Milchabsonderung beginnt.

In einigen Fällen wurde mir von Tierhaltern zuverlässig berichtet, daß die Hunde wehenartige Bauchdeckenbewegungen bekamen und jammernde Schmerzäußerungen von sich gaben.

Sie waren sogar der Meinung, es handele sich um den Beginn einer normalen Geburt. Ich habe dieses Symptom selbst nie beobachten können. Mir fiel aber auf, daß diese Hunde oft einen unangenehmen Geruch absonderten, der sowohl aus dem Fang als auch vom After herrührte. Meist waren gleichzeitig die Analbeutel eitrig entzündet, wobei das Analbeutelsekret an den perianalen Haaren festklebte. Möglicherweise hatten sich die Analbeutel bei den wehenartigen Uterusbewegungen reflektorisch entleert.

Zu den Modalitäten läßt sich eine abendliche und nächtliche Verschlimmerung und eine Verschlimmerung durch Ruhe und Berührung konstatieren. Die Bewegung bessert alles.

Ein zweites Mittel, das ich für wertvoll erachte und häufig benutze, habe ich zufällig gefunden. Vor etwa 3 Jahren wurde mir ein Blindenhund vorgestellt. Es handelte sich um eine 2 1/2 Jahre alte Schäferhündin, die erst seit 2 Wochen in der Hand des blinden Besitzers war. Plötzlich hatte die Hündin ein verändertes Benehmen. Insbesondere führte sie nicht zuverlässig.Beim Anblick von anderen Hunden und von Kindern vergaß sie ihre gute Erziehung und verweigerte jeglichen Gehorsam. Nachdem ich den Hund auf meinen Behandlungstisch gehoben hatte, stellte ich fest, daß der Kittelärmel regelrecht mit Milch durchfeuchtet war.

Ich war zu dieser Zeit noch recht unsicher in der Homöopathischen Behandlung der Lactatio falsa und wendete noch oft Primodian-Depot an. Zufällig war mir dieses Mittel aber ausgegangen. Ut aliquit fiat injizierte ich der Hündin 1 Ampulle Ignatia D30, die von einer anderen Behandlung übrig geblieben war. Dem Besitzer wurde aufgetragen, nach 3 Tagen wiederzukommen, um dem Hund Primodian verabreichen zu können. Zu meiner eigenen Überraschung rief er mich nach 3 Tagen an, ob er überhaupt noch kommen müsse.

Noch am gleichen Tag waren alle psychischen Symptome verschwunden und die Milchbildung ließ langsam nach. Damit war der Fall aber nicht abgeschlossen. Nach genau 7 Tagen post injectionen traten die gleichen Symptome in alter Heftigkeit erneut auf. Eine erneute Injektion von Ignatia D30 brachten sie wiederum in wenigen Stunden weg. Dieses Spiel wurde 3 x wiederholt. Danach wurde der Hund auf Wunsch des Besitzers ovariektomiert.

Ich habe diesen Fall so ausführlich dargestellt, weil er die Wirkung einer immateriellen Hochpotenz so deutlich zeigte und weil bei dieser Hündin die Wirkungsdauer reproduzierbar mit 7 Tagen meßbar war. Seit dieser Zeit habe ich meine letzten Zweifel an der Wirkung von Hochpotenzen fallengelassen.

Angeregt durch diesen zufälligen Erfolg mit Ignatia habe ich versucht, das Arzneimittelbild beim Hund zu ermitteln. Dabei kamen mir die "Leitsymptome in der homöopathischen Therapie" von Nash sehr zu Hilfe. Ich habe sie mit den Symptomen bei Hunden verglichen und große Übereinstimmungen festgestellt. Später habe ich auch Vergleiche mit den Arzneimittellehren von Mezger und Zimmermann und mit den Reportorien von Barthel und Dorsci angestellt und entsprechende Symptome gefunden, die ich empirisch bei meinen Patienten festgestellt habe.

Ignatia ist ein ausgesprochenes Nerven- und Stimmungsmittel. Typisch ist der auffallende Wechsel der Stimmung. Eben sind die Tiere noch freudig,um sich im nächsten Augenblick traurig in eine Ecke zu verkriechen.

Der geringste Anlaß löst einen Wutausbruch aus, wobei nicht nur Fremde mit Bißwunden rechnen müssen. Gelegentlich kommt es nach solchen Eruptionen zum zentralen Erbrechen, was ich als eine Folge der Frustration werte.

In anderen Fällen legen sich die Hündinnen niedergeschlagen in ihre Liegeecke und seufzen langgezogen. Genau wie bei Asa foetida läßt sich Ignatia wegen der Überempfindlichkeit gegen Schmerz nicht gerne anfassen. Zusätzlich kommt es durch die Tonussteigerung der Muskulatur zum Zittern des Körpers,das sich bis zur Neigung von Krämpfen steigern kann. Diese Zitter- und Krampfneigung ist beim Einschlafen so erhöht, daß die Tiere aus dem Halbschlaf aufschrecken.

Die Modalitäten von Asa foetida und Ignatia sind deutlich unterscheidbar.Während sich bei Asa foetida abends und nachts sowie durch Ruhe und Berührung alles verschlimmert und alles bessert, vermindern sich die Symptome bei Ignatia durch Wärme und langsame Bewegung, während Anstrengung, Aufregung, Kälte alles verschlechtert. Ebenso sind morgens die Beschwerden schlimmer. Das sind die Hunde, die morgens nicht von ihrem Liegeplatz aufstehen wollen, sich gerne zudecken lassen oder nur mit Mühe unter der warmen Bettdecke herauszuholen sind.

Einen raschen Stimmungswechsel der für Igantia typisch ist, hat auch das 3. Homöopathicum, nämlich Pulsatilla pratensis, die Kuh- oder Küchenschelle aus der Familie der Ranunculaceae. Sie wächst in Nordeuropa. Zur Anwendung kommt die frische, zur Zeit der Blüte gesammelte ganze Pflanze. Als Wirkstoff konnten neben Anemonenkampfer und Saponinen noch Anemonin, Isoanemonsäure, Anemonsäure und Anemoninsäure nachgewiesen werden.

Pulsatilla hat eine ausgesprochene Östrogenwirkung mit allen Folgen auf Kreislaufsystem, Haut, Schleimhaut und Psyche und ist deswegen auch als großes Polychrest bekannt. In niederer Potenz wirkt es ausgesprochen organotrop, in der Hochpotenz dagegen mehr psychotrop.

Über den Einsatz von Pulsatilla bei der Behandlung der Sterilität des Rindes und als Typenmittel hat W. Greiff bereits führer berichtet; in: Wolter, H. (Hrsg) "Homöopathie für Tierärzte", S. 154 ff., Schlütersche Verlagsanstalt und Druckerei, Hannover 1978.

Ich möchte die Pulsatilla einmal aus der Sicht des homöopathischen Kleintierarztes mit spezieller Blickrichtung auf die Lactatio falsa beleuchten. Zunächst zur organotropen Wirkung, die bestimmt ist durch die Östrogenwirkung: Es kommt zu einer starken Hyperämie der Urogenitalorgane. Außerdem bestehen Beziehungen zu den Verdauungsorganen einschließlich Leber und Gallenblase, zur Pfortader, dem peripheren Venensystem und zu Muskeln und Sehnen. Aus der bestehenden venösen Stauung lassen sich die Modalitäten und Symptome auch pathophysiologisch erklären.

Durch die Bewegung in frischer Luft und bei Abkühlung bessert sich alles, nicht jedoch, wenn die Bewegung in warmen Räumen stattfindet. Auch im Sommer läßt sich keine Besserung durch Bewegung erzielen - etwa durch ausgedehnte Spaziergänge.

Wärme und ganz besonders schwüles Wetter läßt alles viel schlimmer werden. Die Hündinnen suchen sich kalte Zimmer oder zumindest einen kalten Boden zum Ruhen. Die Beziehung zur Leber und Gallenblase zeigen sich insbesondere durch die Unverträglichkeit von fettem Fleisch, z.B. Schweinefleisch und die Abneigung gegen süße Leckerbissen, wie sie u.a. von der Industrie als Hundedrops in den Handel gebracht werden.

Außerdem besteht eine gewisse Neigung zum Erbrechen, das aber im Gegensatz zu Ipecacuanha bei leerem Magen sofort aufhört. Obwohl die Maulschleimhaut eine gewisse Trockenheit aufweist, besteht trotzdem kein Durst, was typisch ist.

Die Diarrhoeneigung dürfte durch die mangelhafte Fettverdauung hervorgerufen sein. Charakteristisch für Pulsatilla ist auch die Beziehung zu allen Schleimhäuten, die dicke, milde, gelb-grüne Exkrete absondern. Ich denke bei der Hündin in erster Linie an die Pyometra, wenn der Vaginalausfluß eben so beschaffen ist. Es gibt aber auch andere Farben des Fluors, dann ist Pulsatilla nicht indiziert.

Bedeutsam ist auch die Beziehung zum ZNS und zur Hypophyse. Gerade die Hypophysenunterfunktion läßt die Störungen an den Gonaden, d.h. die ovarielle Insuffizienz entstehen. Es kommt nur zu einer schwachen und oft verzögerten Läufigkeitsblutung.

Gelegentlich ist diese überhaupt nicht mehr vorhanden. Infolge der innersekretorischen Störungen seitens der Ovarien kommt es dann zu den typisch depressiven Zuständen bei der Lactatio falsa, dem raschen Wechsel der Stimmung und des Allgemeinbefindens und die häufig ärgerliche und launische Gereiztheit der Hündinnen.

Wie schon gesagt, ist Pulsatilla auch ein Typenmittel. Am deutlichsten ist der Pulsatilla-Typ bei der Katze zu erkennen. Es handelt sich um die sogenannten Schmusekatzen. Sie haben eine mehr helle Haarfarbe, sind weich und anschmiegsam und eher phlegmatisch. Typisch ist ein etwas schlaffer Gewebstonus, der mit dem psychischen Verhalten übereinstimmt. Hündinnen vom Pulsatilla-Typ gleichen im wesentlichen diesen Katzen. Sie sind mehr sanft, freundlich und nachgiebig. Ihre Haarfarbe ist oft rötlich oder apricot. Das Benehmen wechselt stark. Typisch ist das Bedürfnis nach Kälte. Die Hündinnen legen sich gerne auf kalte Böden bzw. in kalte Zimmer. Trotzdem hat es den Anschein, als ob sie die Kälte nicht gut vertragen; denn sie scheinen zu frieren und zittern deswegen.

Mit diesen drei Mitteln, Asa foetida, Ignatia und Pulsatilla lassen sich nach meinen Erfahrungen ca. 90% aller Scheinträchtigkeiten heilen. Bei Mißerfolgen sollte man neben dem organotropen Mitteln immer auch an das Typenmittel denken. Nach meinen Beobachtungen sind neben dem Pulsatilla-Typ hauptsächlich Phosphor-, Sepia-, Nux vomica-, Graphites- und Cimicifuga-Typen beteiligt.

Auf einige mehr organotrop wirkende Mittel möchte ich noch hinweisen, weil sie gelegentlich hilfreich sind, wenn die drei Hauptmittel nicht oder nur ungenügend wirksam sind. Man findet sie im Repertorium von Barthel unter der Rubrik "Wahnidee, sie ist schwanger" oder "eingebildete Schwangerschaft" bzw. im Symptomenverzeichnis von Dorsci unter der Rubrik "Milchfluß bei Nichtschwangeren".

Apis kann man einsetzen, wenn das Mammagewebe rot, ödematös und sehr schmerzhaft ist. Die Tiere legen sich in Brust-Bauchlage auf kalte Böden, weil Kälte die Beschwerden bessert. Es besteht eine völlige Durstlosigkeit. Bei Cyclamen besteht dagegen großer Durst und man muß differentialdiagnostisch auch an andere Erkrankungen denken. Die Mamma ist hart, gespannt und vergrößert,und es bildet sich ein wässriges Sekret.

Vergrößertes Milchdrüsengewebe hat auch Sabadilla. Bei genauer Beobachtung kann man eine Schmerzhaftigkeit nur der Zitzen feststellen. Diese Tiere haben eine große Unruhe und Angst infolge einer ZNS-Reizung. Alles bessert sich in der Wärme und verschlechtert sich in der Kälte, also genau umgekehrt wie bei Pulsatilla.

In der Volksmedizin ist die Brennessel, Urtica urens, als Mittel zur Steigerung der Milchsekretion bei Stillenden bekannt. Nach der Simile-Regel kann man mit Potenzen einen Umkehreffekt erreichen, wenn viel Milch in einem großen Gesäuge ist.

ERGÄNZENDE MASSNAHMEN: Zusätzlich zu allen Therapieformen sollen ergänzende Maßnahmen getroffen werden: Dazu gehört eine wasser- und kohlenhydratarme Diät bei gleichzeitiger Reduktion der Flüssigkeitszufuhr. Die Tiere sollten viel bewegt werden. Ausgedehnte Spaziergänge lenken sie von ihrem Bemutterungsdrang ab und fördern die Resorption des Mammasekretes.

Selbstverständlich muß die Biostimulation durch vermeintliche Welpen unterbunden werden; die bemutterten Gegenstände sind zu entfernen. Schließlich wird bei Bedarf das Selbstsaugen, aber auch das Belecken, durch geeignete Zwangsmaßnahmen (z.B. Halskragen) verhindert.

Weil die Rezidivrate sehr hoch ist, wäre bei Hündinnen und Katzen, die nicht zur Zucht verwendet werden sollen, an eine Ovariektomie zu denken.Die Durchführung eines solchen Eingriffes sollte während der anöstrischen Zyklusphase erfolgen. Im Metöstrus ovariektomierte Tiere können u.U. mit der Sekretionstätigkeit der Mamma über längere Zeit fortfahren.

Prophylaxe und Therapie von Streßschäden beim Schwein

H. Wolter

ZUSAMMENFASSUNG: Nach der Erläuterung der von Selye gegebenen Definition und Beschreibung des "Streß" wird der Zusammenhang der daraus resultierenden Schäden mit der Umstallung der Jungschweine innerhalb des Mastbetriebes beschrieben. Prophylaxe und Therapie durch medikamentöse Versorgung (Spasmovetsan* und Crataegutt*) und Fütterungsregulierung werden im einzelnen besprochen und erläutert. 3 Repräsentativbestände mit unterschiedlicher Wirtschaftsführung werden als Beispiele erwähnt.

Auf der 100-Jahr-Feier des Bundesgesundheitsamtes in Berlin am 17. Mai 1976 sagte Selye in seinem Vortrag "Gesundheit und Streßkonzept": "Streß ist zu einem Begriff geworden, der sich praktisch nicht nur in den einzelnen Disziplinen der Medizin, sondern ebenso in der Verhaltensforschung oder Philosophie eingebürgert hat." Damit ist die Bedeutung dieses vor Jahren von Selye inaugurierten Begriffes "Streß" umrissen. Ich erinnere mich noch deutlich, als damal in einer Fachzeitschrift dieser Begriff zuerst von Selye erläutert wurde, daß mir die homöopathische Behandlung dieser Art der Störungen eine Möglichkeit zu sein schien, sowohl prophylaktisch als auch therapeutisch dieser Schäden Herr zu werden. Das Ergebnis über 20jähriger Untersuchungen dieses Komplexes soll im folgenden in großen Zügen erläutert werden.

Bei dem hier angedeuteten Problem taucht die Frage auf, die auch Selye rhetorisch in Berlin stellte: "Was ist eigentlich Streß?" Denn ohne diese Definition ist keine Therapie und auch keine Prophylaxe zu praktizieren. Es wäre nach Ansicht von Selye falsch, den Begriff "Streß" auf Zustände zu begrenzen, die ein einziges Phänomen beinhalten, wie z.B. Überanstrengung, Ermüdung, Schmerz usw., sondern "Streß" ist eine aus der allgemeinen Situation heraus umfassende Belastung, die plötzlich oder als Dauerbelastung das Individuum erfaßt, und die Antwort, die der Organismus in den ihm gesteckten Grenzen darauf gibt. Nach Selye ist die Definition - auf einen kurzen Nenner gebracht -: "Streß ist die unspezifische Antwort des Körpers auf irgendeine Belastung."

An diesem Punkt treffen sich die Grundprinzipien von Homöopathie, wie überhaupt der biologischen Therapie und des "Streß". Denn die Unspezifität, die beiden ihren typischen Charakter verleiht, ist klar zu trennen von einer spezifischen Reaktion, die zu betrachten wir in der Medizin gewohnt sind. Bei der Streßantwort sind auch spezifische Reaktionen zu beobachten: die Blutwerte verändern sich, die Muskelbiochemie zeigt neue, bisher unbeobachtete Reaktionen, die Darmtätigkeit differenziert sich usw. usw. Diese Vorgänge sind in der Medizin bekannt und meßbar. Aber sie machen nicht das Wesen des Streß aus. Sie sind Einzelindikatoren dafür, daß der Organismus eine Antwort gibt auf Anforderungen, die in seinem Leben eine eindeutige Veränderung bringen werden. "Mit anderen Worten: alle Einflüsse, denen wir ausgesetzt sind, erzeugen zusammen mit ihrer spezifischen Wirkung auch ein nichtspezifisches Bedürfnis, Anpassungsfunktionen zur Wiederherstellung des Normalzustandes ablaufen zu lassen. ... dieses geschieht unabhängig von der spezifischen Aktivität, die die erhöhten Anforderungen verursachte. Das unspezifische Erfordernis von Aktivität als solches stellt das Wesen des 'Streß' dar." (Selye)

Die Faktoren, die diese Reaktionen auslösen, werden Stressoren genannt. Diese Stressoren können verschiedener, sogar gegensätzlicher Art sein: Verhungern - Überfütterung, Hitze - Kälte, Nässe - Trockenheit, Gefangenschaft - gewaltsamer Ortswechsel, um nur einige für die Tiere wichtige Stressoren zu nennen. Im Endeffekt aber sind die Auswirkungen auf den Organismus betr. der unspezifischen Aktivität gleich: *Das Erfordernis der Anpassung an die neue Situation.* Hierbei sind der Möglichkeit des Organismus Grenzen gesetzt, die tierartspezifisch, ja, individuumspezifisch sind.

In dieser Bemühung des Organismus, sich anzupassen, geschieht es nur allzuoft, daß die Reaktionen über das Ziel weit hinausschießen. Dadurch kann es zu schweren pathologischen Zuständen kommen, die sogar den Tod bringen können. Eine neue Art der Diagnostik und der Krankheitsbetrachtung wird damit aufgezeigt, wie sie in ähnlicher Form vor Jahren bereits Speranski beschrieben hatte, der auf Grund von Tierversuchen den Erreger nicht die Causa, sondern den Indikator einer Infektionskrankheit nannte.Auch die Selyesche Streßdefinition ermöglicht eine neue Art, Infektionskrankheiten zu betrachten. Damit sind auch der Therapie dieser Erkrankungen neue Wege geebnet, die zu beschreiten wir Gelegenheit nehmen sollten. Die bisher als "unspezifisch" angesehenen therapeutischen Methoden bekommen einen anderen Nimbus und kommen dem Verständnis der modernen Medizin näher. Wieder wird der Homöopathie - wie ich unter anderen Voraussetzungen auf dem WSAVA-Kongreß in Wien sagte - ein weiterer Platz in der modernen Medizin zugewiesen.

Nach diesen kurzen, aber notwendigen theoretischen Einführungen soll das eigentliche Thema besprochen werden. Für die Behandlung der Streßschäden kommen verschiedene Fragen auf uns zu:

1. Welche Schäden sind aufgetreten?
2. An welchen Organen oder Organsystemen sind sie manifest geworden?
3. In welcher Phase befinden sich die aufgetretenen Schäden?
4. Wie kann man therapeutisch noch - oder schon - helfend eingreifen?

Entsprechend dem Wesen des Streß kommt ein ganzer Fragenkomplex auf uns zu, der auf eine möglichst einfache Formel gebracht werden muß, damit die Therapie überhaupt durchführbar ist. Meistens treten die Streßsituationen dort auf, wo Massentierhaltung betrieben wird, und damit Massenbelastungen auf eine Tierart zukommen, die durch entscheidende Veränderungen im Lebensstil ausgelöst werden. Der Prototyp für diese Erscheinungen ist das Schwein, genauer gesagt, das Jungschwein oder das Ferkel, das aus dem Zuchtstall in den Maststall umgesiedelt wird und diese Belastung mit den unterschiedlichsten Reaktionen beantwortet. Die oft überschießenden Reaktionen bedingen Schädigungen, die in dem betr. Organismus begründet liegen. Sie werden "Anpassungskrankheiten" genannt.

Wie wir aus dem Munde von Selye gehört haben, sind diese "Anpassungskrankheiten" überschießende Regulierungsmaßnahmen, die den Organismus bis an die letzte Grenze belasten können. Das Ideal der Therapie wäre demnach, prophylaktisch diese Schäden abzufangen. Man versucht dieses mit Sedativa und ähnlichen Mitteln, um das Erlebnis der Umstellung nicht voll erlebbar zu machen. Ob diese lediglich symptomatische Behandlung aber der ideale Weg ist, bleibt dahingestellt. Man sollte vielmehr eine Therapie anwenden, die dem Organismus die Möglichkeit gibt, die organischen Schäden soweit zu kompensieren, daß die Umstellung voll durchgezogen werden kann, ohne erst aus traumhafter Sedierung wieder auftauchen zu müssen. Wissen wir, ob das Tier hiernach nicht doch einen bleibenden Schaden behält? Außerdem ist zu bedenken, daß der Organismus, ob bewußt oder unbewußt, die Anpassung vollziehen muß, daß also die Möglichkeit der Schädigung auf jeden Fall so intensiv gegeben ist wie ohne Sedativa.

Wie schon erwähnt, bietet sich mit der Homöopathie eine Möglichkeit an, diesen Schäden therapeutisch und prophylaktisch zu begegnen. Eigene Erfahrungen liegen aus den letzten 20 Jahren vor und haben sich langsam zu einer Standardtherapie zusammengezogen. Sowohl vorbeugend als auch heilend wird in meiner Praxis seit vielen Jahren das auf Grund der Erfahrungen mit den einzelnen Inhaltsstoffen entwickelte Spasmovetsan (R)*) eingesetzt. Dieses Mittel wurde ursprünglich für die Kolikbehandlung entwickelt; die intravenöse Applikation hat eine fast momentane spasmolytische Wirkung. Im Laufe der langen Jahre des Einsatzes von Spasmovetsan (R) bei Verdauungsstörungen aller Tierarten usw. stellten sich dann immer weiter gefaßte Indikationen heraus, die dieses Mittel zu einem der vielseitigsten verwendeten Mittel in einer biologisch ausgerichteten Praxis machten. Dies ist erklärlich aus der Zusammensetzung. Die einzelnen Grundbestandteile stammen - wie erwähnt - aus dem Arzneischatz der Homöopathie, deren breit gefaßte Anwendungsmöglichkeit ja allgemein bekannt ist.

Bei dieser besonders gelagerten Erkrankungsart des Streß ist die Anwendung auf die Beobachtung der Tierhalter zurückzuführen, die dieses Mittel, ohne den Namen zu kennen, eingesetzt haben wollten wegen der sich herumsprechenden guten Wirkung.

Welche Krankheitstypen stehen nun zur Behandlung an? Sie treten in der unterschiedlichsten Form auf und sind gekennzeichnet durch die verschiedensten Reaktionsformen und Begleiterscheinungen: sei es die Ödemkrankheit, seien es die Auswirkungen der Wurminfektion oder die damit im Zusammenhang stehenden Schwierigkeiten jeglicher Art u.v.a. mehr. Bei der breiter werdenden Erfahrung schälte sich die Brauchbarkeit des Spasmovetsan (R) immer deutlicher heraus.

Obwohl in vielen Fällen das als Ödemkrankheit bezeichnete Krankheitsbild vorherrschend war, so handelte es sich doch nicht jedesmal um diese Krankheitsform, die merkwürdigerweise mehrere Jahre nicht zu beobachten war, in den letzten 2 bis 3 Jahren aber wieder vermehrt auftrat, sondern oft auch um einfache Intoxikationen, die aber zu einem Kreislaufzusammenbruch führen können, der in vielen Fällen kaum oder gar nicht zu beeinflussen ist. Diese Krankheitsbilder, die sich vielschichtig um die Umstallungsperiode herum ordnen, sind weitgehend bekannt, so daß hier nicht darauf eingegangen zu werden braucht. Kurz nur noch eine Betrachtung:

Die von Bömer 1963 geäußerte Ansicht, daß die Versorgung der Muttersau mit hohen Eiweißgaben die wichtigste Prophylaxe der Ödemkrankheit sei, schien sich nach den Beobachtungen der letzten 10 Jahre als richtig erwiesen zu haben, da kaum noch Ödemkrankheit beobachtet wurde. Die Eiweißversorgung der tragenden Tiere ist durch die vorangetriebene Erforschung der tierischen Ernährung weitgehend gesichert. Die trotzdem seit einigen Jahren wieder gehäuft auftretende Ödemkrankheit weist darauf hin, daß die Eiweißmangelthese als alleinige Ursache nicht mehr aufrechterhalten werden kann.

Das erwähnte Spasmovetasan hat folgende Inhaltsstoffe:
Nux vomica, Chelidonium, Colozynthis. Diese drei Bestandteile sind nach den Prinzipien der Homöopathie einzeln und gemeinsam im therapeutischen Versuch getestet und in bestimmter optimaler Konzentration im genannten Mittel zusammengefaßt.

Nux vomica, die Brechnuß, gehört zur Familie der Loganiaceae, Chelidonium, das Schöllkraut, zu den Papaveraceae und Colozythis, die Kolquinte, zu den Cucurbitaceae.

Was sagt uns das?
Die letztere Familie, die Cucurbitaceae, hat eine im Tierversuch festgestell-

---

*) Hersteller: Dr. Willmar Schwabe, Karlsruhe-Durlach, Vertrieb: IFFA-Mérieux, Laupheim.

te toxische Wirkung bei den Schweinen, die eine Magen-Darm-Schädigung bekommen mit einer erhöhten Permeabilitätsstörung, wenn sie Gurken fressen.

Das Schöllkraut, Chelidonium majus, das auch bei uns beheimatet ist, fällt mit seiner Wirkung etwas aus dem sonstigen Modus der Papaveraceae heraus, indem es nicht die opiumähnlichen Wirkungen hat wie die anderen Mitglieder dieser Familie, sondern es beschränkt sich im pharmakologischen Versuch mit dem Gesamtextrakt auf die spasmolytische Wirkung und die Herabsetzung des Muskeltonus. Außerdem ruft es Schwindel und Benommenheit hervor und den unwiderstehlichen Drang Harn zu lassen. Die Wirkung erstreckt sich also auf das vegetative System, das umfassend ergriffen wird.

Die Loganiaceae, zu denen Nux vomica gehört, sind ganz besonders vielseitig in der Medizin verwendbar. Nux vomica wird in ihrer Heimat, in Hinterindien, bei intermittierendem Fieber verwendet. Die Vergiftung, wie sie im pharmakologischen Versuch demonstriert wird, bringt große Ängste, die direkt auf die Magentätigkeit ihren Einfluß haben und die Magensaftsekretion völlig hemmen. Merkwürdigerweise werden alle Beschwerden durch den Abgang fast wasserklaren Urins gebessert. Im weiteren Verlauf kommt es dann zu einer psychomotorischen Störung, die zu völliger Lähmung führen kann.

Die Inhaltsstoffe der einzelnen Pflanzen wie Alkaloide, ätherische Öle, Bitterstoffe, Saponine usw. erklären im einzelnen diese pharmakologischen Wirkungen. Sie können in jeder Toxikologie nachgelesen werden.

Wie zu erkennen ist, findet man in der Toxikologie Symptome, die denen der überschießenden Anpassungsreaktionen innerhalb des Streß, wie z.B. die Ödemkrankheit, außerordentlich ähnlich sind. Die Verbindung zwischen Krankheit und Therapie ist naheliegend. Die durch die spezielle Aufbereitung der Grundsubstanzen des Spasmovetsan (R) "provozierte" Umkehrwirkung weist den therapeutischen Weg, den man mit diesem Mittel gehen kann.

Es ist bekannt, daß beim Streß Zustände auftreten können, bei denen jegliche Therapie zu spät kommt. Es gilt daher in erster Linie die Vorbeuge zu gewährleisten, die die Verluste in einem absolut normalen Rahmen hält. Die allgemeine Situation hierbei ist folgende: Die Umstallung aus dem Ferkelstall in den Maststall bedeutet für die intensiv gehaltenen Tiere in jedem Fall eine Belastung, die als Ganzes gesehen als "Stressor" zu bezeichnen ist. Die Antwort des Organismus darauf in geregelte Bahnen zu lenken, muß die Aufgabe des hinzugezogenen Tierarztes sein.

Welche klinischen Symptome sind es nun, die die Krankheit typisieren und die Therapie bestimmen?

1. Erhöhter Durst ⟷ Polyurie,
2. Nachlassen der Freßlust ⟷ Diarrhöe,
3. rote, kalten Ohren ⟷ eingefallene Flanken,
4. taumelnder Gang ⟷ Indolenz mit Schreckhaftigkeit,
5. Lähmung (allgemein) ⟷ Exitus in Diastole.

Alles ohne nennenswerte Temperaturerhöhung, höchstens 39,5°C, alles innerhalb von 2 bis 3 Tagen.

Vergleicht man diese Reaktionen mit der Toxikologie der Bestandteile des Spasmovetsan(R),so versteht man, daß durch diesen Arzneikomplex diese Reaktionen erfaßt werden können. Im latenten Zustande abgefangen, können sie von vornherein in die echte Adaptionsphase überführt werden, so daß die Umstallung ohne Probleme vor sich gehen kann, und der Organismus sich auf die neue Situation einzustellen in der Lage ist.

In den landwirtschaftlich geführten Mastbetrieben hat sich in unserer Gegend folgendes Behandlungsschema weitgehend bewährt:

PROPHYLAXE: Sofort nach der Umstallung bekommen die Ferkel frische Vollmilch zu trinken, die auf keinen Fall erhitzt sein darf*) und eine Wurmkur mit einem der bekannten Wurmmittel. Am Tage danach erhält jedes Ferkel unabhängig von Alter und Gewicht 5 ml Spasmovetsan sc. Danach wird das bisher gegebene Futter weiter verabreicht in verminderter Menge, dazu aber noch für 5 bis 8 Tage frische Vollmilch, 1/4 Liter pro Tier und Tag. Nach dieser Zeit wird dem Besitzer empfohlen, von einem Tag auf den anderen die von ihm beabsichtigte Fütterung zu beginnen. Falls danach noch bei einzelnen Tieren eine Polyurie auftritt als erstes Zeichen einer beginnenden toxischen Situation, bekommen diese Tiere noch einmal 5 ml Spasmovetsan sc.

Die Verluste, die bei diesen Betrieben vor dieser Methode bis zu 10% betrugen, sanken schlagartig auf 0,1% ab. Das Gute an dieser Behandlungsart ist, daß keinerlei Wartezeiten oder sonstige Beeinträchtigungen zu beachten sind, da die Inhaltsstoffe des Spasmovetsan sich im Organismus in dieser Konzentration völlig neutral verhalten.

THERAPIE: Die Therapie der bereits erkrankten Tiere geht nach demselben Prinzip vor sich. Das Bild der Krankheit liegt ja durch die Situation fest, da immer wieder der gleiche Gang der Reaktionen innerhalb des Streß zu erkennen ist.

Jeder, der viele hieran eingegangene Ferkel seziert hat, wird wissen, daß stets das Herz völlig atonisch in der Brusthöhle liegt. Der herabgesetzte Muskeltonus zeigt sich am Herzen besonders eindrucksvoll und - eben tödlich. Das Herz ist also therapeutsich ganz besonders intensiv anzugehen, wobei man sich vor jeder Belastung hüten muß. Bewährt hat sich zusätzlich zu der Injektion von Spasmovetsan eine Injektion von 5 ml Crataegutt (R).

Der Weißdorn (Crataegus oxyacantha), eine Rosaceae, hat eine experimentell festgestellte intensive Wirkung auf die Sauerstoffversorgung des Herzmuskels, die aber nur kurz ist. Daher ist eine Nachinjektion am nächsten Tag unerläßlich, um den errungenen Erfolg nicht in Frage zu stellen. Je nach der Krankheitsphase, in der man zur Behandlung hinzugezogen wird, kann eine völlige Heilung oder nur ein einfaches Überleben erreicht werden. Im letzteren Fall ist die Mast problematisch, und man sollte dem Besitzer anraten, diese Kümmerer gesondert zu füttern, damit er die gesunden Tiere voll in die Mast nehmen kann.

Die erkrankten Tiere bekommen, ähnlich wie bei der Prophylaxe, als Diät folgendes verordnet:
Je nach Größe 1/4 bis 1/2 Liter frische Vollmilch zu dem bisher gegebenen Futter, das auf die Hälfte reduziert wird, vermischt mit rohen Haferflocken. Auf diese Weise ist der Kaliumanteil des Futters erhöht und der Eiweißbedarf trotz des Abzuges des Fertigfutters durch die Milch gesichert. Dazu kommt stets reichlich Wasser, damit es nicht zur Exsikkose kommt, die in jedem Fall das Ende bedeutet.

Problematischer**) ist die Behandlung in Mästereien, die nicht mehr landwirtschaftliche Betriebe sind, sondern nur Schweinemast als Monowirtschaft be-

*) Vgl. Literaturverzeichnis Nr. 3.
**) Auf Grund einer Diskussionsbemerkung in Göttingen später eingefügt.

treiben. Da auf jeden Fall eine Entlastung des Stoffwechsels durch Fütterungsregulierung angestrebt werden muß, ist die Futtermenge auf die Hälfte zu reduzieren, von der 1/3 rohe Haferflocken sein sollen. Dazu muß auf jeden Fall ein Eiweißaustauscher mit eingesetzt werden, der sich in der Kartoffel oder notfalls auch im Sojamehl anbietet (Kartoffel: 5 (bis 10) %: Sojamehl: 2 (bis 5) %). Diese Fütterung längstens 5 Tage. Dnach wieder langsam auf die normale Futtermenge und Zusammensetzung umschalten.

Als Diät bei der Einstellung hat sich neben der medikamentösen Versorgung bewährt, für 1 bis 2 Tage aufgebrühte Haferflocken zu geben, denen 1/4 Kartoffelflocken hinzugefügt werden. Danach ist erst der Futterautomat anzubieten, der aber auch für einige Tage zu einem Drittel noch Haferflocken enthalten sollte. Dann muß die Dauerfütterung gegeben werden, damit die durch Spasmovetsan intensivierte Leber- und Verdauungstätigkeit voll ausgenutzt werden kann.

Ein kurzer Hinweis sei noch gegeben: Auf jeden Fall sollte auch dann am ersten Tage entwurmt werden, wenn schon im Herkunftsbestand eine Wurmkur gemacht worden ist. Ein Wechsel des Wurmmittels ist anzuraten.

Die nachfolgende Gegenüberstellung dreier Repräsentativbetriebe für die einzelnen Betriebsarten mag Hinweise geben für die zu erwartende Situation.

BESTAND I: B. in Og.
Landwirtschaftlicher Betrieb mit 32 Milchkühen. Bäuerliche Stallung. Eigene Zuchtsauen, kein Ferkelzukauf. Seit 1958 Schweinemast als Nebenzweig im Betrieb, seit 1967 Prophylaxe.
Jährlicher Durchgang von 220 Mastschweinen = 10 Jahre = 2200 Tiere. Milchfütterung 4 bis 5 Tage nach Umstallung. Entwurmung mit Thibenzole + Piperazin bis 1974, danach Atgard V.

Verluste bis 1967 jährlich etwa:		
Ödemkrankheit	=	5,1 %
Ferkelgrippe	=	4,8 %
Sonstiges*)	=	3,3 %
Ergebnis I: Insgesamt	=	13,2 %
Verluste seit 1967 mit Prophylaxe		
Ödemkrankheit	=	0,01 %
Ferkelgrippe	=	0,8 %
Sonstiges*)	=	0,215%
Ergebnis II:Insgesamt	=	1,025%

Die Bekämpfung der Ferkelgrippe wurde mit Viruvetsan und Geme durchgeführt, ohne Abschlachtung der Sauen und Umstellung auf grippefreie Tiere.

BESTAND II: K. in Gg.
Landwirtschaftlicher Betrieb mit 38 Milchkühen. Moderne Aufstallung. Direkter Zukauf aus Zuchtbetrieben ohne Zwischenhandel. Seit 1955 Schweinemast als Nebenzweig im Betrieb, seit 1965 Prophylaxe.
Jährlicher Durchgang von etwa 360 Schweinen. In 10 Jahren = 3600 Tiere. Monatlicher Zukauf von etwa 30 Ferkeln im Gewicht von etwa 20 kg. Milchfütterung 6 bis 7 Tage nach Einstellung, Entwurmung mit Atgard V.

---
*) Sonstiges = Arthritiden, Kannibalismus, Kümmerer.

Verluste bis 1965 jährlich etwa:
Ödemkrankheit = 3,1 %
Ferkelgrippe = 4,7 %
Sonstiges = 3,8 %

Ergebnis I: Insgesamt = 11,6 %

Verluste nach 1965 mit Prophylaxe:
Ödemkrankheit = 0,7 %
Ferkelgrippe = 0,0 %
Sonstiges = 2,1 %

Ergebnis II: Insgesamt = 2,8 %

Beachtenswert sind die Zahlen der Ferkelgrippe, die innerhalb von 3 Jahren seit 1965 von 4,7 auf 0,0% zurückgingen, also vor der intensiven Grippebekämpfung in den Zuchtbetrieben. Auch hier wurde dies mit Viruvetsan und Geme erreicht.

Die relativ hohe Prozentzahl mit 2,1% bei "Sonstiges" erfaßt die Fälle, die nicht innerhalb der Streßprophylaxe angegangen werden. Dasselbe gilt für den Bestand I.

BESTAND III: N. in W.
Reiner Mastbetrieb, keine Landwirtschaft. Zukauf vom Händler. Jährlicher Durchgang von 1200 Schweinen, seit 1960.
Bis 1969 keine Prophylaxe. Bis 1975 (Aufgabe des Betriebes) = 7200 Tiere. 14-tägige Neueinstellung. Entwurmung mit Atgard V.

Verluste bis 1969:
Ödemkrankheit etwa = 8,0 %
Ferkelgrippe = 4,7 %
Sonstiges = 6,6 %

Ergebnis I: Insgesamt = 19,3 %

Verluste seit 1969 mit Prophylaxe:
Ödemkrankheit = 0,9 %
Ferkelgrippe = 0,0 %
Sonstiges = 3,1 %

Ergebnis II: Insgesamt = 4,0 %

In diesen Zusammenstellungen wurden auch die Verluste mit einbezogen, die nicht im Zusammenhang mit Streßeinwirkung stehen. Es wären also lediglich die Werte für die Ödemkrankheit in diesem Zusammenhang wichtig. Interessant ist, daß bei dem Vergleich der Repräsentativbestände der Bestand am günstigsten hinsichtlich der Verluste dasteht, der aus eigener Zucht seine Mastschweine nachzieht. Interessant ist ferner, daß der Betrieb, der ohne Milch die Umstallung durchführen muß, noch die höchsten Gesamtverluste hat, wenn auch die Streßsituation gegenüber vorher unbedeutend geworden ist.

Es wäre noch ein Wort über die Möglichkeit der Durchführung zu sagen, denn erfahrungsgemäß treten diese Schäden in größeren Mastbetrieben auf, die nicht gern den Tierarzt für einzelne Fälle zur Konsultation heranziehen. Es ist daher zu diskutieren, diese Mittel dem Tierbesitzer in die Hand zu geben, damit die Ferkel auf jeden Fall am 2. Tage die Injektion Spasmovetsan(R) bekommen.Es wird sowieso von den Mästern alles gespritzt, was auf dem Markt und nicht auf dem Markt ist. Dieses Mittel hat keine Nebenwirkungen, blockiert den Organismus nicht in seinen Reaktionen für eine evtl. später notwendig werdende Therapie und hat keinerlei Rückstände. Als Tierarzt bleibt man in einem so medikamentös versorgten Bestand am Ball und behält die Übersicht hinsichtlich der medikamentösen Versorgung.

Faßt man noch einmal zusammen, so kann gesagt werden, daß der ständige Streß, in dem die Tiere in der Umstallungs- und Mastsituation stehen, die Ausnutzung biologisch homogener Behandlungsmethoden erfordert. Dabei ist die Prophylaxe besonders wichtig. Hierbei hat sich neben der Fütterung die Injektion von Spasmovetsan (R) bewährt, das nach der Entwurmung zu verabreichen ist.

Ist dieses versäumt, so kann es zu den sog. Anpassungskrankheiten kommen,die oft lebensbedrohend sind. Auch hierbei ist Spasmovetsan ein bewährtes Mittel, zu dem als echte Herzmuskeltherapie Crataegutt gegeben werden muß, um die in diesem Krankheitskomplex sich ausdehnende Tonuserschlaffung durch bessere Sauerstoffversorgung des Herzmuskels normalisieren zu können.

Ein Grundfehler wäre es auf jeden Fall, die Tiere hungern oder gar dursten zu lassen. Dadurch wird jeglicher Verschlimmerung Vorschub geleistet.

LITERATUR

BÖMER, H.: Der praktische Tierarzt 8/1963

HARTWIGK, H.: Tierärztliche Umschau 9/1962

KOLLATH, W.: Die Ernährung als Naturwissenschaft, Karl-F.-Haug-Verlag, Heidelberg (1967)

KOLLATH, W.: Regulatoren des Lebens - Vom Wesen der Redoxsysteme, Karl-F.Haug-Verlag (1968)

LEESER, O.: Lehrbuch der Homöopathie, 6. Bände. Karl-F.-Haug-Verlag (1963-1977)

LEESER, O.: Streß beherrscht unser Leben, Düsseldorf (1957)

LEESER, O.: Streß, Bewältigung und Lebensgewinn, München (1974)

SELYE, H.: in Fülgraff: Bewertung von Risiken für die Gesundheit, S. 7-11, Gustav-Fischer-Verlag, Stuttgart (1977)

WOLTER, H.: Der wissenschaftliche Rahmen der Homöopathie, Hippokrates-Verlag (1958), S. 264-275

WOLTER, H.: Tierärztliche Umschau 9, 1962

WOLTER, H.: Kongreßberichte d. XXVIII. internationalen Kongresses für Homöopathie v. 28.5. bis 2.6.1973 in Wien

WOLTER, H.: Allgemeine homöopathische Zeitschrift 2, 1977

Innere Erkrankungen
Stoffwechselstörungen des Rindes

A. Tiefenthaler

Das Thema STOFFWECHSELSTÖRUNGEN (StWSt) ist sehr *komplex*. Definieren möchte ich StWSt als eine vom Organismus nur teilweise kompensierte Störung im Austausch verschiedener Aufbau-, Nähr- und accessorischer Nährstoffe einerseits und Abbauprodukten des Körpers andererseits, zwischen Körpersäften, Geweben und Zellen (teilweise kompensiert, weil bei Dekompensation der Tod des Organismus eintritt).

Eine Stoffwechselkrankheit, die infolge absoluten Mangels eines Stoffes auftritt, wird der Substitution nicht entbehren können. Der viel häufigere Fall, daß der zwar im Organismus vorhandene, oder ihm angebotene Stoff von diesem nicht richtig verwertet werden kann oder bei dessen Einbau in den Körper pathologische Stoffwechselprodukte entstehen, wird durch die homöopathische Regulationstherapie zu einem rascheren, intensiveren und nachhaltigeren Erfolg geführt werden als mittels allopathischer Substitutions- oder Suppressionstherapie.

Die Rekonvaleszenz fällt nach gut gewählter homöopathischer Therapie praktisch aus, weil der Organismus die nach allopathischer Massivbehandlung notwendige Zeit für die Ausscheidung der Abbauprodukte der Medikamente nicht benötigt.

Ein so behandelter Organismus wird nicht nur vom eigentlichen Leiden befreit, er neigt nach öfterer homöopathischer Therapie weniger zu Rückfällen. Negative Begleiterscheinungen, wie Infektanfälligkeit oder rasche Ermüdbarkeit werden oft recht beträchtlich gemindert. Erzielt man eine Heilung nach dem AMB, ist diese selbst dann eine kausale, wenn die näheren Umstände oder Stadien der Heilung nicht bekannt sind. Umgekehrt kann man am Gesunden mit demselben AM ähnliche Symptome erzeugen.

Einteilen möchte ich die *StWSt* nach *drei Gesichtspunkten:*

1. *Nach den vorwiegend betroffenen Organen bzw. Organsystemen* (Leber, Niere, Haut, Muskulatur, Nervensystem, Knochen)
2. *Nach dem oder den von der Störung betroffenen Stoff oder Stoffen* (z.B. Ca, Mg, P , Spurenelemente, Kohlehydrat,Eiweiß, Gas-StW, Wasserhaushalt)
3. *Nach der Art der Entstehung:* wobei ich unterscheide in
   a) die *Primären* mit der Störung im endokrinen, humoralen oder neuro-vegetativen System
   b) die *Sekundären:* Als Folge von exogenen Intoxikationen oder Autointoxikationen im Verlauf oder als Folge von schweren Allgemeinerkrankungen wie puerperale Infektionen und Intoxikationen, schweren Mastitiden, Futtervergiftungen, Festliegen oder Unterdrückung solcher Erkrankungen durch massive allopathische Therapie.

Besprechen werde ich in diesem Rahmen vor allem die Punkte 2 und 3 und davon wieder nur die Mineral- und Kohlehydrat-StWSt.

Primäre StWSt treten vorwiegend in der peripartalen Zeit auf. Die neuroveg endokrinen und humoralen Vorgänge im Organismus während dieser Zeit (man betrachte nur das Sistieren der Milchsekretion, die damit verbundene Rückbildung der Mammae, die hormonelle Geburtsvorbereitung, den Geburtsablauf, das Milcheinschießen, das Puerperium, um nur ein paar vordergründige Vorgänge aufzuzählen) sind derart vielschichtig, daß man sich wahrlich nicht zu wundern braucht, wenn manchmal nicht alles klaglos abläuft und eine StWSt als Folge auftritt.

Als Ideal schwebt mir bei Allgemeinerkrankungen wie der StWSt die Erstellung der exakten homöopathischen Diagnose und die Therapie mit dem Simile als Einzelmittel, womöglich in Hochpotenz (HP) vor, denn diese wirkt, soweit sie das Simile darstellt, meist rascher, tiefgreifender und nachhaltiger. Diese Potenzen wirken auf übergeordnete Funktionen, auf das Gemüt und beim Menschen auf den Geist.

Dies schließt aber die Wirkung von HP auf rein körperliche Schäden nicht aus, da übergeordnete Funktionen auf die tieferen zurückwirken. Liegt die Ursache für rein körperliche Leiden wie die StWSt in Gleichgewichtsstörungen übergeordneter Funktionen, ist die Heilung mittels HP möglich.

Oft finde ich aber zu wenige, für die Therapie mit einem Einzelmittel reichende Symptome.

Der Landwirt verlangt eine möglichst sichere Prognose und eine rasche Wiederherstellung der vollen Leistungsfähigkeit. Ist sie nicht gewährleistet, ist die im Vordergrund stehende Wirtschaftlichkeit der Therapie in Frage gestellt. Dem Rinderpraktiker bleibt nicht die Zeit, im Zweifelsfall 2 oder 3 Mittel nacheinander anzuwenden. Der Tierbesitzer verzeiht ihm eher einen Krankheitsrückfall, als ein mehrfaches erfolgloses Therapieren.

Ich behandle in diesen Fällen, nach zum Teil selbst erarbeiteten, zum Teil aus der Humanmedizin übernommenen sogenannten "bewährten Indikationen" aus 2-5 Mitteln. Auch der Umstand, daß Gemüts- und Subjektivsymptome speziell vom Nutztier schwer zu eruieren sind, lassen mich manchmal in die Komplextherapie ausweichen.

Die Heilung erfolgt erfahrungsgemäß nach dieser Methode zwar nicht so rasch, intensiv und nachhaltig, wie mit dem Simile, kann aber mit allopathischen Methoden leicht Schritt halten.

Die Heilung mit dem Simile, womöglich in HP,erfolgt manchmal so rasch, intensiv und nachhaltig, daß man fast an ein Wunder glauben könnte. Dabei spielt die Zeit, wielange das Leiden besteht, eine sekundäre Rolle. Ich denke hier an 2 Fälle von Azetonämie, die seit mehreren Wochen bestanden, verbunden mit starkem Leistungsabfall, Abmagerung sowie bis zur Inappetenz gesteigerte Freßunlust. Beide Kühe haben eine Stunde nach einer Gabe Nux vomica D30 bzw. Lycopodium D30 mit vollem Appetit gefressen und nach einer Woche die volle Milchleistung wiedererreicht.

Das Simile zu diagnostizieren, erfordert aber bei Allgemeinerkrankungen und StWSt gehören dazu, viel homöopathisches Können, Fingerspitzengefühl und für den Anfänger eine tüchtige Portion Glück.

Für die genaue homöopathische Diagnose ist die exakte Anamneseerhebung unabdingbar. Die Symptome ordne ich nach ihrer Wertigkeit in folgender Reihenfolge:

1. *Auslösende oder ätiologische Symptome*
2. *Modalitäten oder Umwelteinflüsse*

3. *Anlagesymptome (Konstitution und Diathese)*
4. *Verhaltenssymptome*
5. *Leibsymptome*
6. *Organsymptome*
7. *Klinische Symptome*

wobei aber ein an sich hochwertiges Symptom durch Unbeständigkeit oder schwaches Auftreten abzuwerten, ein an sich nicht hochwertiges durch seine Intensität, Dauer oder sein regelmäßiges Wiederauftreten, aufzuwerten ist.

1. AUSLÖSENDE SYMPTOME

1a. Psychisches Trauma: (spielt beim Menschen eine große Rolle)
wie Folge von: Angst, Ärger, Aufregung, von Eifersucht, von Heimweh, von Tadel, Enttäuschung, Schreck.

1b. Beim Rind hat das psychische Trauma zwar nicht die gravierende Rolle, ist aber als Krankheitsauslöser nicht von der Hand zu weisen. Wie z.B. Angst, Mißhandlung, Kontakt mit Fremden beim Melkakt mit folgendem Milchhochziehen.

Therapie: Arg. nitricum oder Natr. muriaticum

Heimweh: nach Verkauf, nach Personalwechsel, nach Kalb-Absetzen

Therapie: Aurum oder Ignatia

Enttäuschung : als Folge eines Stallwechsels
Schreck: kann die auslösende Ursache für den einen oder anderen Abortus sein, führt aber auch zu Tobsucht oder Bösartigkeit

Therapie: Stramonium, Hyoscyamus oder Belladonna.

1.2. Physisches Trauma:
z.B. Folge von Blutverlust, Durchfall, Durchnässung, Erkältung, Verletzung, Überanstrengung, Futterwechsel, Umstallung, Unterdrückung

Therapie: Arnica, China, Acid. phosphor., Arsenicum album, Natrium sulfuric., Dulcamara, Aconitum, Belladonna, Rhus tox., Hypericum, Ruta grav., Nux vomica, Chelidonium, Sulfur, Lachesis, Pulsatilla.

1. BEISPIELE

a. *Angst vor Melkakt mit folgendem Milchhochziehen:*
Eine feingliedrige, nervöse Kuh, der man bei meinem Herannahen die Angst sofort anmerkte, - sie sprang hin und her, hob wiederholt den Schwanz und setzte dünnbreiigen Kot in kleinen Mengen, aber in häufiger Folge ab, - erhielt von mir 10 Glob. Arg. nitr. D1000. Ab nächster Melkzeit war das Milchhochziehen behoben und ist auch nicht wieder aufgetreten.

b. *Heimweh:*
Einen anderen Fall von Milchhochziehen mit Leitsymptomen von Natr. muriatic. konnte ich mit einer Gabe Natr. muriaticum D200 beheben. 2 Kalbinnen, hochträchtig, erkrankten unmittelbar nach dem Einstellen in ihre neuen Ställe, nach einer Absatzveranstaltung an Azetonämie. Bei beiden Tieren handelte es sich um gutmütige, ruhige, traurige, bei der einen auch um ein neugieriges Tier. Diese bekam 5 ml Puls. D30 sc, jene Ignatia D200. Die mit Ignaita behandelte fraß am nächsten Tag normal. Bei der anderen, mit Puls. behandelten, war keine Änderung des Befindens eingetreten. Sie erhielt Ignatia D1000 und war am folgenden Tag auch geheilt.

c. *Durchnässung:*
3 Kühe in einem Stall wurden im Winter durch einen nicht intakten Selbsttränker stundenlang durchnässt, sie bekamen heftigen Husten und Durchfall. Einige Gaben Dulcamara D4 heilten in Kürze.

d. *Unterdrückung:*
Eine pP. festliegende Kuh wurde in meiner Abwesenheit von einem Nachbarkollegen 3 x mit Ca-Infusionen und Cortisonen behandelt. Das Tier hatte sich zwar nach der 3. Therapie erhoben, hatte aber nicht gefressen und erkrankte an einer schweren StWSt und vermutlichen Dünndarmblutung mit pechig schwarzem Stuhl. 2 x 5 ml Sulfur D30 heilten das Tier ohne weitere Therapie.

2. MODALITÄTEN

Sie sind entweder auslösende Ursache (Wetter, Temperatur, Bewegung) oder verschlimmern oder bessern bestehende Leiden. Es gibt homöopathische Mittel, die indiziert sind, wenn der Beginn einer Erkrankung

plötzlich ist:		Acon.,Nux vom.
allmählich ist:		Puls., Arg. nitr.
sie eine Beziehung zur linken		Arg. nitr.,Lach.,
oder zur rechten Körperseite hat:		Chel., Lyco.,Ap.
zur Tageszeit:	morgens:	Nux vom., Sil., Lach.
	10-11 Uhr:	Sulf., Na. mur.
	gegen Abend:	Lyco.
zur Jahreszeit:	Frühjahr:	Lach., Na. mur.,Na carb.
	Herbst:	Colchicum
	Winter:	Nux vom.,Petroleum
bei denen das Wetter eine Rolle spielt:		
	Schönwetter:	Hep. sulfur, Causticum, Nux vom.
	Warmwetter:	Na. sulf.
	Wind:	Acon.,Rhododendron
	Wetterwechsel:	Rhodo., Rhus tox., Dulcamara
Ruhe:		Arn., Bryonia
Bewegung:		Rhus tox., Rhodo., Puls.
Druck:		Arn., Lach., Hep. sulf., Bryo.

3. ANLAGESYMPTOME

a. *Konstitution* (angeborene und erworbene Anpassungs- und Regulationsweise des Organismus)
Es spielt für die Mittelwahl eine Rolle, um was für ein Tier es sich handelt:

asthenisch:	Phoph., Nux vom.
pyknisch:	Aurum, Graphites
frostig:	Puls, Arg. nitr.
hitzig:	Aur., Sulfur
trocken:	Acon., Na. mur.
feucht:	Bella., Gelsemium
ruhig:	Arn., Bryonia
unruhig:	Aconit, Arg. nitr.

Bei manchen Tieren, die einen klaren Konstitutionstyp verkörpern, kann man manchmal mit dem Konstitutionsmittel allein eine Heilung erzielen. Hier zeigt sich aber automatisch die Symptomatik des Typenmittels.

b. *Diathese* (angeborene und erworbene Organ- bzw. Systemminderwertigkeit).Man könnte sie auch als die pathologische Variante der Konstitution bezeichnen.

b 1. Die *lymphatisch-exsudativ-hypotrophische Diathese:*
Der lymphatisch erkrankte Organismus reagiert mit Fieber. Als Auslöser genügt

die Unterdrückung von physiologischen Ausscheidungen. Ihre Hauptmittel sind die Erdalkalien, Alkalien, Halogene aber auch pflanzliche Mittel wie Carduus, Abrotanum, Pulsatilla und viele andere.

b.2 Die *lithaemisch-produktiv-hypertrophische Diathese:*
Der lithaemisch Erkrankte reagiert nicht mit Fieber, sondern mit pathologischer Exsudation. Drüsen reagieren oft mit Steinbildung, Mucosen und die Haut mit Hyperplasien wie Warzen, Polypen. Es handelt sich hier um die Unterdrükkung pathologischer Ausscheidungen. Erkrankungen von Uterus und Ovar sind häufig dieser Art. Als Hauptmittel nenne ich hier Thuja, aber auch alle in der Sterilitätsbehandlung angewandten homöopathischen Arzneimittel sind hier einzureihen.

b.3 Die *dyskratisch-destruktiv-atrophische Diathese:*
Diese stellt ein Endstadium dar und spielt in der Nutztierpraxis eine untergeordnete Rolle, da mit einer wirtschaftlichen Wiederherstellung der vollen Leistungsfähigkeit nicht zu rechnen ist.

4. VERHALTENSSYMPTOME

Für die homöopathische Diagnose ist es nicht ohne Bedeutung, wie sich ein Tier verhält:

boshaft:	Hyoscyamus, Natrium muriaticum, Stramonium
feig:	Ignatia, Phosphorus, Argentum nitricum
empfindlich:	Ignatia, Pulsatilla
gehässig:	Aurum, Sepia, Natrium muriaticum
anlehnungsbedürftig:	Pulsatilla, Ignatia
scheu:	Pulsatilla, Ignatia
nachtragend:	Natrium muriaticum, Ignatia

5. LEIBSYMPTOME

Verlangen nach	Salz:	Natrium muriaticum, Phosphorus
Abneigung gegen	Milch:	Calcium carbonicum
Appetit	gut, trotzdem Abmagerung:	Natrium muriaticum, Jodum, Abrotanum
Appetit	gestört:	Sulfur, Tabacum
Ekel gegen	Gerüche:	Arsenicum album, Colchicum
Durst nach	großen Mengen:	Aconitum, Bryonia, Natrium muriaticum
Durst nach	kleinen Mengen:	Arsenicum album
Durstlosigkeit		Nux vomica, Hepar sulfuris, Pulsatilla, Apis
Stuhl:		
Farbe:	hell:	Chelidonium
	dunkel:	Nux vomica, Carduus marianus, Taraxacum
	grau:	Magnesium-Salze
Konsistenz:	hart:	Nux vomica, Natrium muriaticum, Graphites
	weich:	Chelidonium, Arsenicum album
Art der Entleerung:	spastisch:	Nux vomica, Ignatia, Natrum muriaticum
	atonisch:	Silicea, Opium, Graphites
Harn:		
Farbe:	hell:	Ignatia, Natrium muriaticum

	dunkel:	Acidum benzoicum, Chelidonium
	trüb:	Lycopodium, Berberis
Geruch:	nach Pferdeharn:	Acidum benzoicum
Reaktion:	alkalisch:	Acidum benzoicum
	sauer:	Coccus cacti
Menge:	reichlich:	Gelsemium, Ignatia
	spärlich:	Bryonia, Cantharis

6. ORGANSYMPTOME

spielen bei der Stoffwechselstörung eine untergeordnete Rolle.

7. KLINISCHE SYMPTOME

Sie sind krankheitsbezogen, nicht auf das Individuum abgestellt. Sobald sich aber der klinische Befund mit der Ätiologie und Pathogenese einer Erkrankung deckt, ist er auch für die homöopathische Diagnose wertvoll. Besonders bei akuten Krankheiten entzündlicher Natur können wir anhand des pathophysiologischen Geschehens eine Arzneimitteldiagnose stellen. Auch bei chronischen Organkrankheiten, wie der Leber, der Niere und des Skeletts können wir nach klinischen Befunden die Arzneimitteldiagnose stellen und eine erfolgversprechende Therapie einleiten.

Die nach diesem Schema gefundenen Symptome führen entweder zum Simile oder zumindest zu den AMB einiger Mittel. Einwand des zu großen Zeitaufwandes,um zur Diagnose zu kommen, ist nur teilweise berechtigt. Auch bei der Aufnahme der homöopathischen Anamnese wird man nur in schwierigen Fällen alle Kriterien berücksichtigen.

SPEZIFISCHE STWST

1. MINERALSTOFFWECHSELSTÖRUNGEN

a. *Rachitis*, *Osteomalazie* und *Osteoporose* lassen sich mit Phosph., Ca.carb., Ca. phosph. und Ca. fluor. recht gut beherrschen, wenn nicht ein absoluter Mangel der Mineralstoffe im Futter die Ursache ist. Wobei ich Phosphor bei zarten, feingliedrigen, leicht erregbaren, leicht ermüdbaren, aber sich rasch erholenden, hochgeschossenen Typen bevorzuge.
Ca. phosph. vor allem bei Kälbern und Jungrindern, die sich durch besonders rasches Wachstum auszeichnen, die Entwicklung der Knochen, Muskeln und der Nerven aber nicht Schritt halten kann.
Ca. carb. verwende ich besonders bei schweren, gutmütigen, zu Ödemen neigenden, häufig von Erkältungen, von exsudativen Zuständen der Mucosen befallenen Tieren, mit Störungen des Knochenwachstums und Aufrechterhaltung des gesunden Skeletts beim erwachsenen Tier.
Ca. fluorat. hingegen ist angezeigt, wenn eine Schwäche des elastischen Bindegewebes vorliegt, sei es der Gelenke, der Bänder, Sehnen oder Gefäße.

b. *Festliegen ante partum* mit meist ungestörtem Sensorium und Appetit. Die Alleintherapie mit Nux vom. D6 als Umkehreffekt - denn mit Nux vom D6 kann man bei hochträchtigen Rindern Festliegen provozieren - führt häufig zum Erfolg.

c. *Festliegen pP. traumatisches Festliegen* mit ausgeschlossenen Knochenbrüchen, Muskelzerreißungen oder schweren Nervenläsionen nach Schwergeburten sind mit Arn., Hypericum, Ruta., Bellis, Rhus tox. oft recht günstig zu beeinflussen.
Diese Form von Festliegen zählt zwar nicht zu den StWSt, soll aber wegen seiner guten homöopathischen Beeinflußbarkeit bzw. wegen seiner manchmal

schwierigen Abgrenzbarkeit von nicht traumatischem Festliegen erwähnt werden.

Nicht traumatisches Festliegen pP behandle ich prinzipiell mit Ca-Mg-Salz-Infusionen als Substitution und kausal homöopathisch regulierend; den gegebenen Symptomen entsprechend:

ob das Sensorium gestört ist wie bei Opium, Ailanthus, Phosph., Ambra, Nux mosch.
ob das Sensorium ungestört wie bei Nux vom.
ob es sich um eine schlaffe Parese handelt wie bei Opium
ob eine spastische Parese mit gestreckten Extremitäten und Opisthotonus vorliegt wie bei Nux vom., Ignatia, Lathyrus sat.
ob die Parese mit tonisch-klon. Krämpfen einhergeht wie bei Cuprum, Agaricus, Cicuta, Oleander, Bufo
ob sich das Tier warm anfühlt wie bei Gelsenium, Aurum
ob es sich kalt anfühlt wie bei Veratrum, Tabac, Camphora, Carbo veg.
ob mit Obstipation einhergehend wie bei Nux vom., Graph., Opium
ob mit Durchfall vergesellschaftet wie bei Veratr., Tabac.
ob sie mit Schwindel verbunden ist (äußert sich in häufigen, vergeblichen Aufstehversuchen) wie bei Viscum, Aurum, Conium, Cocculus
ob sie Folge von Verkühlung oder Durchnässung ist wie bei Acon., Bella., Rhus tox., Dulca., Na sulf., Thuja
ob sie Folge von Blut- oder Flüssigkeitsverlust ist wie Acid.phosph., China., Na mur., Phosph.
ob sie Folge von Überanstrengung wie bei Arn., Rhus tox., Acid.phosph., K. u. Ca. carb., Phosph.
ob sie Folge von medikamenteller Überbelastung wie bei Nux vom., Sulf., Opium, Phosph.

ist.

Auch die Konstitution spielt eine Rolle: ob es sich um ein mehr asthenisches, pyknisches, ruhiges oder unruhiges Rind handelt.

Auf die klassische Einteilung: Festliegen und Gebärparese habe ich absichtlich verzichtet, da mir aus homöopathischer Sicht die von mir vorgenommene Unterteilung günstiger erscheint.

Es wären noch die Tetanien (Weide, Stall, Transport) zu erwähnen: Ihre Hauptmittel: Cuprum, Ignatia aber auch Cicuta virosa, Conium, Op., Stramonium und Zincum. Als Prophylaxe gg. Festliegen pP hat sich in meiner Praxis folgendes bewährt: Ca 14 Tage a.p. 10 ml Phosph. D 6 sc und tägl. 2 x 2 ml Phosph.ebenfalls in D6 po. bis einige Tage nach der Geburt. Von 40 so behandelten Kühen (alle waren schon nach mehr als einer Geburt oder nach der vorhergehenden hartnäckig festgelegen) erkrankte nur eine und war auch nach einmaliger Ca-Infusion geheilt.

2. KOHLEHYDRATSTOFFWECHSELSTÖRUNGEN

Bei dieser Krankheitsgruppe ist die Erstellung der exakten homöopathischen Diagnose von besonderer Bedeutung. Gruppe sage ich deswegen, weil ich hierher nicht nur die klassische Azetonämie mit ihren Verlaufs- und Erscheinungsformen, sondern auch alle mit Appetitmangel, Abmagerung und Leistungsabfall einhergehenden Erkrankungen zähle, die häufig im Gefolge von schlecht geheilten oder durch massive allopathische Therapie unterdrückten Krankheiten des Magendarmtraktes, des Respirationstraktes, des Urogenitaltraktes, der Leber oder des Euters auftreten.

Die Art und den Grad der Organveränderungen, ich meine der Leber und der Nieren, kann ich nicht durch Laborwerte untermauern, da mir sowohl die Mittel als auch die Möglichkeit dazu fehlen.

Es wird sich vielleicht in dem einen oder anderen Fall um eine Eiweißstoffwechsel- oder andere Nicht-Kohleydrat-StWSt handeln. Für mich als Praktiker steht jedenfalls der Therapieerfolg im Vordergrund. Außerdem, gezielte homöopathische Therapie kann ich auch dann einleiten, wenn auch die klinische Diagnose wegen ausstehender Laborwerte nicht belegt ist. AM, die ich entweder dem AMB, der klinischen Indikation entsprechend, oder als Konstitutionsmittel bei Kohlehydratstoffwechselstörungen einsetze: Flor de Piedra, Nux vom., Podophyllum, Lycopodium, Chelidonium, Taraxacum, Quassia, Sulfur, Phosphor, Arsenicum, Mandragora, Na sulf., Lachesis, Pulsatilla, potenziertes Aceton sowie Na. mur. und Carduus.

Außerdem potenziertes Eigenblut und Eigenharn, sowie Gemische aus pot. Blut bzw. Harn von mehreren, unter verschiedenen Symptomen erkrankten Tieren. Letztere haben zwar den Vorteil, daß man sie vorrätig halten kann, die Wirksamkeit der Autonosoden ist aber nach meinen Erfahrungen in therapieresistenten Fällen sicherer und größer.

Pot. Eigenblut oder pot. Eigenharn setze ich nie als Alleintherapie ein, sondern stets zusammen mit einem oder mehreren angezeigten homöopathischen Mitteln, praktisch aber immer in Verbindung mit einem Drainagemittel. Nach Nebel, einem Schweizer homöopathischen Arzt, sammeln sich durch Gebrauch von Nosoden und Autonosoden im Organismus vermehrt Toxine an, die durch den Einsatz von sog. Drainage- oder Kanalisationsmitteln, rascher ausgeschieden werden. Die bedeutendsten *Kanalisationsmittel* der Leber sind: Carduus, Chelidonium, Lycopodium. Carduus ziehe ich Chelidonium als Leberdrainagemittel vor allem dann vor, wenn der Stuhl dunkel, fest, selten, spastisch, wenig ist.
Die wichtigsten Nierendrainagemittel: Berberis, Solidago.

Eine Wirkungsvertiefung homöopathischer Mittel gegen Kohlehydratstoffwechselstörungen kann durch ihre Injektion in einen Punkt im 7. Interkostalraum(von hinten) in der Höhe des Buggelenkes erzielt werden. Für die nervöse Form der Azetonämie ist lt. Wolter Ignatia D4 indiziert, aber auch Belladonna, Hyoscyamin und Stramonium können angezeigt sein.

Diese Arbeit sollte nicht so sehr homöopathisches Wissen vermitteln oder gar fertige Rezepte liefern, sondern den Versuch aufzeigen, wie man an die schwierige Materie herangehen könnte, sowie ein Anstoß sein für die Intensivierung der homöopathischen Arbeit.

Hierbei ist zu bedenken, daß sich die Arbeit auf das Rind beschränkt und zwar zu 98% auf Fleckvieh schweren Schlages im oberösterreichischen Alpenvorland. Abweichende Therapieerfolge können durchaus rasse- oder regionalbedingt sein.

Verdauungsstörungen der Großtiere und ihre homöopathische Behandlung

H. Wolter

EINLEITUNG

Wie schon mehrfach erwähnt worden ist, wird bei der homöopathischen Behandlung von anderen Voraussetzungen ausgegangen als in der Schulmedizin. Hierbei wäre es grundsätzlich falsch, anzunehmen, daß die klinische Diagnose entfallen könnte, da allein die Symptome der Erkrankung die Hauptrolle spielten und der Lokalisation und der Pathologie des Falles kein besonderer Wert zukämen. Im Gegenteil: Wie die Götter vor den Erfolg den Schweiß gesetzt haben, so vor die Therapie die Diagnose. Nur unter diesen Voraussetzungen ist es möglich, klar und sicher von der exakten Klinik zur erweiterten Therapie im homöopathischen Sinne zu gelangen. Wir werden daher auch bei der Besprechung dieser Verdauungsstörungen stets jeweils die klinische Diagnose, die ja den Endzustand bezeichnet,als Grundlage heranziehen und darauf die homöopathische Arzneimitteldiagnose aufbauen.

Bei der homöopathischen Behandlung der Verdauungsstörungen tritt eine Frage in den Vordergrund: Was spielt sich bei einer solchen Störung, z.B. eine Schlundkopflähmung oder eine Pansenüberladung, eine Kolik oder eine Lebererkrankung steht, primär ab? Oder anders gefragt: Welche dem Verdauungstrakt übergeordneten Funktionen sind irritiert bzw. pathologisch gestört? Man halte sich vor Augen, was in einem selbst vorgeht, wenn sich z.B. eine Anfangsmagenverstimmung ankündigt: Das primäre Gefühl ist das der langsam stärker werdenden Übelkeit, deren Lokalisation man aber nicht klären kann, dazu Unwohlsein, Schwindel, Schwäche, lähmende Passivität u.a. Charakteristika. Darin scheint sich mir eine ganz wichtige Anfangssymptomatik anzudeuten, nämlich eine zentrale Irritation, die der in den Verdauungsorganen sich manifestierenden Störung vorausgeht. Damit ist ein therapeutischer Komplex in der Homöopathie angesprochen, der den Blick auf eines der wichtigsten und vielseitigst anzuwendenden Arzneimittel aus dem homöopathischen Arzneischatz richtet: *Nux vomica* (die Brechnuß).

Wir haben bereits einige Möglichkeiten, die in der Anwendung dieses Mittels liegen, erörtert und seine große Bedeutung für die Therapie in den Vordergrund gestellt. Auch bei der Besprechung der Verdauungstörungen wird sich dieses Mittel wie ein roter Faden durch den Gesamtkomplex ziehen. Zur Erläuterung noch einmal die Toxikologie:

Die Inhaltsstoffe sind allgemein bekannt, vor allen Dingen das als Reflexkrampfgift bekannte Strychnin, das in sensible Funktionen des RM eingreift (cf.: Cocculus, mit dem Inhaltsstoff: Pikrotoxin, einem zentralen Krampfgift). Die Krämpfe setzen erst auf äußere Reize hin ein, sowohl optischer,akustischer oder toxischer Art.An Strychnin kann sich der Organismus nicht gewöhnen,im Gegenteil:es wird eine Speicherwirkung vermutet, die von der Leber ausgeht und kumulative Wirkungen hat.Diese können sich über Tage und Wochen hinziehen.Das andere Kampfgift ist das Brucin mit etwa derselben, aber milderen Wirkung. Hauptsächlich auf diesen beiden Inhaltsstoffen und ihrer toxischen Wirkung basiert die Anwendung in der Homöopathie. Die durch den homöopathischen Verdünnungsvorgang erreichte Umkehrwirkung läßt die große therapeutische Breite verständlich werden. Die Wirkungsmechanik von Nux vomica zieht sich wie ein roter

Faden durch die gesamte Skala der Verdauungsstörungen: Übelkeit, Schwindel, Schwäche, Lähmung, Krämpfe, Erbrechen, Appetitlosigkeit, Heißhunger, Völlegefühl, Obstipation, Diarrhoe.

Man kann erkennen, daß durch diese Mittel ein biphasige Wirkung geht, die seine Verwendung bei den unterschiedlichsten Erkrankungen verständlich macht. Die Ausgangsreaktionslage des Patienten bestimmt den Einsatz und die Potenz von Nux vomica. Man sollte also immer, wenn man ein Tier mit dem Vorbericht "Verdauungsstörung" zur Untersuchung vorgestellt bekommt, zuerst an Nux vomica denken. Auch bei Hunden und Katzen ist dieses Mittel angebracht. Die im folgenden besprochenen Erkrankungsformen sollen seine Anwendung klar werden lassen, aber auch die Punkte aufzeigen, für die eine zusätzliche oder auch andere Therapie mit einem anderen homöopathischen Mittel erforderlich ist:

1. KOLIK DER PFERDE

Bei den Pferden spielt die Kolik nach wie vor eine große Rolle im Rahmen der Erkrankungen der Verdauungsorgane.

Die Diagnostik und konventionelle Therapie ist in Arbeiten neueren Datums (Huskamp, Zeller u.a.) eindringlich besprochen und deren Schwierigkeit aufgezeigt worden. Es wäre in diesem Zusammenhang zu klären, ob zu der Differentialdiagnose auch die Differentialtherapie zu ihrem Recht kommt, daß man also konkret der für jeden Fall spezifischen Denkform gerecht wird.

Bei meinem Studium der Homöopathie stieß ich auf die Nux vomica, die seitdem das Hauptmittel bei jeder Kolik-Behandlung geworden ist trotz neuer Spasmolytika, Analgetika, Parasympathikomimetika u.a. Neuerscheinungen. Die umfassende Wirkung von Nux vomica ist als *regulierend* zu bezeichnen. Sie geht über das zentrale Nervensystem und wirkt - je nach Reaktionszustand der Patienten - erregend oder beruhigend bis lähmend, ebenso in weiterer absteigender Folge auf das vegetative Nervensystem und die von diesem innervierten Organsysteme. Spasmen werden entkrampft und Lähmungen tonisiert. In gewisser Hinsicht ist diesem Mittel auch ein diagnostischer Wert beizumessen: Intravenös gegeben läßt es Darmspasmen schnell verschwinden und so die rektale Untersuchung ergiebiger durchführen. Wichtig ist, daß man frühzeitig mit dieser i.v. Injektion zu einem Koliker kommt. Die Wirkung hält lange an, so daß in der Zwischenzeit in aller Ruhe weitere diagnostische Untersuchungen durchgeführt werden können. Die Krampfkolik auf toxischer Basis wird mit Nux vomica D6 als i.v. Injektion sicher behoben, ohne daß zu befürchten ist, daß nach etwa einer Stunde ein Redzidiv auftritt. Die Regulation ist komplett.

Das "Allheilmittel" Nux vomica hat aber auch seine Einschränkung, wie durch das Epiteton ornans "toxisch" schon ausgedrückt wurde: rheumatische Krampfkoliken werden nur unvollkommen davon erfaßt und sollten mit dem dafür spezifisch wirkenden Mittel Aconitum D4(i.v. oder sc und/oder p.o.)behandelt werden.
So ergibt sich die Differentialtherapie:
Intoxikations-Krampfkolik: Nux vomica D6 - i.v. 10 ml und/oder p.o.
Rheumatisch-katarrhalische Krampfkolik: Aconitum D4 - i.v. oder sc 10 ml und/oder p.o.

Sollten die Schmerzäußerungen und damit die Unruhe des Pferdes zu heftig sein oder - Ausnahmen bestätigen die Regel - nicht abklingen, so kann man Nux vomica in einer Mischspritze mit Colocynthis D4 kombinieren, $\overline{aa}$ 5 ml.i.v. oder s.c.
Es sind einige Worte über Colocynthis zu sagen: Dieses Mittel ist nicht zu Beginn einzusetzen, sondern erst im Verlauf der Kolik. Besonders intensiv wirkt

es bei periodisch auftretenden Krampfzuständen mit heftigen Schmerzen und rücksichtslosem Niederwerfen. Hier greift Colocynthis überzeugend ein. Wenn im Verlauf einer Kolik Colocynthis eingesetzt werden muß, so kann man dieses, wie erwähnt, ruhig in einer Mischspritze geben, da Nux vomica als homöopathische Verdünnung nicht kumuliert. Einige Besonderheiten für den Einsatz von Colocynthis sind noch zu beachten:

Die Schulmedizin verwendet die Koloquinte in verschiedenen Präparaten als Laxans wegen seiner erregenden Wirkung auf die Darmmuskulatur, die durch den glykosidischen Bitterstoff Colocynthin ausgelöst wird. Die Homöopathie nutzt die durch die homöopathische Verdünnung bewirkte Regulierung der pathologischen Zustände aus. Und zwar sind es zwei Symptomenkomplexe, die erfaßt werden:

1. Spasmen der Hohlorgane der Bauchhöhle, wozu auch die Harnleiter und das Nierenbecken gehören,
2. krampfartige schießende Schmerzen der peripheren Nerven.

Wichtig dabei ist, daß die Schmerzen *periodisch* auftreten und nicht kontinuierlich vorhanden sind, ein Phänomen, das wir eigentlich bei allen Arten der Krampfkolik der Pferde finden.

Auch die oft nach dem Überwinden einer Kolik auf toxischer Basis auftretenden unangenehmen Durchfälle kann man mit den beiden genannten Mitteln gut beeinflussen. Als ein Kunstfehler in gewissem Sinne wäre es allerdings anzusehen, wenn man Colocynthis bei einer manifesten Obstipation anwenden würde, da es hierbei u.U. zu einer Verschlimmerung kommen könnte, was bei Nux vomica dagegen nicht der Fall ist. Das äußere Bild des Colocynthis-Kolikers zeigt sich also in einer heftigen intermittierend auftretenden Unruhe mit deutlichen Schmerzäußerungen.

Das Gegenbild zu diesen beschriebenen Krankheitszuständen findet man bei einer Obstipation. Hier steht das Pferd meistens ruhig, legt sich manchmal ruhig hin und dreht sich auf den Rücken, wo es eine Zeitlang liegen bleibt.Oft steht das Tier auch mit nach hinten gestreckten Hinterbeinen da, sieht sich nach dem Hinterleib um, meistens nach der obstipierten Seite, und stöhnt leicht. Durch die Untersuchung muß die Lokalisation der Obstipation festgestellt werden.

Nach der ersten Auskultation - als unumstößlich notwendige diagnostische Maßnahme - wird zunächst *nicht* rektal untersucht, sondern eine i.v. Injektion Nux vomica D6 gegeben. Dadurch wird der Darmtonus, der bei diesen Obstipationen oft gefährliche Krampfzustände annehmen kann bei der rektalen Untersuchung, besonders bei der Ileumverstopfung, reguliert. In der kurzen Zeit der Reinigung der Spritze und des Schlüpfrigmachens des Armes, wird der Tonus weitgehend normalisiert, so daß die rektale Untersuchung vorgenommen werden kann, die dann bei den in weichem Tonus in der Bauchhöhle liegenden Darmpartien aufschlußreicher ist als bei gespannten Darmpartien. Der Vorteil der Nux vomica D6-Prämedikation liegt darin, daß keinerlei unangenehme Nebenwirkung zu erwarten ist, wie Darmlähmung, Kreislaufbelastung etc.

Die Verstopfung des Ileum wird unter der Einwirkung von Nux vomica D6 als i.v. Injektion und der peroralen Gabe von Nux vomica D4 (2 stündl. je 20 Tropfen) auch gut beeinflußt. Die evtl. rektal zu fühlende Anschoppung (langer Arm und weicher Tonus!) zeigt nach relativ kurzer Zeit (ca. 5-6 Stunden) eine Erweichung, und man kann deutlich die caudal intensiver einsetzende Peristaltik feststellen.

Öfter tritt diese Verstopfung aber auch nach einem Durchfall auf, der mehrere Tage bestanden hat und der als Gegenmaßnahme zu werten ist gegenüber einer pathologischen Sekretionshemmung der Schleimhaut dieses Darmabschnittes. Dieses sollte durch den Vorbericht geklärt werden. Hier ist zu Nux vomica ein weiteres Mittel zu geben und zwar Bryonia D4 als sc. Injektion (5 ml) und weiterhin 3-4 mal täglich 15-20 Tropfen p.o. Nux vomica und Bryonia können ohne weiteres zusammen, aber nicht in einer Mischspritze verabfolgt werden.

Bryonia dioica (die Zaunrübe) gehört zu den Cucurbitaceae. Der Hauptbestandteil ist das Glykosid Bryonin, das stark abführend wirkt und - bei Überdosierung - heftige, choleraartige Durchfälle mit äußerst schmerzhaften Krämpfen erzeugt. Die ganze Pflanze ist giftig, und es sind durch die genossenen schwarzen Beeren auch Todesfälle beobachtet worden. Interessant in unserem Zusammenhang sind die Tierversuche, die schwerste Vergiftungen mit großer Blutfülle an den Organen der Bauchhöhle zeigten. Außerdem sind einzelne Darmpartien des Darmes verstopft. Die genaue Toxikologie sollte in den entsprechenden Arzneimittellehren und Pharmakologien nachgelesen werden.

In vielen Fällen ist es schwierig, die Peristaltik wieder zu normalisieren. Dieses ist z.T. konstitutionell bedingt, z.T. aber auch iatrogen durch die vorher durchgeführte Behandlung. In jedem Fall sollte man sich des in dieser Situation bewährten Opiums erinnern,das, als D6 4-5 mal tägl. 1/3 Teelöffel voll gegeben, dieses Problem lösen hilft.

Der Ausgangsstoff des Opiums ist der Fruchtsaft aus der unreifen Fruchtkapsel. Seine Inhaltsstoffe sind die bekannten Alkaloide Morphin, Codein, Narcotin und Narcein, die - wieder biphasig - sowohl eine erregende als auch eine lähmende Wirkung sowohl auf das zentrale wie auch auf das vegetative Nervensystem haben. Die Wirkung wird durch die Ausgangsreaktionslage bestimmt, in der der Patient sich befindet, wie wir sie auch schon bei Nux vomica kennengelernt haben. Opium kann man als homöopathische Verdünnung sowohl bei der spastischen Opstipation als auch bei der atonischen mit Erfolg einsetzen. Die Potenz ist entscheidend für die Wirkung in der jeweiligen Krankheitsphase. Für den hier angeführten Fall hat sich die D6 als die affine Potenz bewährt.

Um das Gebiet der Koliken in gewisser Weise abzurunden, ohne damit erschöpfend dargestellt zu sein, soll noch auf die Verstopfung der Colon-Querlage und vor allen Dingen des Blinddarms eingegangen sein, die ohne Drastika etc. homöopathisch elegant gelöst werden können.

Als roter Faden wieder: Nux vomica D6 i.v. Die darauf folgende rektale Untersuchung ergibt klar den Zustand, in dem sich die Bauchhöhlenorgane befinden. Ist die Anschoppung des Colons noch soweit variabel, daß Eindrücke der Hand möglich sind, wird im allgemeinen mit der Folgemedikation von Nux vomica D6 auszukommen sein.

In der gleichen Weise ist auch die Anfangsmedikation der Opstipation des Caecums durchzuführen. Hier wird man allerdings in vielen Fällen nicht allein damit auskommen, sondern muß zusätzlich ein anderes Mittel einsetzen. Dieses ist Plumbum, als Plumbum aceticum. Es wird peroral in der D6 gegeben. Es ist auch möglich, Plumbum D30 als Injektion zu geben, die dann allerdings nach 24 Stunden wiederholt werden müßte.

Bei der Anwendung von Blei sollte man sich der Tatsache bewußt sein, daß das metallische Blei nicht im Organismus abgebaut wird, sondern als außerordentlich stark wirkendes Reduktionsmittel die Zellatmung schädigen und so auch in kleinen Dosen problematisch wirken kann. An Pflanzen werden Schädigungen in einer Verdünnung von 10^{-10} festgestellt, so daß auch die Verbindung zu den Herbivoren in diesem Zusammenhang hergestellt werden kann. Da aber die therapeutische Wirkung von Blei gerade bei dieser Art der Verstopfung so außerordentlich wertvoll ist, sollte man nur Plumbum aceticum, das essigsaure Blei, einsetzen, das in löslicher Form von den Ausscheidungsorganen restlos wieder ausgeschieden wird. Plumbum aceticum wird etwa 3-4 Tage lang gegeben. In dieser Zeit ist nach meinen Erfahrungen auch eine hartnäckige Blinddarmverstopfung behoben.

Als typisch für den Einsatz von Blei sollte beachtet werden, daß der Leib hochgezogen ist, die Hinterbeine nach hinten gestellt sind und eine Berührungsempfindlichkeit an der rechten Flankenseite besteht, die sich vom einfachen Ausweichen bis zur energischen Schlagabwehr steigern kann, je nach dem Temperament des Pferdes.

Noch ein anderes Schwermetall ist in diesem Zusammenhang zu erwähnen: Platinum, das ebenfalls ganz ausgezeichnet bei der Caecumobstipation einzusetzen ist. Allerdings besteht ein Unterschied zwischen dem Einsatz von Plumbum und Platinum. Während man bei dem Patienten, der Plumbum benötigt, ein reizbares Temperament findet, das alle Unannehmlichkeiten energisch abwehrt, sind die für Platinum infrage kommenden Patienten stupide und träge; auch bei der Flankenberührung rechts weichen sie nicht aus oder machen gar Abwehrbewegungen. Aber sie haben einen Drang ohne Erfolg, Kot abzusetzen, der sich bis zum stoßartigen Pressen steigern kann. Ein ähnliches Verhalten finden wir auch bei der Anschoppung der Colonquerlage, das sich aber als scheinbarer Harndrang wegen des Druckes des verstopften Colons auf die Blasenregion zeigt. Für Platinum also: das typische stoßartige Pressen auf Kotabsatz ohne Erfolg, als echtes Krankheitssymptom. Für beide Mittel sollte als tiefste Potenz die D6 gegeben werden; davon dann 4-5 ml tägl. 1/3 Teelöffel p.o. Als Injektion sind beide Mittel in der D30 einzusetzen. Sie muß aber in Abständen von 24-36 Stunden wiederholt werden.

Immer aber steht Nux vomica D6 an erster Stelle in der Koliktherapie. Es ist ratsam, die kurz angedeuteten Gründe hierfür durch das Studium der einschlägigen Arzneimittellehren zu vertiefen. Man wird erstaunt sein, in welcher Breite man nicht nur Nux vomica, sondern auch die anderen hier besprochenen Mittel einsetzen kann. In diesem Referat sind die für die Kolik der Pferde typischen Eigenschaften der erwähnten Mittel besprochen worden und sollen damit zur Diskussion gestellt werden.

2. LEBER- UND VERDAUUNGSSTÖRUNGEN DER RINDER

Das umfangreiche Gebiet der Verdauungsstörungen der Rinder ist therapeutisch besonders gut mit den Mitteln der Homöopathie zu erfassen, weil der komplizierte Verdauungstrakt der Wiederkäuer breit gefächert mit den verschiedensten Mitteln beeinflußt werden kann. Bei diesen Störungen ist fast immer auch die Leber mit beteiligt, so daß der vollen Funktionsfähigkeit dieses Organs besondere Wichtigkeit zukommt. Und gerade hierfür hat die Homöopathie Mittel, wie sie m.E. sonst keiner anderen Therapieform zur Verfügung stehen.

Folgende Mittel sind zu nennen und zu besprechen:
a. Chelidonium majus (das Schöllkraut),
b. Ignatia (die Ignazbohne),
c. Flor de Piedra (die Steinblüte),
d. Nux vomica (die Brechnuß).
Alle diese Mittel sind pflanzliche Arzneien, deren Inhaltsstoffe weitgehend untersucht und bekannt sind.

Mit einer der typischsten und schwersten Verdauungsstörung, der Azetonämie, und ihrer homöopathischen Behandlung möchte ich diese Darstellung beginnen:

Die Erkrankung wurde im Hinblick auf die Beeinflussung durch ein homöopathisches Mittel i.A. des Bundesministeriums für Jugend, Familie und Gesundheit im Rahmen eines Forschungsauftrages "Arzneimittelsicherheit" speziell auf die Wirksamkeit von Flor de Piedra D3 untersucht. Das genaue Bild der Azetonämie ist jedem Praktiker geläufig und ihre Therapie mit Dexamethasonen etc. Die aber immer wieder auftretenden Rezidive lassen den Wunsch nach einer anderen oder zumindest zusätzlichen Therapie aufkommen. In Flor de Piedra steht ein solches Mittel zur Verfügung, das in den meisten Fällen in der Lage ist, durch eine einzige Injektion von 10 ml sc. diese Krankheit entscheidend zu verändern. Die Pflanze enthält u.a. Proanthocyanidine (hohes Redoxpotential!), Katechin-Farbstoffe. Diese sind auch in anderen homöotherapeutisch genutzten Pflanzen vorhanden wie im Hypericum perforatum, der Rotebete und dem Crataegus oxyacantha. Alle drei Pflanzen werden mit Erfolg bei den Endzuständen von Stoffwechselanomalien eingesetzt. (Frage: Lösen die Proanthozyanidine in dieser Kombination diese Wirkung aus?). Es kann in diesem Rahmen nicht der gesamte Untersuchungsgang erläutert werden (s. "Der praktische Tierarzt", Nr. 4 , 1979). Ich möchte aber doch die Ergebnisse kurz demonstrieren, da Flor de Piedra als einziges Mittel gegeben wurde. Somit kommt dieser Untersuchungsreihe von 47 Tieren eine gewisse Bedeutung zu. Es sind die für die Endauswertung verwendbaren Untersuchungsprotokolle von insgesamt 58 Tieren aus 21 Beständen.

Da wir wissen, daß jedes homöopathische Mittel seine besondere Palette an Symptomen hat, die für den Einsatz des Mittels berücksichtigt werden müssen, so ist auch für den Einsatz von Flor de Piedra eine "Farbskala" vorhanden,die nicht bei jeder Azetonämie eindeutig festzustellen ist. Daher ist in besonderen Fällen eine Therapie mit anderen homöopathischen Mitteln erforderlich, wie im weiteren Verlauf besprochen werden soll.

Die Flor de Piedra-Patienten zeigen in allen Reaktionen eine stumpfe Verzögerung. Alles ist verlangsamt: der Wiederkauakt, der zunächst noch die volle Anzahl aufweist, aber zeitlich fast um das Doppelte in die Länge gezogen ist; die noch nicht voll gestörte Futteraufnahme: die Tiere schieben das Futter von rechts nach links, blicken zwischendurch hoch und sind ca. eine halbe Stunde später fertig mit dem Fressen als ihre Stallgenossen; die volle Milchmenge ist zunächst noch vorhanden, schießt aber verzögert ein; das Aufstehen zum Melken und Füttern geht sehr gedehnt vor sich. Das alles sind Symptome, die wir aus dem Bild der Azetonämie kennen, die sich aber doch nicht in allen Fällen in dieser typischen Form finden. Dann muß das Krankheitsbild neu erfaßt und das entsprechende Simile gesucht werden.

Die Wirkung von Flor de Piedra wurde an unterschiedlichen Untersuchungen verifiziert. Zunächst wurde die klinische Besserung dokumentiert, die innerhalb von 48-72 Stunden festzustellen war. Dazu wurden als weitere Parameter 1. die Abnahme der Schmerzempfindlichkeit der Leberpunkte untersucht und 2. die Entwicklung der Serumwerte von GOT, alk. Phosphat., Bilirubin labormäßig ausgewertet. Alle diese Werte waren nach 48 bzw. 72 Stunden normalisiert. Um zu einem aussagekräftigen Ergebnis zu kommen, sind diese Werte durch Feststellung des therapeutischen Quotienten nachgewiesen. Danach ist in fast 72% der Gesamtzahl eine eindeutige Besserung vorauszusagen. In der TiHo Hannover sind durch Prof. von Mickwitz die statistischen Auswertungen veranlaßt, die ein hochsignifikantes Ergebnis (xxx) für GOT und aPh, ein signifikantes Ergebnis (xx) für Bilirubin aufwiesen.

Es steht also bei der Azetonämie-Behandlung mit Flor de Piedra ein sicher wirkendes Mittel zur Verfügung, wenn sich die typischen Symptome in das Gesamtkrankheitsbild einordnen. Und da kann als Richtlinie gelten: Alle physiologischen Funktionen sind träge verlangsamt. (Über die genaue Pharmakologie siehe: DHU-Homöogramm, Leeser, Wolter, u.a.) Für die vorstehend beschriebene Untersuchung wurde als Arzneimittel Flor de Piedra D3 eingesetzt. Es sollte damit eine möglichst simple homöopathische Verdünnung auf ihre Wirksamkeit bei einem engumschriebenen Krankheitsbild dokumentiert werden. Für die breitangelegte Therapie der Azetonämie und ihrer begleitenden Verdauungsstörungen ist das als D4 weiter aufgeschlossene Mittel Flor de Piedra der D3 ebenbürtig, wenn nicht überlegen. In der täglichen Praxis ist daher neben der in Tropfflaschen zur peroralen Eingabe angebotenen D3 die in 100 ml-Flaschen mit Durchstechstopfen (Stechampullen) abgefüllte Flor de Piedra D4 als Injektion einzusetzen. Lange vergleichende Versuche haben dieses immer wieder bestätigt.

Ein anderes Mittel, das sich in diese Verdauungsstörungen einschaltet und mit großer therapeutischer Breite anzuwenden ist, ist die schon bei der Behandlung der Kolik der Pferde besprochene *Nux vomica.*

Bei allen Tierarten hat man bei den unterschiedlichsten Erkrankungen große Erfolge. Nur ist die Frage, ob die menschlichen Arzneimittelbilder auf die Tiere zu übertragen sind (Vergleich: "Homöopathie für Tierärzte I",1978, S. 73 ff.). Widersprüchliche Symptome der Arzneimittelbilder sind immer wieder auffällig dabei. Auch in der Veterinärmedizin trifft man diese scheinbaren Ungereimtheiten:

Im Falle Nux vomica z.B. einmal Obstipation, ein anderes Mal Diarrhoe, einmal ein ständiges Aufstoßen, dann wieder die Unmöglichkeit, den Blähbauch durch Aufstoßen zu entlasten. Diese völlig entgegengesetzten Krankheitssymptome sind so zu erklären, daß die Reaktionslage, in der sich der Patient z.Z. der Prüfung befindet, entscheidend ist für die erzeugten Symptome. Das sensible Pferd - auch die Kaltblüter haben ihre psychische Irritabilität - reagiert anders als die im allgemeinen ruhigere Kuh. Und doch kennen wir alle die unvorhergesehenen Reaktionen bei den Kühen, die u.U. reizbar bis zur Boshaftigkeit auf unvorhergesehene Manipulationen antworten. Man kennt auch den wässrigen Kot bei Aufregungen, das Hochziehen der Milch beim Melken durch fremde Personen usw. Immer ist das Sensorium an den Reaktionsabläufen - auch bei der Kuh - beteiligt. Wie gesagt: Nux vomica!

Noch ein weiterer Hinweis für die Anwendung von Nux vomica ist zu erwähnen: Der Mensch benötigt Nux vomica bei Beschwerden, die durch "sitzende Lebensweise" hervorgerufen werden. Hier ist eine Parallele zu ziehen zu Rindern und Kühen während der winterlichen Stallperiode oder auch zu Tieren, die der vollkommenen Stallhaltung unterliegen. Auch der Boxenlaufstall ist keine ideale Lösung für die Kühe.

Der Typ der "Nux vomica-Erkrankung" ist also charakterisiert einmal durch die spätwinterlichen Verdauungsstörungen, wenn die Reserven der Weidezeit aufgebraucht sind, zum anderen, wenn die Tiere während des ganzen Jahres im Stall gehalten werden. Man kann diese Stallerkrankungen, die sich eigentlich alle in der gleichen Form zeigen, folgendermaßen präzisieren: Sistieren des Wiederkauaktes, Pansenanschoppung, Verstopfung nach anfänglichem Durchfall und dann, infolge der Permeabilitätsstörung der Darmschleimhaut, rückläufig auftretende sekundäre Lebermitbeteiligung. Man findet hier oft hartnäckige Verstopfungen, die mit einer bedrohlichen Pansenlähmung einhergehen. Der Panseninhalt fühlt sich bei der Palpation hart und fest an und nimmt kaum Handeindrücke an. Man hat das Bild der situationsbedingten Pansenlähmung mit sekundärer Hepatopathie und paralleler Darmschwäche bis zur Darmlähmung. Dazu kommt eine Berührungsempfindlichkeit an den erkrankten Körperpartien, die u.U. energische Abwehrbewegungen auslöst.

Hier ist Nux vomica D6 als sc. Injektion 10 ml (evtl. auch als D4) das Mittel der Wahl. Die Injektion sollte am nächsten Tage wiederholt werden, besser noch sind 2 bis 3 x täglich 20 Tropfen D6 einzugeben. Viele Fälle einer der azetonämieähnlichen Erkrankung sprechen nicht allein auf Flor de Piedra an, sondern benötigen zusätzlich eine andere Therapie. Bekannt ist, daß oft während der Weidezeit 1 bis 2 Wochen nach überstandener Tetanie eine der Azetonämie ähnliche Erkrankung auftritt, die aber meistens nicht einmal Azeton-Körper im Harn absondert, so daß dieses typische Kriterium ausfällt. Hier kann man Flor de Piedra geben, aber als Hauptmittel ist doch Nux vomica D4 bis D6 einzusetzen. Die zentrale Ausgangsbasis für die durch Nux vomica beeinflußbare Erkrankung ist typisch. Und da liegt die Verbindung Nux vomica-Pseudoazetonämie direkt auf der Hand. 5-10 ml sc. mit nachfolgender peroraler Gabe desselben Mittels und derselben Potenz lassen diese Störung sich bald normalisieren.

Vergleichen wir die beiden Mittel miteinander, so sind trotz scheinbar gleichem Krankheitsbild wesentliche Unterschiede zu erkennen, die sich eben therapeutisch in der Homöopathie auswirken:
Flor de Piedra D3, wenn die Azetonämie mit typischen verlangsamten Reaktionen beginnt oder sich nach einer Gebärparese ausbildet. Nux vomica D6, wenn eine gewisse Reizbarkeit und Irritablilität nach Hypersekretion - ganz allgemein gesprochen - zu der Pansenlähmung und Obstipation etc. führt oder wenn sie nach einer Tetanie aufgetreten ist, besonders, wenn eine Futterintoxikation vorgelegen hat. Beachtet man diese beiden Grundzüge der Mittel, wird man erstaunt sein, mit welcher Sicherheit schwere Erkrankungen der genannten Art zu beheben sind.

In der Wirkungsnähe von Nux vomica steht ein anderes wichtiges Arzneimittel, das sich bei dieser Art der Verdauungsstörungen oft sehr bewährt hat, fast die gleichen Inhaltsstoffe besitzt und die scheinbar gleiche Indikation aufweist. Es ist *Ignatia*, die Ignazbohne, auch eine Loganiacee wie Nux vomica.

Ignatia ist einzusetzen bei Pansenüberfüllung mit erschwertem Wiederkauakt, dem ständigen Versuch zu regurgitieren, ohne daß es von Erfolg ist. Dazu der Versuch Kot abzusetzen, der,wenn es einmal gelingt, zu Anfang sehr hart und schwarz ist, dann aber während des Absetzens in eine gußartige hellgelbe Diarrhoe übergeht. Auf die vorsichtigste Annäherung hin schon schreckt das Tier zusammen und alle Krankheitszeichen werden schlimmer bis hin zu einem echten, totalen Krampf.

Durch diese Charakteristik bietet sich das Mittel an, einmal während der Tetanie in Ergänzung der üblichen Therapie eingesetzt zu werden, zum anderen die Spätfolgen einer Tetanie sicher abzufangen. Wesentlich aber ist, daß nicht nur toxische Prozesse diesen Zustand ausgelöst haben, sondern zentralnervöse Irritationen wie wir sie aus der echten Tetanie kennen, die, grob gesagt, durch Kaliumüberschuß ausgelöst werden. Hierbei ist nicht immer eine vermehrte Aufnahme von Kalium ausschlaggebend,sondern oft auch ein Calcium- und Natrium-Mangel, die als Antagonisten die Kalium-Wirkung neutralisieren. Das ist auch der Grund, weshalb die Tetanie in nassen Jahren anders verläuft als in trockenen. Wegen des geilen Aufwachsens der Gräser ist nicht genügend Calcium in ihnen abgelagert. Daher tritt wegen des Kaliumüberschusses in nassen Jahren die Tetanie heftiger auf, die Rekonvaleszenz ist länger und vor allen Dingen die Störung der Verdauungsorgane weitaus schwerer. Man sollte bei der Tetanie in nasser Jahreszeit stets zu jeder wie auch immer gelagerten Therapie Ignatia D6 als sc. Injektion zusätzlich geben. Die Wiederholung sollte nach 24 bis 48 Stunden vorgenommen werden. In den Fällen, in denen man durch Zufallsbefund im Anfangsstadium eine Tetanie zur Behandlung bekommt, ist u.U. mit Ignatia D6 sogar der gesamte Krankheitskomplex zu erfassen und zu beseitigen.

Zusammenfassend ist für Ignatia bei den sekundären Verdauungsstörungen im Verlauf einer Tetanie als typische Symptomatik folgendes Bild zu nennen: stark nervöse Reizbarkeit auf Annäherung oder leiseste Berührung hin, vergeblicher Versuch zum Wiederkauen, stark und heftig arbeitende Peristaltik, besonders des Pansens. Der Kotabsatz ist sehr erschwert und zunächst festhart, dann während des Kotabsatzes in einem gußartigen hellen Durchfall übergehend.

Betrachten wir diese drei Mittel noch einmal unter einer Synopsis, so ergibt sich auch bei derselben klinischen Krankheitsbezeichnung: Pansenlähmung mit Futterüberladung, mangelnder Wiederkauakt, erschwerter Kotabsatz mit folgendem heftigen Durchfall, um nur die augenfälligsten Symptome zu nennen, eine erhebliche Differenzierung in der Therapie: Flor de Piedra, Nux vomica und Ignatia sind zentral bei der Therapie der Verdauungsstörungen einzusetzen, sind aber ihrem Arzneimittelbild nach unterschiedlich in der Wirkung.

Flor de Piedra: alles ist verlangsamt, deshalb auch die oft bei der Azetonämie auftretende Blättermagenverstopfung.

Nux vomica: die Erkrankung tritt nach einer Futterintoxikation auf, bei der nach anfänglichem Durchfall oder Hypersekretion, ganz allgemein gesprochen, eine Obstipation auftritt. Der Patient ist reizbar auf Berührung an den erkrankten Stellen hin und reagiert mit Abwehrbewegungen, ist aber nicht ängstlich. Die Erkrankung ist meistens eine Stallkrankheit.

Ignatia: Eine zentrale ängstliche Reizbarkeit bis zum echten Krampf ist das Vorstadium der Verdauungsstörung, bei der nicht die Diarrhoe am Anfang,sondern im Verlauf der Erkrankung auftritt. Wichtig, daß alle physiologischen Reaktionen (Wiederkauen, Kotabsatz) vergeblich versucht werden.

Ein weiteres Mittel wäre noch zu nennen, das sich bei dieser Art der Verdauungsstörungen außerordentlich gut bewährt: Es ist Chelidonium majus, das Schöllkraut, das in Europa zuhause ist und zu den Papaveraceen gehört. Es ist also ein Mohngewächs und als solches natürlich auch mit Alkaloiden, die denen des Opiums ähnlich sind, bestückt. Das wichtigste ist das Chelidonin (dieses findet sich auch im Schlafmohn in den Benzophenatridin-Gruppen, von denen Chelidonium 6 gemeinsam mit dem Papaver sommiferum hat, während es 3 dieser Gruppen nur allein beherbergt). Dieses Chelidonin hat bei Tieren, nicht jedoch beim Menschen, eine gewisse narkotisierende Wirkung. Die Wirkung auf die glatte Muskulatur ist typisch und hat morphinähnlichen Charakter. Chelidonium ist von der Homöopathie in die heutige therapeutische Anwendung hinübergerettet worden; die Schulmedizin hat sich trotz der großen pharmakologisch nachweisbaren Wirkung nicht um diese Heilpflanze gekümmert.

Man findet oft bei Kühen das Bild einer Azetonämie, das sowohl die Züge von Flor de Piedra als auch von Ignatia trägt. Und doch ist ein ganz eindeutiger Unterschied zu diesen beiden Mitteln festzustellen: Die ganze Symptomatik hat katarrhalischen Charakter, mit der heftigen Peristaltik, den Schmerzen, die manchmal kolikähnliche Formen annehmen können, aber immer nur von kurzer Dauer sind, danach ist wieder eine gewissen Stupidität festzustellen, Verstopfung und heller wässriger Kot wechseln miteinander ab. Appetitlosigkeit wird ganz deutlich durch eine merkwürdige Besonderheit charakterisiert: Die Kühe lehnen alles Futter ab, sind aber gierig nach Silo. Sie versuchen, ihren Stallgefährten mit allen Mitteln die besten Bissen wegzuschnappen, während die sonst gern bei der Azetonämie gefressenen Kohlenhydrate wie Kartoffeln etc. verweigert werden.

Noch eine andere Besonderheit ist bei dem Einsatz von Chelidonium gut zu beobachten: Die merkwürdige Kälte, die meistens nur die rechte Seite oder auch nur einen Teil derselben betrifft. Man findet manchmal die Auswirkungen am Euter, an dem die beiden rechten Striche kalt sind und auch während des Melkens nicht voll durchblutet werden. Ob für dieses Symptom der eigentlich immer verlangsamte Puls verantwortlich zu machen ist oder ob umgekehrt der geschwächte Kreislauf die Pulsverlangsamung nach sich zieht, ist nicht genau zu klären. Da Chelidonium diesen Zustand therapeutisch ändern kann, wegen des Alkaloid-Gehaltes, könnte man das letztere annehmen.

Mit diesem langsamen Puls rückt Chelidonium in die Nähe von Flor de Piedra. Zur Differenzierung ist aber zu klären, ob der Puls schon zu Beginn verlangsamt war oder ob er sich erst im Verlauf der Erkrankung in dieser Form verändert hat. Im ersteren Fall sollte man sich für Flor de Piedra entscheiden, im letzteren für Chelidonium.

Weiter ist im Vorbericht zu klären, ob der Besitzer festgestellt hat, ob das Tier langsam immer kälter geworden ist. Da auch im mechanisiertesten Betrieb jeden Tag 2 x die Striche angefaßt werden, besteht keine Schwierigkeit, diese Beobachtung zu erfahren. Ist beides vor der Erkrankung schon zeitweilig beobachtet worden, hat man in den meisten Fällen einen Flor de Piedra-Fall vor sich, sonst ist nach den besprochenen Charakteristika der einzelnen Mittel Chelidonium einzusetzen. Die anderen Mittel müssen differential-diagnostisch ausgeschaltet werden.

3. DURCHFALL DER KÄLBER

Im letzten Abschnitt dieses Beitrages wäre noch ein Blick auf die Enteritiden, vor allem der Kälber zu werfen. Sie bieten der Homöopathie eine breite Behandlungsmöglichkeit. Ich möchte aber gleich der Ansicht entgegentreten, daß diese schweren, lebensbedrohenden Erkrankungen kein Gebiet für die Homöopathie seien, weil die Wirkung der Mittel zu milde und zu langsam sei. Gerade in der Kälberpraxis ist bei diesen hochakuten Krankheiten homöopathisch viel zu erreichen. Jeder Tierarzt denkt sofort an die schweren infektiösen Enteritiden, die oft einen Zucht- oder Maststall an den Rand des Ruins bringen können. Es ist klar, daß dieses Problem ohne vorbildliche Hygiene nicht zu lösen ist. Dabei heißt "Hygiene" nicht nur Desinfektion und Ausspritzen des Stalles, sondern vor allen Dingen Belüftung und Trockenheit. Sind die Vorbedingungen erfüllt, kann man mit homöopathischer Behandlung auch diese Erkrankung in den Griff kriegen.

Da die homöopathischen Mittel nicht Erreger-spezifisch wirken, sondern immer den Gesamtorganismus erfassen und darin Reaktionen auslösen oder unterstützen, die spezifische Gegenregulationen aktivieren, so ist die Differenzierung der verschiedenen Erreger-Typen nur insoweit interessant, als die Desinfizientien differenziert werden müssen, oder wenn eine Impfprophylaxe beabsichtigt ist. Hier ist aber zu bedenken, daß damit nur wenige Erreger erfaßt werden können. Während andere sich aus dem Impfschutz herausmanövrieren, und daß - wie ich in meiner Praxistätigkeit mit den unterschiedlichsten Impfungen beobachten konnte - nach einiger Zeit der Impfschutz nicht mehr angenommen wird, also Durchbrüche an der Tagesordnung sind.

Mit homöopathischen Mitteln ist keinerlei Prophylaxe im Sinne der Immunologie zu betreiben. Man hat aber doch den Eindruck, daß die vorsorglich gegebenen homöopathischen oder biologischen Mittel im Organismus Reaktionen auslösen - ähnlich denen der homöopathischen Arzneimittelprüfungen -, die das spezifisch ausgerichtete Abwehrsystem aktivieren und so doch bei evtl. Infektionen eine schnelle Abwehrschranke aufbauen helfen. Ich denke bei diesen Mitteln an das "Viruvetsan"*). Damit vorbehandelte Kälber reagieren bei einer evt. Erkrankung auf eine Therapie, gleich welcher Art, besonders natürlich auf eine homöopathische Behandlung, sehr positiv. Aber auch andersartig vorbehandelte Tiere erholen sich unter dem Einsatz homöopathischer Mittel schnell. Und das Merkwürdige ist: sie bleiben keine Ausscheider. Es ist wohl a. eine Milieusanierung zu vermuten, wie sie Kriebisch bei seinen Versuchen mit Echinacea bei der Ohrenräude der Kaninchen beobachten konnte, b. eine Reaktionenfolge in Gang gesetzt worden, die nach Art der homöopathischen Arzneimittelprüfung latente Symptome erzeugt, die sich bei Erkrankung dann als spezifische Heilreaktionen in den Prozeß einschalten. Dies als Hypothese!

Es sollen bei den Kälberdurchfällen lediglich 4 Mittel besprochen werden, obwohl sich eine weitaus größere Zahl wirksam einsetzen ließe.

1. Arsenicum album,
2. Dulcamara,
3. Silicea,
4. Carbo vegetabilis.

Wie bei den bisher besprochenen Krankheitsformen steht auch hier die klinische Diagnose, auf der sich die homöopathische Arzneimittelwahl aufbaut, am Anfang der Therapie. Jedem Praktiker ist das Bild der Kälberruhr als infektiöse schwere Erkrankung vor Augen. Ob eine echte primäre Infektion vorliegt oder eine Sekundärinfektion nach einer Erkältung als schwerer Durchfall aufgetreten ist: in jedem Fall ist die Erkrankung lebensgefährlich, da sie mit außerordentlich schnellem Kräfteverfall einhergeht. Und darin haben wir ein homöopathisches Leitsymptom für den Einsatz von Arsenicum album: das rasche Absinken der Körperkräfte mit Abmagerung. Beides geht mit einer Schnelligkeit vor sich, daß man es fast von Stunde zu Stunde fortschreitend beobachten kann. Deshalb ist die frühzeitige Behandlung mit einem schnell angreifenden Mittel erforderlich.

Die übliche Therapie ist in diesen Fällen sehr problematisch, so daß stets neue Möglichkeiten gesucht werden. Mit Arsenicum album, der arsenigen Säure (As_2O_3) wird diese Lücke erheblich eingeengt. Die tiefgreifende Wirkung dieses Mittels, das als Spurenstoff neben Phosphor eines der lebenswichtigsten Minerale ist, kann fast eine Sofortwirkung erreichen, so daß oft schon nach wenigen Stunden eine Erholung der Tiere festzustellen ist. Der typische aashafte Gestank des Durchfalls ist ein weiterer Hinweis für die Arsenicum-Therapie, außerdem die scharfe, ätzende Natur der Exkremente wie auch die Neigung zu blutig durchsetzten Sekretionen. Da die Darmschleimhaut ja bis an die letzte Grenze belastet ist, sind die blutig durchzogenen Durchfälle in diesem Krankheitsbild an der Tagesordnung. Die Schläfrigkeit der erkrankten Tiere ist weithin bekannt. Wichtig ist noch, daß großer Durst besteht; das kranke Tier trinkt oft, aber jeweils nur kleine Schlucke.

Neben den erwähnten hygienischen Bedingungen - evt. auch Herausnahme aus dem Maststll in einen besonderen Krankenstall, ist Arsenicum album als Injektion

*) Hersteller: Dr. Willmar Schwabe, Arzneimittel, Karlsruhe

und zwar entweder als D4-D6 oder als D30 zu geben.Weiterhin aber auf jeden Fall für einige Tage 3-4 x tgl. 15 Tropfen As_2O_3 als D4. Fast immer ist damit die akute Lebensgefahr gebannt. Wichtig ist dann die Nachbehandlung mit diätetischen Maßnahmen und evt. auch einer zusätzlichen Medikation.

Hierfür bieten sich die anderen drei genannten Mittel an, die entsprechend ihrer Charakteristik eingesetzt werden müssen.

Als erstes Dulcamara, mit botanischem Namen Solanum Dulcamara, der Bittersüß, wie der Name schon sagt, eine Solanacee. Das in dieser Solanum-Art enthaltene Solanin ist ein Steroidalkaloid, das als Glykosid vorhanden ist. Das Grundgerüst dieser Glykosid-Aglykone (Cyclopentanperhydrophenantren) ist insofern interessant, als es seinem chemisch-physikalischen Verhalten nach zu den Saponinen zu zählen ist und somit eine antagonistische Wirkung zu den Cholesterinen hat. Diese Eigenschaft bewirkt eine Reiz- und Giftwirkung an den Zellgrenzflächen. Wenn nun das Cholesterin durch ein fremdes Steroidalkaloid ersetzt wird, geht der Zellgrenzschutz verloren und der Infektion und den Allergenen sind Tür und Tor geöffnet. Ich bringe dieses, um die Wirkung, die in homöopathischer Verdünnung ja in umgekehrte Richtung zielt, verständlich zu machen bei den blutigen, schmerzhaften Durchfällen der Kälberruhr.

Wichtig ist die Anamnese: Die Erkrankung sollte durch Kälte als erstes schädigendes Agens in Gang gekommen sein, der dann sekundär die Infektion folgen kann. Vergleichen Sie diesen Infektionsgang mit dem über die Toxikologie von Dulcamara gesagten, so ist die Parallele zu der Vergiftungsform zu finden, die durch die Inhaltsstoffe dieser Pflanze erzeugt werden. Auch durch eine Erkältung werden die Zellmembranen geschädigt und die sekundäre Infektion kann vonstatten gehen.

Man versteht also gut, warum Dulcamara bei den Kälberdurchfällen bei entsprechendem Vorbericht zuverlässig einzusetzen ist. Als Potenz ist peroral D4, D6 oder D12 zu empfehlen; als Injektion, die aber nicht diesen durchschlagenden Erfolg bringt, D12.

Innerhalb dieses schweren Krankheitskomplexes ist die Nachversorgung der genesenden Kälber wichtig. Es kommt darauf an, schnell und dauerhaft die Rekonvaleszenz durchzuziehen. Hierbei hat sich mir in vielen Jahren Silicea gut bewährt. Die umfassende Wirkung der Kieselsäure kann hier nicht erschöpfend besprochen werden.

Sie ist ein wichtiger Bestandteil des Bindegewebes und damit auch des RES, das maßgebend an der Antikörperbildung beteiligt ist. Hierfür spielt sie die gleiche Rolle wie das Eisen für das Blut, der Phosphor für die Nerven und der Kalk für die Knochen. Im Blut wird der opsonische Index gesteigert und die Phagozytose angeregt. Da nach anfänglichem Absinken der weißen Blutkörperchen ein deutliches Ansteigen zu beobachten ist, sollte man Silicea nicht zu Beginn einer Erkrankung einsetzen, sondern dann, wenn der Gesamtorganismus wegen einer schweren Infektionskrankheit zusammen zu brechen droht.

Wie bei Dulcamara findet man auch im Arzneimittelbild von Silicea eine Empfindlichkeit gegen Kälte, so daß die Folgeerscheinungen von Erkältungen hiermit gut zu beeinflussen sind. Innerhalb der Kälberruhr ist Silicea deshalb so wichtig, weil nach einer längeren Durchfallperiode oft eine merkwürdige Verstopfung auftritt, die in gewisser Weise an das AMB von Ignatia erinnert. Der Kot wird unter meistens vergeblichem Zwang abgesetzt, wobei bei Silicea noch hinzukommt, daß der endlich vorgebrachte Kotballen unter Tenesmen wieder in den After zurückgleitet. Wird er dann doch abgesetzt, so folgt meistens ein noch heller und u.U. blutiger Durchfallschub.

Diese unangenehmen und schwächenden Krankheitserscheinungen heilt Silicea auf problemlose Art und Weise, sowohl als peroral zu gebende Potzenz D4 oder als Injektion D30 sc. Auf eine typische Reaktionsform sei innerhalb dieser Silicea-Therapie noch hingewiesen, die man immer wieder bestätigt findet:Die erkrankten Tiere liegen apathisch da, und man hat den Eindruck, daß sie schon langsam in die Agonie übergehen. In dem Augenblick aber, wenn man die Box betritt, springen sie auf und fliehen kopflos fort, stoßen u.U. an eine Wand, rutschen aus und liegen wieder da, als seien sie am Verenden. Dieses typische Symptom sollte man immer mit Silicea verbinden.

Es ist ein Mittel, das m.E. unbedingt in den Arzneischatz jeden Tierarztes gehört.

Als letztes Mittel in diesem Krankheitskomplex führe ich Carbo vegetabilis an, das auch das moribunde Verhalten in seinem Arzneimittelbild wie Silicea hat. Nur ist doch ein eindeutiger Unterschied zu beobachten: Die apathisch daliegenden Kälber springen nicht hoch, wenn man in die Box kommt, auch nicht, wenn man versucht, sie anzutreiben. Merkwürdige Dinge kann man da mit Carbo vegetabilis erleben - "kann" sage ich -. Es kann passieren, daß vollkommen apathisch daliegende, aufgeblähte Kälber, kaum noch atmend und über und über mit Schmutz und Kot besudelt nach Carbo vegetabilis-Medikation am nächsten Tag dastehen, fressen und trinken, als ob nichts gewesen sei. An solchen Dingen festigt sich das Vertrauen in die Wirksamkeit der Homöopathie und der Einwand der Suggestivwirkung wird gegenstandslos.

Carbo vegetabilis, die Birken- oder Buchenholzkohle ist ein äußerst interessantes Mittel. Mezger*) schreibt dazu: "... Sie ruft einen Zustand hervor, der in Richtung auf Cyanose, Blutstauung im Venensystem und selbst Blutzersetzung tendiert. Der Widerstand gegen bösartige und septische Entzündungen wird herabgesetzt. Wenn wir uns die tiefgreifende und oft genug lebensrettende Wirkung von Carbo bei Kreislaufschwäche ... verständlich machen wollen, so dürfen wir nicht nur an die absorbierende und gärungsverhindernde Wirkung der Holzkohle denken, sondern müssen die oxydationshemmende Wirkung der Kohle in Form der Kohlensäure heranziehen, in welche die Holzkohle bei Fortsetzung des Verbrennungsprozesses übergeht. Die Kohlensäure facht das Atemzentrum zu erhöhter Tätigkeit an ... und vermag auch den Gasaustausch zu hemmen ... Es kommt also sowohl beim Kohlensäure-Mangel als auch bei Kohlensäure-Überladung des Blutes zu einer Aufhebung des Gasaustausches. Diese Kohlensäureüberladung gibt den Schlüssel zur Wirkung der Holzkohle."

Es wäre noch auf die Potenz einzugehen. Wieder ist die D4 eine überaus wirksame Potenz, die p.o. gegeben wird, je nach Zustand des Patienten, 3 x tgl. bis zur stündlichen Wiederholung. Als Injektion ist die D12 oder D30 mit gleichem Erfolg einzusetzen.

Wir haben 4 der wichtigsten Mittel für die Behandlung des Kälberdurchfalles kennengelernt, deren Einsatz sich auch bei der schweren infektiösen Kälberruhr unbedingt lohnt. Allen ist die Einwirkung auf die erkrankten Bauchorgane gemeinsam, wobei

Arsenicum album das Grundmittel ist, das in seinem Arzneimittelbild die typischen Symptome der Kälber-Enteritis hat, sowohl der infektiösen als auch der katarrhalischen. Wieso sich die Bilder gleichen, hat wohl seinen Grund darin,

---

*) Mezger, Arzneimittellehre, Haug-Verlag, Heidelberg.

daß der Organismus nur eine Möglichkeit hat, auf schädigende Noxen zu reagieren. Die spezifischen Gegenregulationen werden erst im Verlauf der Erkrankung produziert. So ist eben Arsenicum album das breit anfassende Mittel bei den Kälberdurchfällen. Eine zusätzliche Differenzierung der Therapie haben wir bei dem zweiten Mittel

Dulcamara. Hier ist die Anamnese zu erheben, um die typische Anfangsphase zu erkennen, eben die Erkältung mit nachfolgender Durchfallerkrankung. Das dritte Mittel

Silicea hat mit Dulcamara zwar die Kälteempfindlichkeit gemeinsam; zwei weitere wichtige Symptome kommen aber hinzu: der unter Schwierigkeit vorgebrachte Kotballen wird unter Tenesmen wieder eingezogen, bei endlichem Absetzen des Kotes folgt ein heller, zuweilen blutiger Durchfall. Und weiter ist die Schreckhaftigkeit auffällig, die die scheinbar moribund darniederliegenden Tiere unberechenbar hochspringen läßt. Dabei können sie gegen einen festen Gegenstand stoßen, wieder hinfallen und apathisch liegen bleiben. Und als letztes Mittel

Carbo vegetabilis bei Tympanie mit Diarrhoe und bedrohlicher Kreislaufschwäche. Im Gegensatz zu Silicea springen die apathisch daliegenden Tiere nicht auf, weil sie dazu nicht mehr in der Lage sind.

Zum Abschluß sei noch eine kleine therapeutische Besonderheit erwähnt. Bei jungen Rindern finden wir oft die merkwürdige Erscheinung vor, daß sie ohne ersichtlichen Grund dastehen und zu schlucken versuchen, ohne auch nur den kleinsten Bissen hinunterzukriegen. Die Maulhöhle ist mit Futter gefüllt, das unzerkaut weder vor noch zurück kann. Speichel fließt aus der Maulhöhle und ein leichtes Regurgitieren läuft durch die vorderen Verdauungsorgane. Wir haben das Bild einer Schlundkopflähmung vor uns, das manchmal den Tieren schwer zusetzt. Ursache können Fremdkörper sein, die sich in der Maulhöhle festgesetzt haben und diesen Zustand provozieren. Diese sekundäre Schlundkopflähmung ist nach Entfernung des Fremdkörpers oder nach energischer Spülung der Maulhöhle zu beseitigen. Anders die primäre Schlundkopflähmung, deren Ursache wohl nicht geklärt ist und die oft tagelang besteht, ohne daß der Besitzer dieses im Rinderstall oder auf der Rinderweide bemerkt. Erst die Abmagerung dieses Tieres, die sehr schnell vor sich geht, auch wohl wegen des Flüssigkeitsverlustes durch den Speichel und das Unvermögen zu trinken, läßt den Besitzer dieses Tier genauer untersuchen.

Hier greift ein Mittel der Homöopathie besonders elegant und schnell ein: Pulsatilla D4 als Injektion oder p.o. Dieses Mittel ist überall dort angezeigt, wo durch venöse Stasen Sekretionsprozesse pathologische Reaktionen aufweisen. Alle Absonderungen sind zwar viel, aber milde und nicht ätzend und fast stets klar. So ist Pulsatilla auch bei der Schlundkopflähmung neben der vielseitigen Einsatzmöglichkeit in der Sterilitätsbehandlung als Spezifikum verständlich.

Stoffwechselkrankheiten des Hundes

B. Schell

Unter Stoffwechsel wird die Summe aller Vorgänge verbunden, die von der Nahrungsaufnahme bis zur Ernährung der einzelnen Zelle notwendig sind, einschließlich der Ausscheidung überflüssiger oder schädlicher Abbauprodukte. Dabei ist zu bemerken, daß der Stoffwechsel bei jeder Krankheit von der Norm abweicht, beziehungsweise mehr oder weniger gestört ist. Im engeren Sinne ordnen wir jedoch unter den Störungen des Stoffwechsels solche Krankheiten ein, bei denen die innere Verwertung oder Zusammensetzung der Bausteine des Körpers gestört sind oder eine Hypofunktion der Regulationsorgane vorliegt. In den Zellen wird über Gesundheit oder Krankheit entscheiden. Die Zellmembran ist auf Grund ihrer Gitterstruktur in der Lage, Nahrungsstoffe aus der Umgebung aufzunehmen und Stoffwechselprodukte in die Umgebung abzugeben. Es gelingt ihr, gegen das Konzentrationsgefälle aktiv Stoffe entweder in das Zellinnere oder in das Mesenchym zu befördern.

Die Energie dazu wird aus ATP gewonnen, die durch das Ferment ATP-ase in den Zellmembranen zerlegt wird. Die Zelle *synthetisiert eigene Aufbaustoffe* und befördert sie durch ein Röhrensystem in andere Bereiche des Zelleibes, wo sie gebraucht werden.

In Teilen dieses Röhrensystems befinden sich in der Membran Enzyme (Fermente, die als Katalysatoren wirken und durch ihre Gegenwart weitere Umsetzungen des Fett-Eiweiß-Kohlehydrat- oder Energiestoffwechsels ermöglichen). Für die Erhaltung des Lebens der Zelle ist Energie erforderlich. Diese wird aus dem Abbau der Kohlehydrate der Fette und der Eiweiße gewonnen und als ATP (über AMP zu ADP) gespeichert. Die Stoffwechselschritte vollziehen sich in einer Kette hintereinander geschalteter Enzymreaktionen, wobei Sauerstoff verbraucht wird.

Wenn man eine Vorstellung davon hat, wie millionenfach in jeder Sekunde des Lebens Informationen innerhalb der Regelkreise ausgetauscht werden und wie sensibel jeder Organismus, ja jede Zelle, auf Einwirkungen von Innen und Außen reagiert, dann ist es schon fast Vermessenheit, in dieses Wunderwerk, mit dem Anspruch heilen zu wollen, einzugreifen.

Diese Erkenntnis ist für mich ein Grund homöopathisch zu arbeiten, denn dabei versuchen wir mit feinsten Informationen die vom Organismus für notwendig befundenen Aktionen oder Reaktionen zu unterstützen ohne dabei Schädigungen oder Nebenwirkungen zu provozieren. *Die klinischen Äußerungen der Stoffwechselerkrankungen der Hunde sind sehr verschiedenartig* und wesentlich abhängig von der Art des Stoffes, dessen Stoffwechsel gestört ist.

Es kann sich um einen krankhaft gesteigerten oder krankhaft verminderten, sonst aber intakten Stoffwechsel handeln. Anamnese und Untersuchung des Patienten können darüber Auskunft geben, wo die Störung zu suchen ist. Dabei ist die Diagnose des homöopathisch arbeitenden Therapeuten nicht mit der schulmedizinischen Erkenntnis oder einem schönen Namen für die Krankheit zufrieden. Wir ordnen das Krankheitsbild in die bekannten Arzneimittelbilder ein und gelangen so zur Arzneidiagnose.

Mit dem Simile - und in vielen Fällen schon mit einem entsprechenden Komplexpräparat - können wir helfen und eine Heilung herbeiführen, die die anspruchsvolle Forderung erfüllt, dem Patienten nicht zu schaden.

Ist der Stoffwechsel krankhaft gesteigert, dann kann sich das als *Magersucht*, ist er krankhaft vermindert, als *Fettsucht* manifestieren. Eine primär bedingte Magersucht, deren Ursache auf zu geringe oder fehlerhafte Nahrungszufuhr zurückzuführen ist, können wir immer wieder konstatieren. Neben den allgemeinen Fütterungsrichtlinien werden wir in einem solchen Fall dem Tier mit der *Verordnung von Avena sativa* (Hafer) in der Urtinktur oder einer niederen Potenz schnell auf die Beine helfen. Avena ist sehr nützlich bei Hunden, die durch sexuelle Überreizung abmagern und nicht fressen. Bei *Abmagerung trotz guten Appetits*, es kann dabei eine Hyperthyreose vorliegen, denken wir in erster Linie an *Spongia (Strumisal)-Jodum D30* und *Kalium Jodatum D3*.

Oft läßt sich *die Ursache für eine Abmagerung nicht exakt feststellen;* es wird sich wohl in vielen Fällen um eine Unterfunktion der Regulationsmechanismen des Stoffwechsels handeln. Hier ist dann *das Stoffwechselmittel Sulfur in Hochpotenz* (ich verwende das Injektionspräparat Dermisal) *Mittel der Wahl.* Sulfur greift in viele Stoffwechselvorgänge ein.

Er ist ein Bestandteil der meisten Eiweißarten und damit aller Körperzellen. Was den Kleintierpraktiker in seiner Sprechstunde Tag für Tag beschäftigt, sind die vielfältigen Formen von Ekzemen, Exanthemen, Haarbruch usw., die ich in den Rahmen der Stoffwechselerkrankungen einbeziehen möchte, denn sie gehören unbedingt hierher. Störungen des wichtigsten Stoffwechselorgans Leber liegen oft zugrunde oder eine Insuffizienz der Ausscheidungsorgane, der Nieren.

Moderne diagnostische Verfahren des Blutes und im Harnstatus können uns bei der Wahl der homöopathischen Mittel eine Vorentscheidung treffen lassen. Die endgültige Mittelwahl wird sich aber nach den Kriterien der Similefindung zu richten haben.

Es gibt selten einen Ekzempatienten, der in meiner Praxis nicht wenigstens eine Injektion von Sulfur C30 (Dermisal) erhält: Sei es darum, daß dieser schon allopathisch vorbehandelt wurde und erst entgiftet werden muß, oder es sich um einen typischen Sulfurpatienten handelt, den man schon im Wartezimmer riechen kann.

Es sind dies alle Hunde, die (was den Besitzern oft erst nach einem Hinweis meinerseits auffällt) so penetrant nach Hund riechen. Wenn diese Tiere nach der Behandlung nicht mehr riechen, ist auch bald das Fell in Ordnung, Kondition und Konstitution sind wieder hergestellt. Als Bestandteil der Aminosäuren Cystin und Methionin ist der Schwefel in jeder Zelle des Körpers vorhanden. Bevorzugte Organsysteme sind jedoch die Haut, die Leber und das RES! Das Endprodukt des Schwefelstoffwechsels ist der Sulfatschwefel.

Dieser spielt im Entgiftungsprozeß des Organismus eine wichtige Rolle. Vor allem *die Abbauprodukte der aromatischen Aminosäuren* wie Kresol Phenol, Indoxyl *gelangen an Schwefelsäure gebunden zur Ausscheidung. Durch eine kleine Gabe potenzierten Schwefels, die als Aktivator dient, läßt sich zuweilen eine Lawine von Abbauprodukten, die an Schwefel gebunden sind, über die Haut des kranken Individuums ausscheiden.*

Die Ursache dafür, daß die Zahl der Hundepatienten mit Exanthemen, Ekzemen, Haarbruch, Schuppenbildung und so weiter ständig größer wird, sehe ich darin, daß die Belastung dieser Tiere mit Fütterungs- und Umweltschadstoffen immer größer wird.

Der Organismus, seien es die großen Parenchyme oder letztlich die Zellen selbst, wird mit den unnatürlichen chemischen und synthetischen Belastungsfaktoren, das können Würzstoffe oder Konservierungsmittel aus den Fertigfuttermischungen und vieles andere sein, nicht mehr fertig.

Die Haut als wichtiges Ausscheidungsorgan ist letztes Ventil, diese Giftstoffe wieder aus dem Körper herauszubefördern.

Der Organismus hat kein "Programm" auf die Stoffe, die der Mensch künstlich geschaffen hat und kann sie deshalb nicht so verwerten, wie ihm das mit den biologischen Nahrungs- und Umweltfaktoren gelingt. Wenn aus der Anamnese hervorgeht, daß *die Tiere kochsalzreich gefüttert wurden, Abmagerung trotz guten Appetits* zeigen und dabei ein heftig juckendes Ekzem aufweisen, dann kann die Verabreichung von *Natrium muriaticum* in Hochpotenz, die ebenfalls als Katalysator wirkt, den Patienten von seinen Beschwerden schnell heilen.

Auch der *Diabetes insipidus* unserer Hunde läßt sich mit *Natrium muriaticum* günstig beeinflussen. (Hier müssen wir auch an Secale cornutun denken) Bei *Haarbruch* injiziere ich *Sulfur C30* (Dermisal). Bei Vorliegen von Lycopodiumzeichen: Häufiges Gähnen, Darmträgheit, Blähbauch, Rechtsseitigkeit von Beschwerden, Leberempfindlichkeit, kann auch bei Haarbruch Lycopodium indiziert sein.

Bei *Schuppenbildung* ist *Sulfur* und *Natrium muraticum* angezeigt. Bei *Haarausfall* ebenfalls *Sulfur, Natrium muriaticum* und *Sepia* bei alten Hündinnen. Bei *Diabetes mellitus* konnte ich gute Ergebnisse sehen mit *Natrium sulfuricum* und dem Stoffwechsel- und Lebermittel *Lycopodium.*

Der *Fettsucht* ist auch bei unseren Patienten in erster Linie mit der Forderung nach fdH (füttere die Hälfte) zu begegnen. Das heißt, dem Tierbesitzer ist klar zu machen, daß er seinem Hausgenossen das Leben mit Sicherheit verkürzt und Krankheiten Vorschub leistet, wenn die Kalorienzufuhr nicht reduziert wird. Dennoch bleibt ein Anteil von Patienten, bei denen infolge Hypofunktion der Regulationsorgane therapeutisch geholfen werden kann. Auch hier steht an erster Stelle *Sulfur in Hochpotenz* (Dermisal).

Aber auch mit *Calcium carbonicum Hahnemanni kann Babyspeck abgebaut* und *Übergewicht reduziert werden.* Ebenso ist bei den *Graphitestypen* "dick, dumm, träg, traurig, frostig und verstopft" (eine Charakterisierung,die von Ärzten aufgestellt wurde, die den Begriff der Hypothyreose noch nicht kannten) mit einige Gaben *Graphites D12, D30* und höher *Stoffwechsel* und *Oxydation zu beschleunigen.*

Ein weiteres Gebiet für den homöopathisch arbeitenden Tierarzt, auf dem er nach meiner Meinung jeder anderen Therapieform weit überlegen ist, liegt *bei den Stoffwechselerkrankungen der Welpen* und *Junghunde.* Hier haben wir es unter dem Erscheinungsbild *Gastrointestinaler Störungen* sehr oft mit einer Unterfunktion der Regulationsorgane des Stoffwechsels zu tun. Ich erlebe leider allzu häufig, daß die Tiere mit Antibiotika und Cortisonen keine Überlebenschance haben, während sie mit *Nux vomica* und *Sulfur* (Rumisal, Dermisal) ganz sicher und schnell wieder gesund werden.

Yorkshire-Terrierwelpen leiden oft nach langem Transport vom oder zum Händler an *Acetonaemie.* 1 ml *Rumisal* (Nux vomica C30) reicht in den meisten Fällen aus, daß die Tiere ihr Futter vertragen und gesund werden. In sehr schweren Fällen, bei denen die Welpen noch gefüttert werden müssen, wiederhole ich die Injektion nach 24 Stunden und gebe eventuell *0,5 ml Dermisal.* Die Kombination

Nux vomica und *Sulfur* hat sich übrigens bei *schwachen Tieren* mit *Gastrointestinalen Störungen* sehr bewährt. Beiden gemeinsam ist die Stützung des Gefäßsystems und die Verhinderung einer Abdominalplethora. Welpen und Junghunde sind für eine homöopathische Therapie sehr geeignete Patienten. Wenn man sich die Arzneimittelbilder von Nux vomica, Ipecacuanha, Sulfur und Ferrum phosphoricum ansieht oder die Indikationsverzeichnisse der Hochpotenzpräparate Rumisal, Vomisal, Dermisal und Ferrosal studiert, wird man viele Krankheitsbilder erkennen und die Tiere erfolgreich behandeln können.

Strumen bei Welpen behandle ich mit *Osteosal* und *Strumisal. Calcium carbonicum* zeigt in der Arzneiprüfung deutliche Wirkung *zur endokrinen Seite.* Zu den *Keimdrüsen*, besonders den Ovarien, ferner zum *Steuerorgan des gesamten Kalkstoffwechsels, den Epithelkörperchen und zu der Schilddrüse.* Bei *Hyper- und Hypothyreose* denken wir weiter an *Kalium jodatum und Calcium jodatum. Spongia*, der Badeschwamm, gehört zu der Familie der Hohltiere. Ein wesentlicher Bestandteil ist das in organischer Bindung vorliegende Jod, das als Jodtyrosin bei vorsichtigem Erwärmen im Röstprozeß erhalten bleibt.

Bei der *Rachitis der Junghunde* gebe ich neben der substituierenden Applikation einer *Calciumphosphormischung* stets eine Gabe *Calcium carbonicum Hahnemanni C 30* (Osteosal). Der Austernschalenkalk enthält neben Calcium carbonicum Mangan und weitere biologische Bestandteile, wie Vitamin D usw. Er spielt in der Therapie eine Rolle als Aktivator der Kalkstoffwechselvorgänge im Körper. So ist er auch angezeigt bei der *Tetanie der Hündinnen* neben der substituierenden Calciumtherapie und als Vorbeuge. Bei pastösen *rachitischen Welpen mit Ekzemen* beobachtet man oft ein schnelles Abheilen der Hautveränderungen, die ebenfalls als Störung des Stoffwechsel angesehen werden können und sich dank der katalytischen Wirkung des potenzierten *Austernschalenkalks* zurückbilden.

Bei heranwachsenden rachitischen Junghunden ist dann nicht mehr Calcium carbonicum, sondern Calcium phosphoricum das geeignete Mittel oder bei leptosomen Typen schließlich Phosphorus.

Synopsis der Wirkung von Flor de Piedra, Haronga madagaskariensis, Ginkgo biloba

H. Wolter

In dieser Arbeit stelle ich drei Fälle aus dem Kleintieranteil meiner Praxis vor, mit denen ich demonstrieren möchte, wie mit Hilfe der Homöopathie die Differenzierung der Krankheitsbilder gelingt und eine spezifische Therapie durchgeführt werden kann.

Zunächst zwei Fälle über Verdauungsstörungen, die unter der allgemeinen klinischen Diagnose Gastro-Enteritis mit Vomitus und Diarrhoe zusammengefaßt werden können. Diese klinische Diagnose soll nur richtungsweisend im Hintergrund stehen, vor dem die homöopathische Arzneimittelfindung aufgebaut werden kann. Die Phänomene der Erkrankung werden zu einem Krankheitsbild zusammengestellt, das dann das Arzneimittel für den jeweiligen Fall aufzeigt. Bewußt also stelle ich die klinische Diagnose in den Hintergrund, um anhand der Krankheitsbilder die Therapie begreiflich zu machen. In beiden Fällen handelt es sich um kleine Hunderassen: eine Koboldhündin und eine Zwergpudelhündin. Die Koboldhündin war z.Z. der Behandlung im Frühjahr 1972 bereits 11 Jahre alt und hatte einmal im Alter von 7 Jahren geworfen. Dieses Junge wurde von der Besitzerin behalten. Die Zwergpudelhündin war z.Z. der Erkrankung im Sommer 1975 4 Jahre alt. Sie wurde und wird nicht zur Zucht benutzt. Beide Hündinnen wurden wie Kinder im Haus gehalten, und die Besitzer waren beinahe mehr zu behandeln als die Tiere, da sie die Sorge um diese zierlichen Wesen fast krank machte.

Die *Kobold-Hündin* war bereits durch viele Hände gegangen, da ein immer wieder auftretender Brechreiz mit kompletten Erbrechen die Besitzerin zur Verzweiflung brachte. Vier Kollegen hatten den Hund behandelt, viermal war eine Wurmkur gemacht worden mit den verschiedensten Medikamenten, so daß die Hündin als wurmfrei angesehen werden konnte. Auf Befragen teilte mir die Besitzerin mit, daß der Brechreiz immer dann aufträte, wenn die Hündin sich entweder *aufgeregt* hätte (der erste fast unstillbare Brechreiz war aufgetreten, als die andere Kobold-Hündin - die Tochter der Erkrankten - durch einen Unfall zu Tode gekommen war) oder wenn sie von irgendeiner Speise zuviel gefressen habe. Dieses wisse die Hündin zwar und fräße per se sehr vorsichtig. Manchmal aber vergäße sie es und fräße dann einfach zuviel. Die Untersuchung ergab eine leichte Herzarhythmie, P. und A. waren normal, Peristaltik war intermittierend polternd und der After mit spärlichen Kotresten verschmutzt, da die Hündin sich gerade breiig gelöst hatte. Bei der Palpation des Abdomen waren leichte Unannehmlichkeitsäußerungen auszulösen, die Leber war nicht palpierbar, alle Schleimhäute waren schmutzig-verwaschen und blaß. Also kein sehr befriedigender Befund. Es waren aber zwei wichtige homöopathische Hinweise in diagnostischer Sicht gegeben:
1. die nervöse Irritabilität,
2. der Abusus, wenn auch in beschränktem Maße.

Wegen des Allgemeinzustandes und der beiden genannten Symptome wurde *Nux vomica* D6 gegeben 3-4 mal tägl. 5 Tropfen, zumal die weiteren geklagten Beschwerden wie Müdigkeit, schwerfälliges Gehen, besonders von Treppen, sich dem Arzneimittelbild einfügten. Innerhalb von 3 x 24 Stunden waren alle Beschwerden einschließlich des Erbrechens verschwunden.

Nach ca. 5 Wochen kam es aber wieder zu einer Verschlechterung, allerdings ohne Erbrechen. Es wurde Nux vomica D4 gegeben, da mich die Erfahrung gelehrt hat, innerhalb einer Krankheitsbehandlung nicht zweimal dieselbe Potenz zu verabfolgen. Wieder kam es zu einer Besserung, die fast ein Vierteljahr anhielt. Dann rief mich die Besitzerin an, daß es der Hündin seit einigen Tagen so schlecht gehe, daß sie das Schlimmste befürchte. Bei meinem fast sofortigen Besuch zeigten sich zum ersten Male echte Lebersymptome mit einem beginnenden Ikterus und einer schmerzhaft vergrößerten Leber, die jetzt deutlich zu palpieren war. Hinzu kam die völlige Hinfälligkeit mit einer großen Unruhe, die die Hündin immer wieder den Platz in der Wohnung wechseln ließ. Mit steifem Gang bewegte sie sich zu ihrem neuen Platz, blieb dort einige Zeit stehen und fiel dann unter Stöhnen hin. Kot und Harn waren bis auf eine leichte Dunkelfärbung normal. T.: 39,9 P.: 110, A.: leicht erhöht. Keine Futteraufnahme, viel Durst, der langsam gestillt wurde.

Therapie: *FLOR DE PIEDRA* D 3, 5 x tägl. 5 Tropfen. Keine weitere Therapie, keine Diätanweisungen außer reichlichem Flüssigkeitsangebot. Innerhalb von 24 Stunden wurde die Hündin ruhig, am nächsten Tag fraß sie wieder mit gutem Appetit, aber vorsichtig wie immer. Nach 6 Tagen besuchte mich die Besitzerin mit einer sich völlig normal gebenden Hündin. Es gab keine Anzeichen irgendwelcher Beschwerden, kein Erbrechen und keine Bewegungsstörung mehr. Die Besitzerin siedelte dann um in den Tessin. Dort ist die Hündin im Frühjahr 1977 wegen eines bösartigen Mammatumors eingeschläfert worden. Wie mir aber die Besitzerin im Juli 1977 mitteilte, ist keine der anderen Beschwerden wieder aufgetreten. Sie war gesund wie in jungen Jahren.

Fast den gleichen Vorbericht könnte ich bei dem Zwergpudel geben. Ein apricotfarbener kleiner Kerl, der immer zitternd in meiner Praxis saß, so kam er eines Tages mit seinem sorgenvollen Besitzer zu mir. Er erbräche sich seit ca. 6 Wochen in unregelmäßigen Abständen, es sei schon von meinem Praxisvertreter eine Wurmkur gemacht worden, die aber keinerlei Würmer, einschließlich Bandwürmer zutage gebracht hätte. Das Erbrechen sei das erste Mal aufgetreten, als sie die Hündin einmal für gut 4 Stunden allein im Hause lassen mußten und sie sich scheinbar sehr gefürchtet habe, denn die Nachbarn hätten ein ständiges Wimmern vernommen. Leider könnte er auch den Kindern nicht abgewöhnen, der Hündin oft Bonbons, Schokolade etc. zu geben. Und jedesmal hinterher erbräche sie sich. Das wäre aber noch einigermaßen zu ertragen, viel schlimmer sei, daß nach dem Erbrechen ein Durchfall einsetze, der das ganze Haus beschmutze und widerlich aashaft röche. Dieser Durchfall sähe fast weiß aus und lasse auch Gewebefetzen erkennen. Mit Tee und Reisschleim bekämen sie die Hündin dann langsam wieder in Ordnung.

Bei der manuellen Untersuchung war außer einer leicht gespannten Bauchdecke kaum etwas festzustellen. Alle Organe arbeiteten vor Angst auf Hochtouren, also für eine genaue Diagnosestellung nicht zu gebrauchen. So mußten die Angaben des Besitzers ausgewertet werden.

Wieder sind zwei Symptome für die homöopathische Arzneimittelwahl im Vordergrund: nervöse Irritabilität und Fütterungsfehler. Letztere besonders, denn für Zwergpudel sind 4 - 5 Bonbons schon ein Abusus. Therapie: NUX VOMICA D 6, 4 x tägl. 5 Tropfen. Wegen des Durchfalles wurde CARBO VEGETABILIS D 4, 3 x tägl. 1 Tablette gegeben. Durchfall und Erbrechen hörten nach 2 bzw. 3 Tagen auf und das Pudelchen war scheinbar völlig gesund. Etwa 10 Tage später kam die Hündin wieder in meine Praxis. Dieses Mal aber mit akuten klinischen Erscheinungen: Zittern, stark erhöhtem Puls - er war kaum zu zählen -, mäßiger Kurzatmigkeit und einem anscheinend unterdrücktem Winseln, da sie immer kleine Schmerzlaute ausstieß. T.: 40,1°. Abdomen gespannt, in der Schaufelknorpelgegend auf leichten Druck Aufheulen und Versuch zu beißen. Der Verdacht einer Pankreas-Erkrankung lag nahe, allerdings fehlte der Durst. Nun hat man es ja öfter, daß die Symptome innerhalb eines Krankheitsbildes variabel sind und verschieden heftig auftreten, ja oft auch völlig paradox sind. So hatte diese

Hündin seit zwei Tagen jegliches Wasser etc. verweigert. Therapie: *Haronga madagaskariensis* D 3, 3 mal tägl. 5 Tropfen mit einer Minimenge Wasser zwischen die Lefzen. Hier zeigt sich der Vorteil der perlingualen Resorption. Man kann die perorale Medikation durchführen mit dem ständig neu einsetzenden Arzenmittelreiz, ohne den Magen zu belasten.

Die Patientin wurde entlassen mit der Maßgabe, daß am nächsten Tage u. U. eine parenterale Ernährung durchgeführt werden müsse mit Lävulose etc., wenn nicht schon eine deutliche Besserung eingetreten sei. Am nächsten Mittag rief mich der Besitzer an, die Hündin habe unbemerkt von ihrem Futter (Chappi) gefressen und sie wolle immer noch mehr. Mir standen fast die Haare zu Berge, aber es passierte nichts. Innerhalb von 8 Tagen wurde und blieb die Hündin gesund, keine der Beschwerden sind wieder aufgetreten.

Bewußt wurde vermieden, von einer fest umrissenen Diagnose zu sprechen, die Phänomene der Erkrankung wurden zu je einem Gesamtbild zusammengesetzt, das in dem einen Fall Flor de Piedra hieß und im anderen Fall Haronga madagaskariensis.

Es ist noch kurz darauf einzugehen, warum im ersteren Fall Flor de Piedra gegeben wurde und warum im zweiten Fall Haronga m., immer vor dem Hintergrund der klinischen Diagnose. *Übereinstimmend* in beiden Fällen ist die Unruhe und das ängstliche Zittern, das bis zur echten Lebensangst gesteigert werden kann, selbst gegenüber dem Besitzer. *Ebenso* der taumelnde Gang, wie überhaupt die ganze Hinfälligkeit der Patienten. *Beide Mittel* haben die Appetitlosigkeit als AM-Symptom, die nicht fieberhaft begründet ist, sondern auf Übelkeit, Magen-Darmbeschwerden etc. zurückzuführen ist. Die Mittel *unterscheiden* sich in der Flüssigkeitsaufnahme: bei Flor de Piedra herrscht der große Durst vor, der in langen Zügen ganz träge gestillt wird. Bei Haronga ist typisch die Durstlosigkeit.

Bei Flor de Piedra ist entweder eine Verstopfung, die lange bleibt oder eine Diarrhoe, die sich lange hält. Es sind eben alle Symptome verlangsamt und in die Länge gezogen. Bei Haronga ist ein sehr unangenehm stinkender Durchfall vorhanden, der nach und nach in eine bis zu kleinknolligem Kot gehende Verstopfung übergeht. Während bei *F.d.P.* die Erkrankung auch *primär* auftreten und sich akut als solche zeigen kann, treten die Haronga-Beschwerden stets sekundär nach irgendeiner vorhergehenden Erkrankung, bei der eben toxische Stoffe etc. die typischen Vergiftungserscheinungen zeigen. Besonders günstig werden von Haronga die Beschwerden beseitigt, wenn nach Operationen durch irgendwelche Komplikationen eine Verdauungsstörung einsetzt, die oft jeder Therapie trotzen. Bei Kühen z. B. nach der F.K. Operation, bei Hunden nach Hysterektomie etc. Dies ist auch in der Humanmedizin beschrieben worden von Dollinger, der die gute Wirkung nach Ca-Op. beobachten konnte.

Man kann vielleicht erkennen, daß zwei Mittel - die allein betrachtet scheinbar miteinander austauschbar sind - doch so feindifferenzierte Unterschiede haben, daß der Charakter der einzelnen Mittel deutlich unterschiedlich in Erscheinung tritt. Interessant, daß bei beiden Hunden die Diagnosestellung durch die Laborwerte verifiziert wurde: Flor de Piedra als Lebermittel, Haronga dagegen als Pankreas-Mittel. Die Verbindung klinischer Diagnose mit homöopathischer Arzneimittelwahl ist also gar nicht so abwegig.

Nachfolgend soll ein Fall beschrieben werden, der durch einen Briefwechsel dokumentiert wird, den ich gekürzt wiedergebe: Eine belgische Veterinärstudentin aus Gent, Besitzerin zweier Dobermänner, schrieb mir im Februar des Jahres 1977 auf Grund der Veröffentlichung meines Wiener Vortrages in der

WTM: "Es handelt sich um einen kastrierten Dobermann-Rüden, 7 Jahre alt. ... Der Rüde hat sich im Laufe eines halben Jahres ziemlich verändert: er macht weniger Sprünge, hat es schwer, eine Treppe hinunter zu gehen. Wenn er läuft, sind seine Bewegungen ein wenig ataktisch. Er liegt oft in seinem Korb und trauert und hat viel weniger Interesse für seine Umgebung als früher, woraus sich ein Dauerschmerz schließen läßt. Er geht noch immer begeistert spazieren, aber auf dem Wege nach Hause schleppt er die Hinterbeine nach. Die jüngere Hündin ist ihm richtig überlegen. Die Röntgenaufnahme der Hüfte war negativ, die des Halses ergab eine Discus-Hernie zwischen den letzten beiden Halswirbeln. 3 Wochen wurde ein Kortikosteroid gegeben. Die Bewegungen sind weiterhin schlecht koordiniert, besonders wenn er etwas ermüdet ist. Er ist munterer, hat anscheinend weniger Schmerzen. Wenn die Therapie ausgesetzt wird, verschlechtert sich das Befinden."

Mein Therapie-Vorschlag: Zur Aktivierung der durch Korticosteroide blockierten Ansprechbarkeit auf homöopathische Mittel: Sulfur D 12, 5 Tage lang 3 x tägl. 1 Tablette. Danach wurden drei Mittel zur Auswahl empfohlen: Nux Vomica D 4, Arnica D 3 und Ginkgo biloba D 1. Zu allen drei Mitteln wurde die Charakteristik geschrieben und der jungen Kollegin die Auswahl überlassen. Sie entschied sich für Ginkgo biloba D 1.

Am 27.5.77 kam folgender Bericht: "Bevor ich mit der Therapie begann, hatte sich die Lage des Hundes sehr verschlechtert. Zuerst habe ich ihm Sulfur D 12 gegeben und nach 48 Stunden trat schon eine deutliche Besserung auf. Am 6. Tage begann ich mit Ginkgo biloba D 1 für 3 Wochen, worauf sich der Zustand des Hundes weiterhin verbesserte. Dann setzte ich für 2 Wochen aus, und während der zweiten Woche verschlechterte sich der Zustand wieder. Danach setzte ich die Therapie mit Ginkgo biloba wieder für einen Monat fort. Die Situation des Hundes hat sich, wie Sie vorhersagten, stabilisiert. Er ist wieder fähig, fast ohne Beschwerden auf seinen Hinterbeinen zu stehen, er springt herum, spielt wieder, hält ohne Mühe Spaziergänge von 2 Stunden Dauer durch und außerdem hat sich sein Verhalten gegenüber seinem Lebenspartner normalisiert."

Dazu schickte die Kollegin die Aufnahme der beiden Dobermänner. Es wäre die Frage zu klären, warum Ginkgo biloba in diesem Fall in der Lage war, nicht nur die Kortikosteroid-Wirkung zu imitieren, sondern darüber hinaus eine Stabilisierung zu schaffen, die eine Dauerheilungsmöglichkeit in sich trägt. Dazu kurz das homöopathische Arzneimittel- und Wirkungsbild: Im "Lehrbuch der Homöopathie" von Otto Leeser (Verlag Karl F. Haug, Heidelberg 1973) wird von Unger die tiefgreifende Wirkung von Ginkgo biloba beschrieben, die fast alle Körperregionen aus einer zentralen Wirkungsweise heraus erfaßt. In allen Organen wird die arterielle Durchblutung intensiviert. Im Gefäßsystem sind typisch die symmetrischen Durchblutungsstörungen, die zu Bewegungsschwierigkeiten mit ataktischen Bewegungen führen. Ataktisch deshalb, weil die symmetrisch korrespondierenden Bewegungsabläufe zeitlich nacheinander ablaufen. Es kommt nicht zu einer beiderseitigen Lähmung, sondern eben nur zu der ungleichförmigen Bewegung.

Für den Kastraten, dessen Wesen Symptome aufweist, die von Trägheit, mangelndem Interesse und vor allem Fettbildung gekennzeichnet sind, ist die Wirkung auf das hormonale System besonders wichtig, da diese Ausfallerscheinungen durch die Mobilisierung innerhalb des Hypophysen - NN.Rinden-Zusammenspiels weitgehend kompensiert werden können, ebenso wie die Regulierung der Fettmobilisierung. In diesem Sinne ist auch die Wirkung auf die Leber in bezug auf die Regulierung des Fettsäuregleichgewichtes im Sinne des Fettabbaues und der Fettbildung interessant. Beides kann beim Kastraten zum Problem werden.

Ich habe selten bei so eleganten Hunderassen wie dem Dobermann eine solche Bewegungsstörung gesehen, es mußte daher das Phänomen der Erkrankung beachtet werden. Für mich ging es darum, zunächst eine Sensibilisierung auf das spezifisch wirkende Arzneimittel durch Sulfur D 12 zu erreichen. Die drei vorgestellten Fälle aus der Praxis, die stellvertretend für theoretische Ausführungen und Statistiken dienen mögen, sollen Anregung sein, auch komplizierte Fälle - oder gerade diese - mit homöopathischen Mitteln zu behandeln. Vorbedingung ist - wie überall - die Kenntnis der Materie.

Nun wird die Frage auftauchen, warum diese drei so verschieden wirkenden Mittel mit ihrer jeweils scheinbar eigenen Wirkungsrichtung in dieser Arbeit zusammengefaßt sind. Ist das Homöopathisch zu begründen, d. h. sind gemeinsame Wirkungsmodi vorhanden, die diese Zusammenfassung berechtigt erscheinen lassen, oder sind andere Voraussetzungen gegeben? Bei allen drei Mitteln sieht es auf den ersten Blick so aus, als seien sie in spezifisch therapeutischer Form bei den einzelnen Krankheiten einzusetzen. Das wäre nichts Besonderes in der Medizin überhaupt. Wichtiger erscheint mir, daß sich in den beschriebenen Krankheitsfällen die Mittel zur Behebung der lokalen Schädigungen in einen Gesamtkomplex einschalten und diesen zu regulieren in der Lage sind. Man kann also nicht in der eng gefaßten Diagnose eine vergleichende Betrachtung der Wirkungen der Mittel vornehmen, sondern der Vergleich liegt darin, daß über ein übergeordnetes System von allen Mitteln der lokale Krankheitsprozeß fast "nebenbei" in Ordnung gebracht wird. Und zwar ist der Anstoß für die Regulierung in einem gestörten Stoffwechsel zu suchen. Dieser Stoffwechsel ist nicht "krank" im klassischen Sinn, sondern in sich gestört. Dieses kann in der unterschiedlichsten Form vor sich gehen. Einmal, daß er bei völlig normalem Verlauf entweder zu intensiv oder zu verlangsamt vor sich ginge, wohlgemerkt: immer in der für die beim Tier gültigen Norm. Hier spricht man von einer qualitativen Störung. Oder die im Stoffwechsel eingeschleusten Stoffe werden falsch oder unvollkommen in die Endsysteme eingebaut. Dann kann man von einer quantitativen Stoffwechselstörung sprechen. Ist bei den beiden ersten Beispielen der qualitative Stoffwechsel gestört, so scheint sich bei dem letzten Beispiel die Störung neben einer qualitativen auch in einer quantitativen Veränderung zu manifestieren. An diesen Punkten greifen die homöopathischen Mittel zentral an. Von dieser lebenswichtigen Organisation aus setzen sie auch die innerhalb dieser Vorgänge in Mitleidenschaft gezogenen Organe dieser Tiere wieder in ihren Normalzustand.

Somit dokumentieren alle drei Mittel eine typisch homöopathische Wirkungsweise, die aus einer breit anfassenden Wirksamkeit gezielt in Fehlregulationen eingreift und somit die kausale Beeinflussung demonstriert. Will man nun einen Versuch unternehmen, dieses Phänomen zu erklären, so muß man eben zu den "Ursprüngen" gehen, und das sind die Inhaltsstoffe der verwendeten Mittel. Hier scheint aber zunächst kein Zusammenhang zu finden zu sein. Und doch sind Allgemeinrichtungen in den einzelnen Inhaltsstoffen zu finden. Da sind die Catechine, deren zentrale Bedeutung innerhalb des Stoffwechsels in Verbindung mit den biogenen Aminen sich auch auf die Wirkung der potenzierten Arznei auswirkt, nun aber nicht im toxischen Sinne, sondern im regulierenden.

Ebenso haben die Cyanidin-Körper und -Verbindungen eine erhebliche Bedeutung innerhalb des Stoffwechsels, vor allem des pathologischen. Ferenczy legt ja einer solchen Cyanidin-Verbindung die Hauptbedeutung in seiner Ca-Therapie mit Rotebete zu.Die HCN(Blausäure) ist als Atmungsgift bekannt und gefürchtet. Diese Eigenschaft haftet auch den Abkömmlingen an, die eine Gesamt-Hypoxämie, ja sogar eine Anoxämie bewirken können. Diesen pathologischen, ja toxischen Effekte machen wir uns zu Nutze, um die gefährlichen Prozesse innerhalb des erkrankten Organismus durch die homöopathisch eingesetzten Heilmittel zu verhindern. Daß diese oft als Nebenbefunde und bedeutungslos innerhalb der Inhaltsstoffe angesehen werden, erscheint mir ein Fehler in der Beurteilung der homöopathischen Mittel. Es wird immer wieder der falsche Versuch unternommen, die z. B. leberwirksame Substanz in Flor de Piedra zu suchen oder die herzwirksame Substanz im Crataegus. Das ist ein echt naturwissenschaftlich fehlgesteuerter Gedankengang. Die Frage muß m. E. lauten: Welche übergeordnete Organisation innerhalb des lebenden Organismus ist in der Lage, so angesprochen zu werden, daß sie mit den vorhandenen Inhaltsstoffen der Arznei nach der eigenen Regulierung sekundär das scheinbar spezifisch medikamentös angegangene Organ in seiner Funktion reguliert? Nur in der synthetischen Betrachtung der Inhaltsstoffe ist die analytische Aufschlüsselung wertvoll.

Wer sich die Mühe macht und die homöopathischen Arzneimittelbilder mit den Inhaltsstoffen der betr. Prüfarznei in Einklang zu bringen versucht, wird staunend vor der Sensibilität stehen, mit der der Organismus auf die geringen Mengen der Stoffe der Arznei mit den für diesen Stoff typischen Reaktionen anspricht. Die Arzneimittelbilder bekommen eine echte und glaubhafte Verbindung zu der modernen Medizin.

Tumorerkrankungen des Hundes

H. Wolter

Wenn wir über Tumorerkrankungen sprechen, so nicht aus dem Grunde, weil die Homöopathie Mittel zur Verfügung hätte, die sich in der Tumortherapie absolut sicher bewährt hätten, sondern um die Diskussion über dieses heikle medizinische Problemthema auch in diesem Kreis in Gang zu bringen. Bei dem Wort "Tumor" denkt jeder sofort an das Carzinom, das ja auch den Tierärzten, vor allem den Kleintierärzten, oft schwere Probleme aufgibt. Meistens bekommt man solche Patienten dann, wenn sie mit allen anderen Methoden bereits vergeblich behandelt wurden. Und die Besitzer wollen gar nicht glauben, daß auch die Homöopathie keine Allheilmittel zur Verfügung hat, auch nicht - oder gerade nicht - in diesem speziellen Fall.

Aber auch die sogenannten gutartigen zystisch-knotigen Mastopathien können sich als "bösartige" entpuppen, wenn sie sich plötzlich durch irgendwelche inneren oder äußeren Umstände in kürzester Zeit um das Vielfache vergrößern. Da steht man vor der Frage der Operation oder der palliativen Behandlung. Ich habe mir im Laufe vieler Jahre praktischer Tätigkeit folgendes Grundprinzip aufgestellt: Keine Tumor-Operation ohne eine genau vorgeplante Nachbehandlung interner Art. Dazu ist es notwendig, zu erkennen, welcher Art und welchen Ursprungs die chirurgisch angegangenen Tumoren sind und in welcher Form das Rezidiv-Problem gelöst werden kann.

Wir wissen, daß es keine Tumoren gibt, die nicht post operationem nach einer mehr oder weniger kurzen Zeit zu Rezidiven neigen. Man sollte also bereits *vor* der Operation mit der *Nachbehandlung* beginnen. Bei der Operation werden notgedrungen Gefäße des Blut- und Lymphsystems eröffnet und so der weiteren Ausbreitung entweder im Gesamtorganismus oder auch zirkumskript am Operationsort Vorschub geleistet. Hier durch einen prophylaktischen Leukozytensaum - allgemein gesprochen - eine Barriere zu setzen, erscheint mir ein wichtiges Moment zu sein. Das zu Anfang besprochene Lachesis ist hier ein wirksames Mittel, dessen Wirkung durch Arnika unterstützt werden kann. Beide Medikamente sollten ca. 8 Tage vor der Operation gegeben und Lachesis direkt nach der Operation noch einmal injiziert werden. Das schnelle Heilen der Wunden ist wohl auf die biologische Verfügbarkeit der Leuko- und Lymphozyten zurückzuführen, die durch Lachesis und Arnika aktiviert wurden. Evtl. übersehene Restknötchen werden fest eingekapselt und so -gleich um welche Tumorart es sich handelt - der weiteren Metastasenbildung vorenthalten. Mit der prophylaktischen Gabe dieser beiden Mittel sind die zusätzlichen Antibiotikagaben, sowohl lokal in die Wunde als auch parenteral überflüssig. Man wird feststellen, daß weit weniger Operationskomplikationen auftreten p. Op. als mit einer intensiven Antibiotika-Therapie. Auch bei der Hysterektomie (Pyometra etc.) bewährt sich diese homöopathisch-medikamentöse Vorbereitung der Operation.

Da das Gesäuge ja ein funktional zusammengehöriges System ist, bei dem sich die an einem Mammaabschnitt vorgenommenen Manipulationen auch auf die anderen noch nicht befallenen Abschnitte auswirken, besteht - auch bei den harmlosesten Knotenbildungen in der Mamma - die Möglichkeit einer weiteren Ausbreitung. Es ist also eine das ganze System umfassende Nachbehandlung notwendig, wenn man erfolgreich vorgehen will. Das bewährte Mittel ist hierfür die Mistel, die von verschiedenen Autoren untersucht und beschrieben ist und von der Pharmaindustrie in der unterschiedlichsten Form verarbeitet wird. Umfangreiche Erfahrungen liegen in der Humanmedizin mit vielen Präparaten vor, von denen *Viscum album* der DHU, *Iscador* der Weleda und *Plenosol* von Madaus speziell zu nennen sind. Meine eigenen Erfahrungen erstrecken sich auf Viscum Album und Iscador. Mit diesen beiden Mitteln, jedes für die entsprechenden Fälle angewendet, kann man das Wachstum der Tumoren gut unter Kontrolle halten und auch in vielen Fällen einen deutlichen Rückgang der Geschwulstgröße erreichen. Beide Mittel sind gut verträglich und man beobachtet bereits nach wenigen Tagen, auch bei bösartigen Tumoren, ein Ansteigen der Vitalität sowie eine Besserung des Allgemeinbefindens. Wann welches der beiden Mittel verwendet wird, ergibt sich aus folgenden Ausführungen: Die Mistel ist ein Schmarotzer, der sich auf fast allen Baumarten einnistet und in charakteristischer Form wächst. Interessant sind die Inhaltsstoffe, die in ihren Einzelheiten untersucht sind und die unterschiedlichsten Ergebnisse aufweisen. Von allen Untersuchern ist festgestellt worden, daß sich Stoffe, die im Wirtsbaum gefunden wurden, z. T. auch im Schmarotzer wiederfinden. Als Hauptwirkstoffe werden nach Pischel im *Leeser* das kardioaktive stickstoff- und schwefelhaltige Viscotoxin, ferner ein Gemisch von Cholin und Acetylcholin angesehen. Das leicht zersetzliche Acetylcholin ist an Eiweiß gebunden und dadurch stabilisiert. Das Viscotoxin (Vistox) hat eine mit der Digitalis vergleichbare Wirkung. Die Toxizität tritt vor allen Dingen bei der i.v. Injektion auf. Es wurden beobachtet: Bradykardie, mit synchroner Blutdrucksenkung, darauf folgend ist erwartungsgemäß mit Myocardstörungen zu rechnen, Tachykardie, Arrhythmie, Sinken der Herzleistung bis zum Herzstillstand. Lungengefäße werden verengt. Um das gleiche toxische Bild peroral zu erreichen, müßten die 200 - 300fachen Dosen gegeben werden, was unmöglich ist. Im Institut für experimentelle Krebsforschung der Universität Heidelberg stellte man nach der Injektion von Mistelpräparaten eine Intensivierung des Abwehrsystems fest. Wie sich herausgestellt hat, birgt das Vistox, ein Proteid, nicht wie früher angenommen das krebswirksame Prinzip in sich, sondern es gelang Vester und Niehaus in einer Glukoproteidkomponente die kanzerostatische Aktivität anzureichern. Darin sind bis zu 17 % basische Aminosäuren vorhanden, woraus die o. genannten Autoren schließen, daß die krebshemmende Wirkung in der Basizität zu suchen ist.

Jedenfalls konnte aus den Inhaltsstoffen der Mistel ein nativer Protein-Komplex isoliert werden, der eine der bisher höchsten krebshemmenden zytostatischen und toxischen Wirkungen gezeigt hat. Die Arzneimittelkommission der deutschen Bundesärztekammer hat auf Grund dieser Tatsachen die bisher verweigerte Präparate-Empfehlung für die Mistel-Präparate gegeben (Pischel). Diese Tumorwirkung ist wichtig für die Rezidivprophylaxe der gut- und bösartigen Tumoren. Ebenso wurde eine virostatische, wenn nicht sogar eine virozide Wirkung festgestellt. Dieses letztere eröffnete natürlich ein weites Forschungsgebiet für die Leukose, wenn nicht durch die Leukose-Verordnung jeglicher Forschung in dieser Hinsicht ein Riegel vorgeschoben worden wäre.

Das umfangreiche AMB ist in den entsprechenden Arzneimittellehren nachzulesen. Hier sollte nur deswegen auf die Inhaltsstoffe eingegangen werden, damit die Wirksamkeit bei der Tumortherapie verständlich wird. Welche Mistelform sollte man bei den einzelnen Tumorformen und Tumorsitzen anwenden? Die Weleda hat die Iscador-Präparate nach dem Vorkommen auf den verschiedenen Wirtsbäumen eingeteilt und durch spezielle Metallkombinationen auf bestimmte Organsysteme spezialisiert. Wenn im Verlauf dieser Ausführungen Iscador erwähnt wird, so möchte ich nicht auf die Spezialisierung dieses Präparates eingehen, da es zu weit führen würde.

Das Krebsforschungsinstitut in Arlesheim hat eine umfangreiche Schriftenreihe herausgegeben, die Auskunft gibt, welches "Iscador" für das erkrankte Organ spezifisch ist. Bei den Mammatumoren infolge einer Lactatio falsa habe ich sowohl mit Viscum album D 4 wie auch mit Iscador überzeugende Erfahrungen gemacht. Man kann die Hündinnen durch die Injektionsserien lange Jahre voll beschwerdefrei halten und das weitere Wachstum erheblich einschränken, ja in vielen Fällen sogar eine Rückbildung erreichen. Und ich stehe auf dem Standpunkt, daß auch bei den Mammatumoren die unverletzte Haut die beste ist, d. h. möglichst keine Operation erfolgt. Die Injektion kann der Hundebesitzer machen, und man selber hat nur die regelmäßige Kontrolle durchzuführen.

Zur Anwendung: Sowohl bei Viscum album wie auch bei Iscador ist nach anfänglicher leichter Mattigkeit bald ein besonders lebhaftes Verhalten zu beobachten, das durch den erhöhten Spieltrieb, die Lust am Spazierengehen und dem besonders aufmerksamen Bewachen des Wohnraumes zum Ausdruck kommt. Die über den Knoten gespannte blanke Haut wird nach ca. 8 - 14 Tagen wieder matt und leicht gekräuselt, wie sie es bei dem Gesäuge der Hündinnen sein soll. Eine evtl. Druckempfindlichkeit verschwindet sehr schnell und die unbedingt notwendigste Palpation stößt auf keine Abwehr mehr. Dazu ist allerdings zu sagen, daß ein Mammatumor ein "Noli me tangere" sein sollte, da die Inspektion schon genügend Aufschluß über das Verhalten der Tumoren gibt. Die Injektionen sollten über einen längeren Zeitraum mit regelmäßigen Intervallen durchgeführt werden. Viscum album als D 4 sollte man, da es stets in der gleichen Potenz angewendet wird, mit stets sich ändernden Zwischenräumen einsetzen und zwar: beginnend mit 1 Tag, dann mit 2 Tagen, 3, 4, 5, 6 Tagen Pause. Anschließend wieder rückläufig bis zu einem Tag Pause, drei bis vier Wochen aussetzen, dann wieder mit einer Serie beginnen. Iscador hat sich ändernde Stärken, so daß ein unterschiedlicher Anreiz dadurch erreicht wird und die Intervalle gleich lang sein können. Ich habe stets folgendes Schema verfolgt: Jeweils 7 Injektionen mit steigender Konzentration und je 2 - 3 Tagen Zwischenraum, 7 Tage Pause und dann rückwärts mit absteigender Konzentration wieder 7 Injektionen mit den gleichen Intervallen. Bei prekären Situationen kann man auch ohne Pause die Injektionen rückwärts laufend einsetzen. Ich habe bei beiden Mistelpräparaten Rückbildungen bis auf 1/3 der ursprünglichen Größe feststellen können.

Diese Präparate sollten eigentlich ein Bestandteil jeder tierärztlichen Apotheke sein, da mit ihnen wirklich eine echte Tumortherapie betrieben werden kann. Die einfachere ist die Therapie mit Viscum album D 4, die kompliziertere, aber für speziell bösartige Tumoren nachhaltigere ist wohl die Iscador-Therapie. Mit dieser Basistherapie kann man die reine homöopatische Be-Behandlung im besten Sinne kombinieren, da mit den homöopathischen Mitteln weiterhin umfassend die "Tumor-Krankheit" als solche noch zusätzlich erfaßt werden kann. Es sollen noch ein paar der Mittel erwähnt werden, die sich speziell in die Behandlung der Mammatumoren einschalten lassen. Da es sich hierbei um Erkrankungen innerhalb des weiblichen Genitalbereiches handelt, sind natürlich alle Mittel, die innerhalb dieses Komplexes eingesetzt werden, auch bei der zusätzlichen Tumortherapie einzusetzen.

PHYTOLACCA, das schon ausführlich besprochen wurde. Gerade bei der Mistelanwendung hat sich die unterstützende und breit ausweitende Wirkung von Phytolacca ausgezeichnet bewährt. Falls man die Misteltherapie schon in einem Stadium beginnen muß, in dem das Gesäuge noch eine gewisse Schwellung post laktationem aufweist, ist die D 12 die affine Potenz. Ist allerdings das Gesäuge vollständig geschrumpft und ruhend, dann muß eine materielle Dosis genommen werden: Phytolacca D 3. Da die Mistelpräparate injiziert werden, halte ich eine perorale Applikation für richtiger, da der wiederholte Reiz den Organismus dann ansprechbarer für die Injektion macht.

CONIUM, das als D 3 - D 12 je nach Aktivität des Tumors und des Gesäuges eingesetzt werden kann. Bestimmend für Conium sollte aber sein, daß die Tumoren klein und klar begrenzte Ränder haben. Sind diese Ränder bei ausgedehnteren Tumoren unregelmäßig oder gar zackig, so empfiehlt es sich, statt dessen zusätzlich HEPAR SULFURIS D 6 oder MERCURIUS SOLUBILIS D 4 zu geben. Bei den schwammigen, u. U. gestielten Tumoren ist THUJA D 1 - D 3 von guter unterstützender Wirkung. Bei allen Mitteln ist es notwendig, sich die Arzneimittelbilder in den Lehrbüchern anzusehen, um die Einsatzmöglichkeit voll auszunutzen.

In manchen Fällen hat man auch bereits septische Erscheinungen, die Temperaturanstieg etc. provozieren. LACHESIS D 8 ist hier am besten als Injektion ein bis zweimal einzusetzen. Als Injektion deswegen, weil es einen akuten Stoß abfangen soll und nicht wie die anderen Mittel eine begleitende Dauertherapie sein soll. Da sich Lachesis mitsinnig in die Behandlung einschaltet, hat es in diesem Zusammenhang eine weitaus vertretbarere Wirkung als jedes Antibiotikum. Ich möchte mich da der Ansicht von Koch anschließen, der in seinem 1966 erschienenen Buch "Das Überleben bei Krebs- und Viruskrankheiten" (Karl F. Haug Verlag Ulm) ausspricht, daß es kein Antibiotikum gibt, das frei ist von schädigenden Aminen, also immer kanzerogen ist. Das ist besonders in einem prädestinierten Organismus bedeutungsvoll. Zum Schluß 2 Fälle aus der Praxis:

a. Boxerhündin mit Glaukom. Am 3.12.1967 kam ein Ehepaar aus Hamburg mit seiner 9 Jahre alten Boxerhündin zu mir, von der sie mir im Vorbericht telefonisch erzählt hatten, daß sie seit fast zwei Jahren immer schlechter sehen könnte und nun so hilflos sei, daß sie auch in bekannter Umgebung gegen ihr bekannte Gegenstände liefe. Entsprechend sei der Allgemeinzustand mit Freßunlust etc. Die jüngere Boxerhündin, die sie auch noch besäßen, belästige sie jetzt, so daß irgendeine Abhilfe geschaffen werden müsse. Sie erhofften sich von der Homöopathie noch eine gewisse Besserung, so daß die Hündin wenigstens ohne Schwierigkeiten ihr Leben weiterführen könne.

Der Befund war erschreckend: Beide Augen wiesen eine außerordentliche Exophthalmie auf, mit einer trübe verfärbten Innenpartie der Augen. Auf dem rechten Auge war die Hornhaut geplatzt und zeigte einen fast 1/2 mm breiten Spalt. Das linke Auge war nicht ganz so schlimm anzusehen, obwohl man den Eindruck hatte, daß sie auf diesem Auge noch schlechter sehen konnte als auf dem rechten. Für eine homöopathische Behandlung also völlig aussichtslos. Es wäre nur Silicea D 30 infrage gekommen, wenn man nach der reinen Symptomatik hätte vorgehen wollen. Diagnose: Glaukom beiderseitig in fortgeschrittenem Stadium. Als Therapie kam nur ein Versuch infrage, der vielleicht Aussicht auf Erfolg haben könnte: Die Therapie nach Prof. Koch, wie sie im erwähnten Buch angeführt ist. Es wurde die Injektion Koch II = Benzochinon D 6 gemacht. Da die Verdünnung mit Aqua dest. hergestellt wird, war sie außerordentlich schmerzhaft. Sie wurde i. m. 2,0 ml gegeben. Mit der Anweisung, den Hund auf vegetarische Kost umzustellen, wie es Koch in seiner Therapie-Anweisung vorschreibt, wurden sie entlassen und um einen erneuten Besuch nach 14 Tagen gebeten. Am 17.12.1967 fuhr der Wagen des Besitzers bei mir vor. Aus dem Wagen sprang eine mir jung erscheinende Boxerhündin und kam freudig wedelnd auf mich zu. Auf meine Frage, warum sie die kranke Hündin nicht mitgebracht hätten, ob sie verendet sei, wurde mir geantwortet: "Das ist sie doch!" - Bei der Untersuchung der Augen war mit bloßem Auge nur noch die Andeutung einer Narbe auf dem rechten Auge zu sehen. Mit dem Augenspiegel konnte man auch bei genauester Untersuchung keinerlei innere Veränderungen mehr erkennen. Die Exophthalmie war völlig zurückgegangen. Ich konnte die Hündin bis 1969 beobachten, dann verzogen die Besitzer ins Ausland. Aber bis dahin war sie völlig in Ordnung.

Das Benzochinon als Träger von Carbonylgruppen, die in jedem gesunden Gewebe vorhanden sind und als Schutz gegen Infektionen und Degenerationen erkannt wurden, fehlt in jedem Tumorgewebe, gleich welcher Art. Die Carbonylgruppen haben durch Förderung der Oxydation eine schützende Wirkung im Gewebe. Das hierfür empfängliche Tumorgewebe kann also durch die entsprechenden Carbonylgruppen aus der Zellfermentation in die Zelloxydation umgeschaltet werden, wie es von dem genialen Koch entdeckt worden ist. Kollath hat in seinem Büchlein "Regulatoren des Lebens - Vom Wesen der Redoxsysteme"*) dieses Phänomen ausführlich besprochen. Es sei neben dem Buch von Koch, das etwas schwerfällig zu lesen ist, weil es eine nicht allzugute Übersetzung aus dem Amerikanischen ist, zur Lektüre dringend empfohlen.

b. Pudel mit Tumor. 1963 kam eine etwa 8 Jahre alte Pudelhündin in meine Behandlung, die am Gaumen eine blumenkohlartige Geschwulst hatte. Die Besitzerin hatte den Hund nicht nur bei ihrem Haustierarzt behandeln lassen, sondern auch in Frankfurt und in Gießen jeweils den Universitätskliniken, um diese wertvolle Hündin zu retten. In allen Fällen wurde der Verdacht auf Malignität geäußert, jedoch keine Probeexcision gemacht. Immer wurde geraten, die Hündin dann, wenn die Geschwulst wachse, töten zu lassen wegen der dann einsetzenden Beschwerden. Ich wurde dann im Jahre 1963 um eine homöopathische Behandlung gebeten.

Zunächst war es ein etwa haselnußgroßer Tumor, der sich auch unter der Behandlung ruhig verhielt, und es hatte den Anschein, als ob es sich doch um eine gutartige Angelegenheit handelte. Wegen der blumenkohlartigen Oberfläche, die an ein Papillom erinnerte, wurden Thuja D 2 und Kalium bichromicum D 4 als Einleitungstherapie gegeben. Das Wachstum stagnierte lange Zeit und die Oberfläche plattete sich ab und wurde glatt. Diese Kur dauerte ungefähr 4 Monate. In der Zwischenzeit trat eine septische Infektion auf - damals "unbekannter Genese", re vera war es der erste septische Schub des Malignoms -, die innerhalb von 14 Tagen unter Lachesis D 8 "abheilte".

Danach verlor ich die Hündin für etwa 1 Jahr aus den Augen. Nach dieser Zeit teilte mir die Besitzerin mit, daß der Tumor gewachsen sei und sie sich aus diesem Grunde zur Operation entschlossen habe. Diese sollte in der Tierärztlichen Hochschule, Hannover, ausgeführt werden. Ob ich bereit sei, die Nachbehandlung zu übernehmen. Die Operation wurde im Frühjahr 1965 durchgeführt. Dabei wurde durch histologische Untersuchung festgestellt, daß es sich um ein bösartiges Plattenepitheliom handelte. Die sofortige Tötung wurde angeraten. Durch telefonischen Anruf wurde ich von der Besitzerin unterrichtet über das Ergebnis, riet aber, den Hund nicht töten zu lassen, sondern nach der Klinikentlassung sofort zu mir zu kommen. Dies geschah dann ca. 3 Wochen nach der Operation.

Bei der Untersuchung zeigt sich, daß die Hündin am Gaumen ein schlecht verheiltes, ca. 10-Pfennig-Stück-großes Loch hatte, das in den Nasalraum hineinging. Die Ränder waren schmutzig-blutig ausgefranst, und es kam ein foetider Geruch aus der Mundhöhle. Die Hündin war einigermaßen munter und zeigte auch Appetit, konnte aber nur festbreiige Nahrung zu sich nehmen, die ihr die Besitzerin tief in die Mundhöhle schob. Feste oder flüssige Nahrung setzte sich in der Wundöffnung fest. Es war ein ziemlich trüber Befund, und es tat mir

---

*) Karl F. Haug Verlag, Heidelberg, 1968

fast schon leid, zu einer weiteren Behandlung geraten zu haben. Die Therapie gestaltete sich nun folgendermaßen: Mit Echiplant wurde die Wunde täglich mehrere Male gesäubert, und zwar mit Hilfe eines Tupfers in unverdünnter Form. Mit einer Pinzette wurden etwaige Speisereste sorgfältig entfernt. Innerlich bekam die Hündin dazu Tarantula cubensis D 6. Dieses homöopathische Mittel ist bewährt bei geschwürigen, schlecht heilenden Wunden jeglicher Genese.

Nach weiteren 4 Wochen etwa wurde mit der ersten Iscador-Kur begonnen als Iscador-mali. Insgesamt wurden 14 Injektionen mit steigenden und fallenden Stärken gegeben. Danach hörte ich wiederum ein ganzes Jahr nichts von dem Hund - er wohnt ja nicht in meiner Nähe. Erst nach dieser Zeit meldete sich die Besitzerin wieder und bat um eine Untersuchung und erneute Behandlung, da sie Metastasen fürchtete. Die genaue Untersuchung ließ aber damals noch keinen Verdacht auf Metastasen aufkommen, da alle tastbaren Lymphknoten frei waren. Die Operationswunde war nicht geschlossen, etwa noch fünfpfennigstückgroß, die Ränder waren glatt und mit der Gaumenschleimhaut überzogen. Alle geschwürigen Auswürfe waren verschwunden. Es wurde wiederum eine Kur mit Iscador-mali in den gleichen Stärken und dem gleichen Rhythmus gemacht. Außer gelegentlichen Telefonanrufen und Beratungen wegen anderer Kleinigkeiten war bis zum Januar 1967 nichts besonderes zu melden. Dann aber rief mich die Besitzerin an, daß es schlimmer geworden sei mit der Hündin und sie nun doch wohl getötet werden müßte. Ich sollte sie mir aber vorher noch einmal ansehen. Anfang Februar 1967 stellte ich bei der Untersuchung erschreckend viele Metastasen fest: an den Kehlgangslymphknoten, den Axillarlymphknoten, der Mamma und den Inguinallymphknoten. Es war nicht zu verkennen, die Krankheit war uns aus der Kontrolle gekommen. Immerhin muß man die 2 Hundejahre mit 7 multiplizieren, wenn man einen Vergleich zum Menschen ziehen will. Das wären auf den Menschen übertragen 14 Jahre, die beschwerdefrei post operationem noch geschenkt worden wären.

Ich hatte nun gerade das Buch von Prof. F. W. Koch gelesen und konnte die Kochsche Injektion bekommen. Als Koch II D 6 (s.S.118) wurde die Injektion der Hündin im Februar i.m. injiziert.Keine weitere Behandlung. Im Juni waren alle Metastasen verschwunden.Die Hündin erfreute sich bester Gesundheit und ist mit 16 Jahren natürlich an die Grenze eines normalen Hundelebens gekommen.

Betrachtet man diesen Fall kritisch, der als einzelner nur eine bedingte Aussagekraft hat, aber als histologisch gesicherter Krebs doch einen Wert aufweist, dann muß man 3 Behandlungsphasen unterscheiden:

A. Die rein homöopathische Therapiephase. Hierin konnte zwar die Provenienz der Erkrankung eingedämmt werden, aber eine dauernde Abstoppung oder Heilung konnte nicht erreicht werden. Diese Phase dauerte etwa 1 Jahr, entsprechend einer 7-Jahres-Phase beim Menschen doch recht bedeutungsvoll.

B. Die nach der Operation einsetzende postoperative Behandlungsphase stellte den Kernpunkt der eigentlichen Behandlung dar, denn es gelang für volle 2 Jahre (entsprechend einer 14-Jahres-Phase beim Menschen) die Metastasenbildung zurückzuhalten durch *Iscador* mit anfänglich homöopathischer Wundbehandlung. Durch *Iscador* wurde der Gesamtorganismus in einen sehr labilen Zustand versetzt, der sich aber leider zur negativen Seite hinneigte, so daß - wohl infolge der nicht genügend intensiven Iscador-Behandlung - nun die Metastasenbildung rapide einsetzte innerhalb von 4 Wochen. In dieser Zeit war die Vitalität der Hündin weitgehend gedämpft. Vielleicht hätte man mit einer schneller aufeinanderfolgenden Iscador-Kur die Metastasenbildung verhindern können.

C. Infolge der durch *Iscador* provozierten Reaktionsbereitschaft konnte mit der Kochschen Injektion ohne weitere zusätzliche Behandlung die gesamte Metastasenbildung rückgängig gemacht werden.

Homöopathie in der Urologie
Erkrankungen des Urogenitalsystems

H. Wolter

Greifen wir aus dem großen Komplex der Erkrankungen des Urogenitalsystems zunächst die *Zystitis* heraus: In der ersten Phase dieser Erkrankung stehen - unabhängig davon,ob es sich um eine Durchkältung oder eine Infektion handelt - die allgemeinen Symptome einer hochakuten schmerzhaften Erkrankung im Vordergrund, wie erhöhter heftiger Puls, hohes Fieber, Zittern etc. und fordern das Mittel hierfür: Aconitum napellus D 4, und zwar als sc. Injektion sowie evtl. einen Tag lang noch als perorale Gabe (3 x tgl. 15 - 20 Tropfen). Oft werden hierdurch schon alle Krankheitszeichen verschwinden und nur eine leichte lokale Reizung beim Harnlassen bleibt zurück, die nach etwa 24 Stunden auftritt und überhaupt erst die Lokalisation klären hilft.

Sie darf *auf keinen Fall lokal* mit irgendwelcher Spülung zusätzlich gereizt werden, sondern als Zweitmittel sollte dann Cantharis als D 6 - D 8 als Injektion gegeben werden. Auch hier sollte die perorale Nachmedikation eingebaut werden, um das Abklingen der Symptome sicherzustellen. Cantharis hat in ihrem Arzneibild den Reizzustand der Blase auf katarrhalischer und auf infektiöser Basis im Vordergrund stehen und tut daher in diesem Fall gute Dienste. Nun ist nicht immer der ideale Fall da, bei dem man im ersten Stadium an die Behandlung herankommt, sondern oft findet man bereits einen kompletten Blasenkatarrh mit allen unangenehmen Begleiterscheinungen wie Pressen etc. vor. Wir kennen die fast brutal zu nennenden Preßwehen der Stuten bei der Harnverhaltung, wie sie auch bei Wallachen oder Hengsten und Kühen vereinzelt auftreten, die bei der lokalen Untersuchung den rektal oder vaginal eingeführten Arm wie mit einem Pistolenschuß wieder hinausbefördern. Man kann die Untersuchung natürlich auch unter Sedation durchführen, nur ist dann der tatsächliche Reizzustand der Blase nicht exakt zu diagnostizieren.

Für dieses lokale Symptom - heftiges Pressen - ist Sabina D 6 oder D 12 das Mittel der Wahl. Man kann es injizieren oder per os geben.Die Wirkung von Sabina ist hier echt homöopathisch: In konzentrierter Form löst es Wehen aus, in der homöopathischen Verdünnung dagegen bringt es heftige Wehen oder heftiges Pressen wegen seiner zentralen Angriffsweise ursächlich zum Abklingen. Similia similibus curentur!

Es gilt nun, eine weitere Differenzierung durchzuführen und entsprechende Zusatzmittel oder sogar Hauptmittel herauszufinden. Da das Symptom lokal fixiert ist, gehen wir von dort aus und betrachten das Endprodukt, den Urin. Er kann Hinweise liefern für weitere Mittel. Stets ist bei diesen manifesten Zystitiden Schleim in mehr oder weniger großer Menge vorhanden, der Hinweise auf Art und Ursache der Erkrankung geben kann. Ebenso finden sich fast immer Blutbeimengungen in der unterschiedlichsten Form. Alles zeigt, daß Sabina in diesem Zustand angebracht ist, nicht nur symptomatisch, sondern spezifisch bei diesem Erkrankungsbild. Von diesen Einzelsymptomen aus muß man jetzt zur auslösenden Noxe kommen, da dieses für die Medikation mit homöopathischen Mitteln außerordentlich wichtig ist. Steht am Beginn der Erkrankung eine Durchnässung mit Durchkältung, ist als Hauptmittel Dulcamara D 6*) am besten peroral zu geben täglich 3 - 5 x 5 - 20 Tropfen, je nach Tierart. Eine einleitende Injektion als D 4 oder D 6 ist für die folgende perorale Medikation sehr intensivierend. Bei diesem Mittel finden sich immer große Mengen Schleim im Urin, auch Eiter, der eine ab- oder aufsteigende Harnleiter-, ja Nierenentzündung

---

*) s.S. 102

vermuten läßt. Die Behandlung muß sich jeweils dieser Situation anpassen. Es ist noch kurz auf den Unterschied zwischen Dulcamara und Aconitum hinzuweisen, da ja beide die Modalität: Schlimmer nach Kälte in sich haben. Aconitum ist angezeigt, wenn die Erkrankung nach Durchkältung im harten *trockenen* Wind auftritt. Entsprechend ist auch das Krankheitsbild: hart, trocken, sehr schmerzhaft. Dulcamara wird eingesetzt nach *durchnässender* Kälte, daher zeigt das Krankheitsbild schleimige Absonderungen, weiche Beschaffenheit der kranken Partien, weniger schmerzhaft als unangenehm-drückend.

Bei Blut im Harn ist auch an Hamamelis (D 3) und an Petroselinum (D 2 - D 3) zu denken. Hamamelis ist das Mittel, das auf leicht eintretende Blutungen, sei es durch Verletzung oder Entzündung, einer Körperpartie einwirkt und diese günstig beeinflußt. Petroselinum wirkt bei Harnverhaltungen infolge entzündlicher Prozesse der Blase und der Harnleiter (hier auch bei Lähmungen) oder der Nieren. Geht die Harnverhaltung auf eine Lähmung des Rückenmarks zurück, ist Nux Vomica D 6 das Mittel der Wahl. Und ist die Blutung auf eine nachgewiesene Besiedelung bakterieller Art der Blase etc. zurückzuführen, so wird Hepar Sulfuris D 4 - D 6 wirksam eingesetzt. AMB und Krankheitsbild von Hepar sulfuris umfassen das gesamte Lymphgefäßesystem, das in diesem speziellen Fall besonders in der Lendengegend entsprechend der Lokalisation der Erkrankung in Mitleidenschaft gezogen ist. Es ist sehr schmerzhaft und auf leichte Berührung reagiert das Tier schon mit heftiger Abwehr.

Ich bin der Meinung und kann dieses auf Grund meiner langjährigen Praxiserfahrungen sagen, daß es kein Antibiotikum oder irgendein Nierenspezifikum gibt, das der homöopathischen Behandlung dieses Krankheitskomplexes auch nur annähernd gleichwertig ist. Denn die immer wieder auftretenden Rezidive bei der üblichen Therapie stellen die Verwendbarkeit des Tieres, sei es Nutz- oder Luxustier, immer wieder in Frage.

Häufig ist die Nierenentzündung eine Begleit- oder Folgeerscheinung irgendeiner anderen schweren Störung, bei der stets der Gesamtorganismus in Mitleidenschaft gezogen ist. So ist auch die gute Wirkung von Hepar sulfuris zu verstehen, das als "Sekundärmittel" in diesem Fall besonders gute Dienste tut. Ätiologie der Nierenentzündung ist bekannt. Wir müssen uns nur das Krankheitsbild in all seinen Einzelheiten klar machen: Da ist die schmerzhafte Schwellung der Nieren, ein- oder beidseitig. Eine Auswirkung davon ist der typisch gekrümmte Rücken und der steife Gang, der Drang,unter Schmerzen Wasser lassen zu wollen mit oft ganz kümmerlichem Erfolg. Also eine reduzierte Harnmenge mit viel Schleim und evt. Blutspuren vermischt. Vielfach ist auch der Harn im Ganzen blutig braun-rot verfärbt. Die Hinfälligkeit des Tieres ist augenscheinlich. Hier liegt ein typischer Fall von aggressiver Erkrankung vor, der der Organismus nur "abwartend" gegenübertreten kann. Die Erkrankung sitzt an einem lebenswichtigen Organ, das selbst ohne große regenerative Möglichkeit ist, so daß schnelle Hilfe notwendig ist. Das Hauptmittel in diesem Fall, das, ganz gleich an welchem Organ, ein solches Krankheitsbild ändern kann, ist Apis D 3 als Injektion mit nachfolgender peroraler Gabe oder als D 30 als sc. Injektion, die nach 24 Stunden wiederholt werden kann. Aber auch die D 3 kann nach 24 Stunden reinjiziert werden. Wir haben in Apis ein Mittel, das bei akuten Zuständen sowohl in der tiefen als auch in der hohen Potenz eine - man kann fast sagen - Sofortwirkung zeigt. Wer erlebt hat, wie die oft bei Nierenerkrankungen auftretenden unangenehmen Ödeme der Augenlider nach einer einzigen Gabe Apis D oder C 30 in wenigen Sekunden sichtbar abschwellen, wird diesem Mittel auch in solchen prekären

Situationen stets volles Vertrauen entgegenbringen. Er wird nie enttäuscht werden. Apis ist aufbauend, intensivierend für die Abwehrmaßnahmen des Organismus und anregend auf die Diurese, Eigenschaften, die hier wichtig sind. Verläuft die Nierenentzündung mit einer Zystitis parallel, sollte das vorher erwähnte Cantharis 1 - 2 Tage lang dazu gegeben werden. Wenn sich bei abklingender Krankheit das Krankheitsbild nicht verändert, sondern nur in seiner Heftigkeit deutlich nachgelassen hat, ist Berberis D 3 - D 6 einzusetzen.

Oft findet man im Verlauf der Krankheit ein vermehrtes Auftreten von Schleim im Urin. Hier ist dann Mercurius Corrosivus D 6 - D 12 einzusetzen, das diesen Zustand nach kurzer Zeit normalisiert. Mercurius corrosivus hat unter den Quecksilber-Zubereitungen die intensivste Wirkung auf die Schleimhäute und ist in diesem Falle dem Mercurius solubilis Hahnemanni vorzuziehen, weil eine schnelle Abheilung wegen der Urämie-Gefahr wichtig ist.

Im übrigen sollte man bei Nierenerkrankungen immer an Quecksilber denken, das in homöopathischer Verdünnung die stark angegriffenen Abwehrkräfte des Organismus aktiviert. Es sollte nicht als Anfangsmittel gegeben werden, da seine Hauptwirkung erst dann zu erwarten ist, wenn die natürlichen Kräfte des Körpers zu erlahmen beginnen. Bei der ersten intensiven Auseinandersetzung des Organismus mit der Krankheit könnte mit Mercurius ein "Zuviel" provoziert werden, das u. U. böse Folgen wie Nierenbluten, Erosionen an Mund und After und an der Scheiden- oder Präputialschleimhaut haben kann. Zu bedenken ist bei einer Nephritis, daß nicht nur die Nieren, sondern das gesamte Urogenitalsystem und damit der volle Schleimhautapparat im Organismus in Mitleidenschaft gezogen werden. Und außerdem müssen wir bei der homöopathischen Behandlung immer vor Augen haben, daß wir einen durch die Krankheit ungeheuer sensibilisierten Organismus vor uns haben, weswegen wir auch mit diesen Minidosen diese frappanten Heilwirkungen erzielen können.

Wenn neben der Nierenerkrankung der Respirationsapparat in Mitleidenschaft gezogen ist, oft gekennzeichnet durch übelriechende, geschwürige Prozesse, die das Krankheitsbild mit komplizieren, ist Kalium bichromicum D 6 angezeigt. Der Urin stinkt dann faulig-eitrig ebenso wie der Atem und der evt. Nasenschleim. Das Mittel sollte aber nicht injiziert werden, sondern in fortlaufender Medikation immer wieder als vorsichtiger Arzneireiz gegeben werden, um so die schwere Erkrankung zum Abklingen zu bringen.

Zusammenfassend noch einmal die Kombinationsmöglichkeiten:

Hauptmittel: Apis D 3 oder D 30 - Nebenmittel: Cantharis D 4
" " oder: Berberis D 3 - D 4
" " oder: Mercur Corros. D 6 - D 12
" " oder: Kal. Bichromig D 6

Silicea*) leistet bei den chronischen Formen der Nephritis wohl Einmaliges. Man sollte es dann einsetzen, wenn sich die Rekonvaleszenz hinauszögert, was bei der homöopathischen Behandlung aber selten vorkommt. Der im Urin noch vorhandene Eiter wird dann cremigweiß, die Harnmenge geht etwas zurück, der Patient wird wieder hinfälliger, ohne aber zu Sorgen Anlaß zu geben. Zwei Potenzen stehen auch in diesem Fall zur Verfügung: D 4 oder D 30. Die D 4 sollte längere Zeit gegeben werden, und zwar 3 x tägl. 1 - 2 Tabletten je nach Tierart und -größe, D 30 ist einmal am Tage als Injektion einzusetzen und zwar für ca. 5 - 8 Tage, (1 - 5 ml sc.). Bei dieser sich hinauszögernden Rekonvaleszenz ist außerdem noch an Arsenicum album zu denken, das die erlahmenden Aufbaukräfte des Organismus außerordentlich günstig beeinflußt. Während das vor-

*) s.S. 102

erwähnte Merc. corros. mehr die Anfangs- und Endpartien des Magen-Darmkanals und des Urogenitalsystems beeinflußt, erfaßt Arsen album den Gesamtorganismus mit Wirkungsrichtung auf den pathologischen Prozeß. Charakteristisch für Arsenicum ist eine stärker werdende Hinfälligkeit und der typische ständige Durst auf kleine Mengen Wasser. Weiterhin fällt auf, daß die Tiere, die Arsenicum als Aufbaumittel benötigen, von einer merkwürdigen Unruhe befallen sind, die eigentlich täglich immer zur gleichen Zeit beginnt und dann langsam wieder abklingt. Weibliche Tiere machen einen nymphomanen Eindruck, der durch die Reizung des sowohl aus der Blase als auch aus dem Uterus kommenden Ausfluß, der sehr übel riecht, hervorgerufen wird. Auch die männlichen Tiere zeigen ein heftiges geschlechtliches Treiben, das sogar bei den Wallachen auftreten kann, also in keiner Weise hormonell bedingt ist, sondern eindeutig den lokalen Reiz als Ursache hat. Arsenicum album ist sowohl in tiefer als auch in höherer Potenz wirksam: D 4, das von mir eingesetzt wird oder C 30, von dem Gutes berichtet wird. Einige Autoren (v.Ungern - Sternberg) loben besonders die D 200. Nun, das ist eine Erfahrungstatsache, die jeder in seiner Praxis erarbeiten muß. Wichtig ist immer die genaue Kenntnis des Arzneimittelbildes.

Mit den beiden letzten Mitteln, dem sich u.U. noch Sulfor hinzugesellen kann, wird man auch die verschlepptesten Nephritiden wieder in Ordnung bekommen. Denn es ist doch oft so, daß die Patienten erst dann zu einer homöopathischen Behandlung vorgestellt werden, wenn sie abgemagert und elend sind und keine Nahrung mehr zu sich nehmen. Da die chronischen Nephritiden nicht nur iatrogen anzusehen sind, sondern einfach von den Tierbesitzern nicht bemerkt werden, trotz des beißenden urämischen Geruches, den diese Tiere ausströmen.

Zum Harnweg- und Harnbildungssystem gehört, nicht nur wegen der lokalen Nachbarschaft, sondern auch funktionsmäßig das Genitalsystem. Es kam schon vorher zur Sprache, daß sexuelle Reizungen in Begleitung der besprochenen Erkrankungen auftreten können, die u.U. das Krankheitsbild erheblich komplizieren. Vor allem auch bei den weiblichen Tieren, bei denen Blase und Uterus im Scheidengewölbe mit ihren Endöffnungen zusammenstoßen. Sowohl von der einen wie auch von der anderen Seite her ist eine Übertragung gewisser Krankheiten, abgesehen von den infektiösen Erkrankungen, verständlich. Jeder mit der Stutensterilität beschäftigte Kollege weiß, daß ein chronischer Blasenkatarrh fast immer gleichbedeutend ist mit mindestens einem Jahr Unfruchtbarkeit. Übrigens die beste Bestätigung dafür, daß das Gesamtschleimhautsystem im Organismus korrespondierend miteinander verbunden ist. Bei der sog. symptomlosen Sterilität sollte deswegen auch das Nieren-Blasensystem genau untersucht werden. Oft findet man hier die Ursache. Diese unspezifischen Katarrhe (Tupferprobe erst nach iatrogener Infektion positiv!) mit ihrer nur vermehrten Schleimabsonderung sprechen gut auf Pulsatilla D 4 an; es sollte aber auch an Petroselinum, Causticum, Berberis und vor allen Dingen an Dulcamara gedacht werden, die sich mitsinnig zu der Pulsatialla-Verordnung verwenden lassen. In einem solchen Fall sollte nur die tiefe bis mittlere Potenz gewählt werden, denn die Hochpotenzen sollten in der Regel nur als Einzelmittel gegeben werden.

Einen interessanten Zusammenhang findet man bei den nymphomanen weiblichen Tieren, Kuh oder Stute. Durch den ständigen sexuellen Reiz und das immer wieder neue Harnverspritzen kommt es zu einer Reizung der Harnröhre, der weiter eine solche der Harnblase folgen kann, und die weiter bis zu den Uretreren oder sogar bis in die Nieren hinein aufsteigt.Hier muß das Grundübel abgestellt werden. In der Homöopathie haben wir gerade für diese Störungen gute Mittel, die diesen Zustand nachhaltig beenden können. Als erstes ist Bufo zu nennen, das Gift der Kröte Bufo rana, das in einer mittleren und höheren

Verdünnung eine ausgesprochen psychische Regulierung bewirken kann. Als D 12 oder D 30 beeinflußt es gerade die mit dem Urogenitalsystem zusammenhängenden Störungen nachhaltig. Man sollte es nicht injizieren, sondern peroral (2-3 x tgl. 5-20 Tropfen) geben, um die schon an anderen Stellen geforderte fraktionierte Arzneiwirkung der kleinen Dosen zu erreichen. Während man mit Bufo die eigentliche Ursache, also das Verschwinden der zystischen Entartung der Ovarien, nicht allein zustande bringt - es geht in diesem Zusammenhang ja auch hauptsächlich um den Gesamtkomplex der Störungen, erreicht man mit Aurum metallicum oder Aurum aceticum neben der psychischen Regulierung auch ein Verschwinden der Ovarzysten, ohne daß sie manuell abgedrückt werden müssen.

Die genannten Mittel wirken sowohl auf die Psyche des Tieres wie auch auf die lokalen Veränderungen. Besonders bei Bufo tritt die psychische Wirkung klar hervor. Durch die mit Bufo erzielte psychische Lockerung wird der Harn nicht mehr so intensiv in der Blase gestaut. Hierdurch wird eine alte Beobachtung der Pferdehalter bestätigt, die besagt, daß die nymphomanen Stuten ruhiger werden, wenn sie den in der Harnblase gestauten Harn abgesetzt haben. Die Verwendbarkeit eines Tieres mit diesem Krankheitsbild kann durch Bufo also erheblich gesteigert werden. Im übrigen sollte man nach Möglichkeit beim Einsatz von Aurum von der Typgebundenheit des Mittels ausgehen. Bei den schweren gedrungenen Rassen paßt es besonders gut.

Oft finden wir bei den Erkrankungen im Urogenitalsystem Bewegungsschwierigkeiten, die an einen rheumatischen Symptomenkomplex erinnern, und die sich in der Bewegung dann langsam bessern. Wir sprachen vorhin von dem steifen Gang der chronisch nierenkranken Patienten. Hier ist Aurum ein hervorragend wirkendes Mittel, das nicht symptomatisch, sondern durch seine zentrale Wirkung am cerebralen Gefäßsystem generell sanierend in diesen Symptomenkomplex eingreift. Es ist bekannt, daß verschleppte Nierenerkrankungen einen rheumatischen Symptomenkomplex nach sich ziehen. Hier ist mit Gold eine wirksame Therapie in der Potenz D 6 - D 8 zu erzielen. Selten wird über die D 12 hinausgegangen. Um einen breiteren Spielraum für die Gold-Therapie zu haben, noch ein Wort über die Gold-Zubereitungen: Es wurde schon der Aurum-Typ erwähnt, der sich schwer und massig mit etwas plumpen Bewegungen darstellt. Um die Gold-Wirkung zu haben, aber nicht so sehr an den Typ gebunden zu sein, sollten Aurum-Verbindungen eingesetzt werden. Das Aurum jodatum ist bei den im Rahmen der Hauterkrankung auftretenden Schwellungen und Verhärtungen der drüsigen Organe und der der Lymphknoten infolge seiner Jod-Komponente eindrucksvoll wirksam. Beides kommt im Verlauf der besprochenen Erkrankungen vor. Aurum muriaticum oder Aurum muriaticum natronatum sollte man einsetzen, wenn der Krankheitsprozeß sich vornehmlich chronisch auf die weiblichen Genitalorgane konzentriert, weil das Blasen-Nierensystem sekundär parallel läuft. Aurum sulfuratum, wenn das Bild des Sulfurs sich im Laufe der Erkrankung herausgeschält hat, aber auf die Wirkung von Aurum nicht verzichtet werden soll.

Harnwegserkrankungen des Hundes

F. G. Schwab

Der Harnröhrchenkatarrh des Hundes ist oft die Folge eines Präputialkatarrhs, der schon lange bestanden hat. Es ist bekannt, daß ein durch antibiotische Behandlung verdrängter Präputialkatarrh nach kurzer Zeit wieder da ist, da ja nur die unterhaltenden Erreger beseitigt wurden, das Präputin dagegen nach wie vor für Infektionen empfänglich bleibt.

Vordringlich bei der Therapie ist die Spülung der Präputialschleimhaut mit geeigneten Mitteln. Ich nehme ein Gemisch von Argentum nitricum-Lösung 1,5%ig und 3%igem H_2O_2 im Verhältnis 1:4. Die homöopathische Behandlung beginnt dann mit Mezereum D 4. Mezereum hat in seinem Arzneibild u. a. eitrige Sekrete aus Schleimhäuten, und eben auch aus Harnröhrchen und Vorhaut. Dazu kommt als 2. Mittel Silicea D 6, welches eine funktionelle und nutritive Wirkung auf das Bindegewebe hat und imstande ist, Eiterungen zu beenden.

Dewey* schreibt: "Silicea ist angezeigt bei allen Affektionen, wo eine eiternde Oberfläche vorhanden ist, die nicht heilen will." Zur weiteren Stärkung der körpereigenen Abwehr gibt es für längere Zeit Echinacea. Ein interessanter Zusammenhang zwischen Praeputialkatarrh und Blepharitis besteht bei Naphthalinum. In einem Fall von hartnäckigem Praeputialkatarrh bei gleichzeitiger chronischer Bindehautentzündung habe ich mit Naphthalinum D 12 überraschenden Erfolg gehabt. Beides heilte in kürzester Zeit aus.

Harnblasenentzündungen als Folge von aufsteigenden Infektionen oder nicht infektiösen Ursachen, die einen geregelten Harnabfluß verhindern, können ebenfalls mit den erwähnten Mitteln angegangen werden. Hier ist als Hauptmittel die unschätzbare Sabal serrulatum (Sägepalme) angezeigt. Sie wird in kurzen Abständen etwa stündlich in niedriger Potenz D 3 bis D 4 verabreicht.

Das eklatanteste Beispiel einer Sabalwirkung erlebte ich bei einer Schottenterrier-Hündin. Die Hündin mußte sich schon seit Wochen beim Harnlassen sehr quälen, wie mir die Besitzerin erklärte. Manchmal seien nur ein paar Tropfen blutigen Urins gekommen. Hin und wieder konnte sich die Hündin aber auch besser entleeren. Diesem Bericht nach konnte es sich nur um einen oder mehrere Harnsteine handeln, die, nach jeweiliger Lage in der Blase, den Blasenausgang verlegten. Durch starkes Pressen kommt es dann gelegentlich zu geringfügigen Blutungen. Die Hündin bekam 5 Tropfen Sabal D 2 stündlich. Am nächsten Morgen rief die Besitzerin an, ich möchte mir doch ansehen, was die Hündin in dieser Nacht "fabriziert" hätte. Es war ein haselnußgroßer Blasenstein. An diesem Beispiel wird die erweiternde Wirkung von Sabal auf den Blasenhals wie auch auf die Harnröhre deutlich. Ist der Urin blutvermischt, kommt Terebinthina D 4 in Frage. Tröpfelt der Harn ständig, wird das Übel mit zusätzlich Causticum D 6 sicher beseitigt. Causticum hat unter anderem das Bild der Blasenschwäche, was ja durch eine gewisse Lähmung der Blasenmuskulatur bewirkt wird. Causticum ist übrigens auch ein Mittel bei Erkrankungen des äußeren Auges mit Tränenfluß! Bei der Nephritis könnte ich auch die in Frage kommenden drei Nierenmittel in alphabetischer Folge nennen, wie das Wolter einmal getan hat bei der Darstellung einer Emphysem-

---

* Dewey, W. A.: Katechismus der reinen Arzneiwirkungslehre 5. Auflage Karl F. Haug Verlag, 1958

behandlung: A Apis, B Berberis, C Cantharis. Doch habe ich mir eine etwas andere Zusammenstellung ausgesucht. Eine akute Nierenentzündung, die mit Fieber verbunden ist, wird nach meiner Erfahrung anfangs gut mit Apis D 4 und Lachesis D 12 beeinflußt. Der Apis-Urin ist eiweißreich mit Zylinderzellen, spärlich bis zur Anurie. Der Apis-Patient meidet Wärme, legt sich gern auf kalte Steine und trinkt wenig im Gegensatz zum Arsenicum album-Patienten, der die Wärme sucht und oft kleine Schlucke trinkt. Lachesis beeinflußt nicht nur sehr gut die Nieren bei Haematurie, sondern stützt gleichzeitig Herz und Kreislauf. Zur Haematurie paßt auch ausgezeichnet Terebinthina, besonders wenn der Bauch aufgebläht ist. Dabei soll man nicht unter die 4. Potenz gehen und die Gaben nicht zu oft nacheinander geben. Bewegt sich der Patient nicht gerne, ein Zeichen von Schmerz in der Nierengegend, so kommt dann Berberis in der 3. bis 6. Potenz in Frage. Der Berberis-Patient steht wegen der Schmerzen, die er in der Lendengegend bis in die Hüften hat, nur ungern auf. Bezeichnend ist auch, daß der Hund nicht gern treppab geht, er tut es dann diagonal. Kommt es bei einer akuten Nephritis zu Erbrechen und starker Unruhe, so muß man zu Helleborus niger (Nießwurz, Christrose) greifen. Dieses Mittel ist selbst bei Anurie bis zur Urämie zu empfehlen. Erbrechen ist ja dafür ein deutliches Zeichen.

Es ist noch an ein weiteres Mittel bei Nephritis zu denken: Phosphorus. Er ist angebracht bei nervösen Hunden, die Angst vor Gewitter oder lautem Krachen (Schüsse, Böller) haben. Druckschmerz in der Nierengegend, Urin spärlich, eiweißhaltig, auch blutig, schleimig. Die Hunde trinken häufig kaltes Wasser. Aber man wird zu Phosphor nur in den schwersten Fällen greifen, wenn Herzschwäche mit Atemnot vorhanden ist. Herzmittel sind bei Affektionen des Harnapparates immer angezeigt. Im allgemeinen genügt dafür Lachesis.

Homöopathie in der Chirurgie
Wundbehandlung mit homöopathischen Mitteln

M. R. Rackow

Was ist unter einer Wunde zu verstehen? Sie ist eine Verletzung, die mit einer Durchtrennung der Haut oder Schleimhaut einhergeht. Anatomische Zusammenhänge werden gewaltsam getrennt. Nach der Art der Entstehung haben Wunden

a) mechanische Ursachen: z. B. Quetsch-, Riß-, Stich-, Schuß-, Biß-, Schnitt- und Op-Wunden.
b) chemische Ursachen: z. B. Verätzungen
c) thermische Ursachen: z. B. Verbrennungen, Erfrierungen
d) elektrische Ursachen: Strom und Blitz
e) durch Strahlen: z. B. Röntgen- oder Radiumstrahlen.

Betroffen sein können jeweils verschiedene Gewebeschichten wie Haut, Faszie, Sehnen, Bänder, Knochen usw. Nach dem Zustand der Wunde unterscheidet man: frische, blutende, infizierte, eiternde, stark wuchernde, granulierende und schlecht heilende Wunden. Auf die zuletzt genannten Punkte richten wir besonders auch in der Homöopathie unser Augenmerk. Die Wundbehandlung in der Homöopathie umfaßt sehr viele, verschiedene Arzneimittel. Ich beschränke mich auf sieben der meiner Meinung nach wichtigsten Mittel.

Die Volksheilkunde hat sich ausführlich mit der Wundbehandlung bei Mensch und Tier mit pflanzlichen Wirkstoffen beschäftigt, ohne die eigentlichen Zusammenhänge zwischen Wirkstoff und Organismus zu kennen. Um einen Überblick über die Möglichkeiten der homöopathischen Wundbehandlung zu geben, möchte ich zunächst einige der wichtigsten AMB mit ihren Hauptanwendungen vorstellen und erst dann auf die Behandlung der verschiedenen Wundformen eingehen: meine Arzneimittelbilder sollen sich hier ausschließlich auf die Wundbehandlung beschränken.

1. ARISTOLOCHIA CLEMATITIS (Osterluzei). Vorkommen: in Süddeutschland und im südl. Europa, Urtinktur: aus dem frischen, blühenden Kraut. Die wichtigsten Inhaltsstoffe: Allantoin, Cholin und die Aristolochiasäure, die man als eine antibiotisch wirkende Substanz bezeichnen kann, in vitro gegen verschiedene Pyogenes-Stämme bestätigt. Hauptrichtung und Anwendung: Mezger*) hebt bei der Beschreibung der Hauptrichtungen, die gute Ansprechbarkeit der Salbe auf Schürf-, Druck-, Quetschwunden, überhaupt auf mechanische Überbeanspruchung der Haut, chronische Geschwüre an Händen und Füßen hervor. Bei der Gefahr der Sekundärinfektion ist die Anwendung eines Verbandes mit verdünnter Tinktur oder Extrakt zu empfehlen. Bei frischen Wunden wird die Heilung außerordentlich stark angeregt und einer Infektion vorgebeugt. Bei Verbrennungen der Haut verhindert Aristolochia-Salbe, rechtzeitig aufgebracht, Brandblasenbildung. Sonnenbrände werden verhütet oder geheilt. Aristolochia wird mit der Arnica eine führende Stelle in der Wundbehandlung eingeräumt.

2. ARNICA MONTANA (Bergwohlverleih, Wolferlei, Fallkraut). Vorkommen: auf feuchten Gebirgswiesen und auf ungedüngten Bergwiesen Europas, auf einigen Nordseeinseln (Sylt). Urtinktur: zur inneren Anwendung aus der getrockneten Wurzel, zur äußeren Anwendung aus dem frischen, blühenden Kraut ohne die Wurzel. In der getrockneten Wurzel befinden sich ätherische Öle mit antiphlogistischer Wirkung. Inhaltsstoffe: Karbon- und Phenolsäure, das Sterinsistenol, Inolin und Gerbstoffe. Im frischen Kraut: Xantophyllin, das dem Azulen verwandt ist.

---

*) J. Mezger: Gesichtete Arzneimittellehre, Karl F. Haug Verlag, Heidelberg

HAUPTRICHTUNG UND ANWENDUNG: Hahnemann verwandte Arnica schon als Wundheilmittel. Für die Anwendung von Arnica spricht die Erschlaffung des venösen Systems mit Ecchymosen und Blutextravasaten. Bei Blutungen aller Art als Verletzungsfolge oder nach Operationen, besonders wenn sie einhergehen mit Schmerzüberempfindlichkeit, Berührungsangst, Zerschlagenheitsgefühl am ganzen Körper. Ebenso als Resorptionsmittel bei Hämatomen und zur Herabsetzung von Wund-, Operations- und Zahnextraktionsschmerz. Daneben wird auch die Anwendung bei bereits eingetretenen Wundinfektionen mit drohender Sepsis empfohlen. Die Verschlimmerung durch Bewegung und Berührung, Besserung durch Ruhe und Liegen ist zu beachten.

3. CALENDULA: Calendula officinalis (Ringelblume). Vorkommen: in Europa. Verwendet wird das zur Blütezeit geerntete Kraut. Inhaltsstoffe: ätherische Öle und Xantophyllin, Calendulin, Saponin, Phytosterin, Salicylsäure.

HAUPTRICHTUNG UND ANWENDUNG: Bei allen frischen Rißwunden und Quetschungen mit Gewebszerstörungen, bei schlechtheilenden Wunden und Geschwüren. Verbände mit Calendula beseitigen Schmerzhaftigkeit von frischen und alten Geschwüren, stinkender Geruch verschwindet.

4. ECHINACEA ANGUSTIFOLIA UND PURPUREA (Kegelblume). Vorkommen: in Nordamerika. Inhaltsstoffe: ätherische Öle, Äther, Harz, Inulin, Echinacosid und Echinacin.

HAUPTRICHTUNG UND ANWENDUNG: Bei Eiterungen, nach Verletzungen, septischen Prozessen, Furunkulose u. ä.

5. HAMAMELIS VIRGINIANA (Hexenhasel oder virgin. Zauberstrauch). Vorkommen: nordamerikanische Laubwälder. Inhaltsstoffe: Gerbstoffe, Saponin, ätherische Öle, Flavone, Chinasäure, Cholin und Hamamelose.

HAUPTRICHTUNG UND ANWENDUNG: Charakteristisch sind allgemeine Schmerzen mit Zerschlagenheitsgefühl, venöse Blutungen: die Blutungen sind also meist gleichmäßig fließend, bei feuchtwarmem Wetter tritt Verschlimmerung ein. Bei Arnica handelt es sich um mehr frischere, hellrote Blutungen, bei Hamamelis um mehr venöse, sickernde Blutungen. Bei Gefahr drohender Blutungen wird die Anwendung der Tinktur, kaffeelöffelweise empfohlen, bei infizierten Wunden Extractum Hamamelis fluidum.

6. HYPERICUM PERFORATUM (Johanniskraut, Tüpfel-Hartheu). Vorkommen: in Europa. Inhaltsstoffe: ätherische Öle, Hypericin.

HAUPTRICHTUNG UND ANWENDUNG: Kennzeichnend für Hypericum ist die Affinität zu den Nerven. Daraus ergibt sich die Anwendung bei Nervenschmerzen nach Verletzungen und Operationen, bei allen Verletzungen, wo eine Quetschung oder Verletzung von Nerven angenommen werden muß, wie dies besonders bei gequetschten, zerrissenen und Stichwunden, Splitterverletzungen und Nageltritten der Fall ist. Weiterhin nach Gehirnerschütterung, Angstgefühlen mit starker Erregung. Bei Brandwunden wird die Anwendung von Oleum Hyperici angeraten. Hypericum zeigt sich bei allen Verletzungen der Gliedmaßen mit drückenden, quetschenden, hämmernden Schmerzen hilfreich. Meist werden Tinktur und niedere Potenzen (D 1 - D 4) angewandt, falls sich unter dieser Gabe der Zustand verschlimmert, sind mittlere Potenzen (D 6 - D 12) zu wählen).

7. SYMPHYTUM OFFICINALE (Beinwurz oder Beinwell). Vorkommen: Europa. Die frische, vor Beginn der Blüte gesammelte Wurzel wird verwandt. Inhaltsstoffe: Allantoin, Asparagin, Alkaloide: Symphytocynoglossin, Consolidin.

HAUPTRICHTUNG UND ANWENDUNG: Bei allen Verletzungen, die mit einer Beschädigung des Knochens einhergehen, ist Symphytum angezeigt. Was Arnica für Weichteile ist, ist Symphytum für alle derben Gewebe. Allen verwandte Symphytum z. B. bei Verletzungen des Augapfels und bei stumpfen Traumen der Gesichtsknochen mit Erfolg an Stelle von Arnica. Das im Handel befindliche Präparat Kyttaplasma ist ein Brei aus der Wurzel von Symphytum und hat sich als Umschlagmittel bei Verletzungen der Knochenhaut und des Knochens bewährt.

Aus dieser kurzen Charakterisierung ergibt sich Anwendung der einzelnen Arzneimittel bei verschiedenen Wundformen, die ich an Hand einiger Beispiele aus meiner Praxis verdeutlichen werde. Ich betone noch einmal, daß die Anwendung der beschriebenen Arzneimittel zur Wundbehandlung nur einen Teil der jeweiligen Arzneimittelbilder darstellt und nicht als ausschließliche Anwendungsmöglichkeit anzusehen sind. Die Wundbehandlung ohne Antibiotika (AB) hat besonders in der Großtierpraxis wegen der Ausscheidungs- und Wartezeiten auch eine besondere wirtschaftliche Bedeutung genommen.

ARTIFIZIELLE WUNDEN, OPERATIONEN ALLER ART:

Nach Wolff verabreicht man 2 Tage vor und 2 Tage nach Operationen Arnica D 6 Dilution mehrmals täglich. Bei Sectio caesarea beim Rind injiziere ich Arnica C 30 6 ml sc unmittelbar vor und 1 Tag nach der Operation. Zusätzlich lasse ich einige Tage nach der Operation Arnica D 4 2 x täglich 15 Tropfen geben. In 31 Fällen wurde das von mir genannte Homöopathicum eingesetzt. Davon kamen 27 Tiere ohne Antibiotika (AB) oder Sulfonamide zur Heilung per prinam. In 3 Fällen wurden nach 5 Tagen AB eingesetzt, da sich eine Peritonitis entwickelt hatte. In diesem Falle wurde die Kuh nach 8 Tagen, allerdings ohne AB-Versorgung, der Schlachtung zugeführt. Das Tier hatte schon vor der Geburt geringe Störung des Allgemeinbefindens gezeigt. Schlachtbefund: Leberabszeß infolge Fremdkörper und Peritonitis. In der Kleintierpraxis geben wir nach Operationen mit starken Blutungen und schlechtem Allgemeinbefinden Arnica D 30 als einmalige Injektion 1 ml sc mit gutem Erfolg.

VERLETZUNGEN DER GEBURTSWEGE BEIM RIND

1. *FRISCHE OBERFLÄCHLICHE UND TIEFE VERLETZUNGEN DES WEICHEN GEBURTSWEGES MIT LEICHTEN BLUTUNGEN:* Arnica C 30 oder D 30 5 - 7 ml sc und Arnica D 4 oder D 6 3 - 4 x täglich 8 - 10 Tropfen. Arnica hat sich hier wegen seiner günstigen Wirkung auf Blutungen aller Art als Verletzungsfolge, bei Zerschlagenheit und Schmerzüberempfindlichkeit bei frischen Fällen besonders bewährt.

2. *INFIZIERTE OBERFLÄCHLICHE UND TIEFE WUNDEN DES WEICHEN GEBURTSWEGES.* Aristolochia D 2 oder D 3 Dilution 3 x täglich 10 Tropfen, äußerliche Anwendung von Aristolochia-Tinktur: 1 Teelöffel auf 2 Liter Wasser oder Echinacea Extern 1:10 verdünnt zum Reinigen der Wunde. Die Anwendung von Aristolochia bietet sich an, da eine starke mechanische Überbeanspruchung mit Sekundärinfektion vorliegt. Wegen der bereits vorliegenden Infektion kann auch Echinacea-Salbe aufgetragen werden.

3. *NERVENSCHÄDIGUNG NACH SCHWERGEBURTEN MIT FESTLIEGEN.* Die schon zuvor beschriebene Affinität zu den Nerven läßt in diesem Fall Hypericum als das Mittel der Wahl erscheinen. Anwendung: In der D 4 6 ml sc , in der D 3 als Dilution 4 x täglich 10 Tropfen. Die Tiere sind nach 24 - 48 Stunden beschwerdefrei.

4. *VERRENKUNG DES KREUZ-DARMBEIN-GELENKES* (wie es im Buch von Rosenberger heißt). Hierbei handelt es sich um eine Verletzung von derbem Gewebe, das Symphytum D 6 5 ml sc und Symphytum Dilution D 4 4 x täglich 8 - 10 Tropfen erfordert. Wegen zusätzlicher bestehender Nervenschädigung kombiniert man mit Hypericum D 4 5 ml subcutan.

5. *AUSGEDEHNTE HÄMATOME IM BEREICH DES WEICHEN GEBURTSWEGES:* Arnica D 30 oder C 30, Arnica Dilution D 4 oder D 6 3 - 4 x tägl. 5 - 10 Tropfen. Hier wird die günstige Resorptionswirkung von Arnica auf Hämatome als Verletzungsfolge ausgenutzt.

6. *ADDUKTORENABRISSE.* Sprechen an auf Injektion von Arnica D 30 oder C 30. Arnica wirkt hier unterstützend bei Blutungen in die Muskulatur und auf Schmerzen. Das zusätzliche Zusammenbinden der Beine ist unbedingt erforderlich; die Problematik einer Heilung ist sicherlich bekannt.

VERLETZUNG DES WEICHEN GEBURTSWEGES BEI MUTTERSAUEN

Bei der Verletzung des weichen Geburtsweges bei Muttersauen liegen häufig ausgedehnte Schleimhautblutungen infolge unsachgemäßer Laiengeburtshilfe vor. Die Anwendung von Hamamelis und zwar als sc Injektion in der D 4 5 - 6 ml. wird empfohlen. Zusätzlich ist eine Spülung der Scheide mit Hamamelis-Extrakt, 1:10 verdünnt, mit gutem Erfolg anzuwenden. Die geschilderten Verletzungen scheinen mir bei Rind und Schwein die häufigsten zu sein, aus diesem Grunde die ausführliche Aufgliederung.

Die *EUTERVERLETZUNGEN* nehmen in der Häufigkeit in meiner Praxis die 2. Stelle ein.

1. *QUETSCHWUNDEN AN DER ZITZE* im Strichkanalbereich, häufig kurz nach dem Abkalben, werden von mir mit Aristolochia-Salbe äußerlich und Aristolochia D 5 Dilution 2 - 3 x täglich 5 - 10 Tropfen innerlich versorgt. Aristolochia-Salbe bietet sich besonders an, da es sich um Quetschungen handelt, die sehr stark infektionsgefährdet sind. Gleichzeitig nutzt man die vorzügliche Wirkung von Aristolochia auf die weiblichen Geschlechtsorgane aus.

2. *ZITZENVERLETZUNGEN MIT LAPPENWUNDEN* und tiefen Einrissen versorge ich mit Arnica D 30 5 ml subcutan, Arnica-Salbe äußerlich und bei starker Schmerzhaftigkeit Hypericum D 6 5 ml subcutan. Hierbei wird die allgemeine granulationsanregende Wirkung von Arnica ausgenutzt. Bei starker Schmerzhaftigkeit spricht Hypericum mit seiner besonderen Affinität zu stark innervierten Endigungen, wie sie auch die Zitze darstellt, schnell an.

GABELSTICHE: Bei frischen Gabelstichen, meist im distalen Gliedmaßenbereich, die der Tierarzt leider nur selten vorgestellt bekommt: Hypericum D 6 Dilution 3 x täglich 10 Tropfen und Hypericum D 4 5 ml subcutan. Hypericum ist immer bei Verletzungen angezeigt, bei denen Nervenschädigungen zu erwarten sind, besonders, wenn diese an Gliedmaßenenden liegen. Bei alten infizierten Gabelstichen mit beginnender Phlegmone und Eiterungen gebe ich entsprechend dem AMB Echinacea D 4 6 ml sc und äußerlich Calendula-Tinktur 1:4 verdünnt auf den Verband.

KLAUENAMPUTATION BEIM RIND: Vor der Operation Arnica C 30 und weiterhin Arnica D 6 Dilution 2 x täglich 10 Tropfen einige Tage danach als allgem. Op-Vorbereitung. Ein mit Hamamelis-Tinktur getränkter Gazetupfer wurde in die Wunde unter den Druckverband genommen, da Sickerblutungen zu erwarten waren.

Beim ersten Verbandwechsel stellte ich beginnende Granulation, und leichte Eiterungen fest. Es erfolgte daher eine Reinigung mit Calendula Extern und ein weiterer Gazetupfer, mit Echinacea Extern 1:10 verdünnt, wurde auf die Wunde unter den Verband gebracht. Heilung nach 2 Wochen ohne weitere Komplikationen.

NASENBLUTEN: Vor einigen Wochen wurde mir ein ca. 350 kg schweres Rind mit seit 3 Wochen anhaltendem, einseitigem Nasenbluten vorgestellt. Die genaue Untersuchung und der Vorbericht ergaben keinerlei Anhaltspunkte für die Ursache. Nach Hamamelis D 4 6 ml sc und Hamamelis D 4 Dilution 3 x täglich 10 Tropfen war das Rind nach 2 Tagen ohne jegliche Blutungen.

Unfall: Bei allen durch Unfälle verletzten Hunden mit starken Blutungen, Hämatomen, Hautverletzungen, die erfahrungsgemäß Schwellungen trotz bester Wundtoilette erwarten lassen, besonders, wenn die Tiere einen zerschlagenen Eindruck machen, bei der kleinsten Berührung aber aufjaulen und sogar nach dem Besitzer beißen, haben wir ausgezeichnete Erfolge mit Arnica D 2 oder D 4 stündlich 5 - 7 Tropfen in die Lefzenschleimhaut eingeträufelt bis zur Besserung des Zustandes; dann 2 - 3 x täglich 1 Tablette Arnica D 4 oder D 6.

Ich beschäftige mich seit 1 1/2 Jahren näher mit der Anwendung homöopathischer Mittel und habe die Erfahrung gemacht, daß es für einen Anfänger sinnvoller ist, eher Einzelmittel einzusetzen als Komplexpräparate, da diese zur Nachlässigkeit erziehen. Sie sind mit den Kombinationspräparaten in der Allopathie zu vergleichen, die verschiedene AB, Vitamine und Cortisone in 1 Präparat enthalten und doch in den meisten Fällen nicht den erwarteten therapeutischen Effekt bringen.

Homöopathische Behandlung chirurgischer Fragenkomplexe

H. Wolter

1. *KAISERSCHNITT:* Eine praeoperative homöopathische Behandlung ist nicht möglich, weil die Zeit drängt. Aber in der Nachbehandlung ist die Homöopathie gut anwendbar. Warum? Die Infektionsgefahr in den Ställen ist gering, weil das Tier in diesem Milieu zuhause und gegen alle dort vorkommenden Erreger immun ist, bzw. eine gesunde Abwehrschranke zur Verfügung hat. Erreicht werden soll eine Heilung per primam. Was ist dazu notwendig? Ein breiter Leuko- und Lymphzytensaum, der jedes Eindringen von Fremderregern verhindert, eine gute Gefäßversorgung, die eine schnelle Verbindung der Wundränder bewirkt. Die Gefahr der Verklebung muß verhindert werden, um Spätfolgen auszuschließen. Hierzu ist eine Quellung unter physiologischen Kautelen wichtig, die eine natürliche Schwellung des Operationsfeldes sicherstellt. Das homöopathische Mittel der Wahl ist Lachesis als D 8 - D 12; in sc. Injektion erfüllt es alle Forderungen, die für die sichere Heilung einer Op.-Wunde notwendig sind.

2. *FK-OPERATION:* Auch hier ist Lachesis ein bewährtes Mittel. Man kann sogar, bis zur endgültigen Klärung des Falles, ob eine Operation notwendig ist, eine Operationsvorbereitung mit Lachesis betreiben, indem man einige Tage vor der Operation Lachesis D 8 10 ml sc. spritzt. Ebenso nach Beendigung der Operation nochmals 10 ml sc. Bei der FK-Operation ist es wichtig, die Funktion des Pansens schnell wieder zu normalisieren. Bewährt hat sich Nux vomica D 6. Entweder als sc. Injektion oder als perorale Gabe dreimal täglich 20 Tropfen. Nach Entfernung des Fremdkörpers aus der Magenwand setzt unter Nux vomica-Medikation während der Operation der Wiederkauakt ein, obwohl sich der Arm des Operateurs noch in der Magenhöhle befindet.

3. *HUSTENREIZ* nach einer FK-Operation scheint mir eine der schwersten Komplikationen zu sein. Er muß so schnell wie möglich beseitigt werden. Mit Bisolvon gelingt dieses nicht und andere, codeinhaltige Hustenmittel sind für den Gesamtkomplex nicht zu empfehlen. Kalium- und Magnesium-Salze haben sich hierfür bestens bewährt.

Tabelle 1

Kalium carbonicum:	Bronchitis mit Schleimhautquellungen
Kalium jodatum:	Schlimmer durch Kälte und Berührung Op.-Wunden: empfindlich (durch Kälte entstanden)
Kalium nitricum:	Spastische Zustände am Herzen und der Atmungsorgane (Asthma!). Verschlimmerung durch feuchte Kälte.
Magnesium:	Besonders starke Erkältlichkeit
Magnesium carbonicum:	Keuchhusten (schlimmer durch Wärme)
Magnesium phosphoricum:	ebenfalls Keuchhusten (vgl. Cuprum) (Phosphor-Charakteristik)

Dazu die eigentlichen Hustenmittel der Homöopathie, die je nach Krankheitsbild eingesetzt werden müssen: Ipecacuanha, Drosera, Cuprum metallicum oder aceticum.

Alle Mittel sind in diesem Fall in den tieferen Potenzen D 3 - D 4 am wirksamsten. Beispiel an einer FK-Operation aus der Praxis: Zwei Tage nach einer Fremdkörperoperation erkrankte das Tier schwer mit hohem Fieber (40⁸), starker Atemnot und einem ständigen Hustenreiz. Die Untersuchung ergab eine hochakute Bronchitis, die dadurch entstanden war, daß bei herbstlich kaltem Wetter nachts nach der Operation die Tür aufgeweht war und Sturm und Regen in den kleinen, sehr warmen Stall drangen. Durch das ständige starke Husten waren die mittleren 4 Nähte der Wundnaht bereits ausgerissen und die Op-Wunde klaffte bis 12 cm breit auseinander. Sie wurde lediglich mit einem sauberen Tuch, das in einer Echinacea-Lösung getränkt war, bedeckt, das 2 x täglich erneuert wurde.Die Wunde blieb frisch und sauber.Die Erkältung wurde nach einer sc. Injektion von Viruvetsan 10 ml innerlich mit Cuprum aceticum und Kalium jodatum, beide in der D 4 und 3 x tägl. 20 Tropfen behandelt. Nach 24 Stunden hatte sich der Hustenreiz bis auf wenige, aber nicht mehr heftige Hustenstöße gelegt, und die Kuh kam wieder zur Ruhe. Um die Gefahr einer Darmlähmung, die man ja bei einem solchen Krankheitskomplex einkalkulieren muß, zu verhindern, wurde Plumbum aceticum D 6 3 x tgl. 1/2 Teelöffel voll mit dem Futter gegeben. Nach 36 Stunden war der Kot breiig bis wässrig, so daß diese Medikation aufgegeben werden konnte. Nach 8 Tagen war die Wundheilung weit fortgeschritten und die Wundränder klafften nur noch ca. 2 cm auseinander. Eine weitere Medikation, außer der vorerwähnten Wundversorgung, fand nicht statt. Die Narbe war später kaum sichtbar trotz der Heilung per secundam.

Epikrise: Die Kuh hatte eine hochfieberhafte Erkrankung, die u. U. als eine Virusinfektion anzusehen war, daher wurde das für einen solchen Fall spezifische biologische Mittel Viruvetsan gegeben. Um den Husten schnell zu beherrschen gab ich Kalium jodatum, das als schnell und intensiv wirkendes Schleimhautmittel für die Lösung evt. festsitzender Reizstoffe sorgt. Cuprum Aceticum ist ein ausgezeichnetes Keuchhustenmittel, also einzusetzen bei Husten, der mit einem Brechreiz einhergeht, und Plumbum als ein Mittel, bei dem wir die mit der Vergiftung einhergehende gefährliche Verstopfung kennen. Es hat hier in der Umkehrwirkung schnell die Darmtätigkeit normalisiert.

4. PHLEGMONE: Sie ist in der Pferdepraxis mit besonders schweren Schäden verbunden. Die Ursache ist klar: eine kleine, oft nicht einmal feststellbare Verletzung wird mit hochvirulenten Erregern infiziert, und es kommt in kürzester Zeit zu der bekannten klinischen Erscheinung: Dolor, Calor, Rubor, Tumor, Funktio laesa. Die Schmerzhaftigkeit ist oft so groß, daß ein leichter Druck auf die erkrankte Partie das Tier sein Bein so ruckartig hochreißen läßt, daß es umfällt. Vorsicht bei der Palpation! Es kann u. U. unangenehme gerichtliche Nachspiele geben, bei denen dem Tierarzt dann mindestens eine unsachgemäße Handhabe vorgeworfen werden kann.

Bei Phlegmonen handelt es sich oft um Prozesse, die gerade bei Reit-, Renn- oder Turnierpferden auftreten. Jeder Besitzer legt Wert darauf, daß keine Verdickung zurückbleibt. Es muß also dafür gesorgt werden, daß die Durchblutung der erkrankten Partie intensiv gewährleistet ist. Dazu dürfen in keinem Fall reizende Umschläge mit stark adstringierender Wirkung gemacht werden,sondern die Quellung müßte eigentlich noch gefördert werden, was mit heißen Abwaschungen erreicht werden kann. Und merkwürdigerweise lassen die Tiere sich das gern gefallen. Diese Versorgung sollte täglich mehrmals wiederholt werden. Medikamentös ist dafür zu sorgen, daß die Infektion lokal bleibt. Drei Mittel sind zu nennen: Echinacea angustifolia, Lachesis und Pyrogenium. Besonders das letztere hat sich bei der Phlegmone-Behandlung ausgezeichnet bewährt. Das vernichtende Urteil das Leeser in seinem "Lehrbuch der Homöopathie" Band C

Tierstoffe über Pyrogenium fällt, kann ich nicht teilen, da es sich bei mir und in anderen tierärztlichen Praxen sehr gut bei der o. a. Erkrankung bewährt hat und - trotz Antibiotika - bewährt. Wir müssen aber auch bei der Phlegmone nicht nur den lokalen Prozeß sehen, sondern immer das gesamte Krankheitsbild betrachten. Wir werden Unterschiede finden, die mal Pyrogenium angezeigt erscheinen lassen und ein anderes mal Lachesis. Für Pyrogenium haben sich durch die langjährige Erfahrung, die von Thienel durch seine Versuche mit Lachesis und Pyrogenium grundlegend gefördert wurde, einige ganz charakteristische Symptome herausgeschält: Temperatur und Puls stimmen nicht überein. Der Puls geht bei der Phlegmone wegen der starken Schmerzen sehr schnell, die Temperatur ist nicht über 39° C oder sie steigt auf über 40°, wenn der lokale Prozeß in die Generalisation übergeht, die Pulsfrequenz geht dann deutlich zurück. Hinzu kommt die brettharte Infiltration, die typisch für die Pyrogenium-Anwendung ist. Dieses Symptom ist ein Anfangssymptom, also zu einer Zeit in der der Prozeß noch in seinem aggressiven Zustand der Verschlimmerung ist. Heiße Umschläge wirken lindernd. Hier zeigt sich auch ein typischer Unterschied zu der Anwendung von *Lachesis*,wo Wärme den Prozeß verschlimmert und kühlende lokale Anwendungen durchgeführt werden sollen. Der fortgeschrittene septische Prozeß verlangt nach Lachesis, bei dem sich die allgemeine Ausbreitung deutlich zeigt. Puls und Temperatur gehen miteinander parallel. Beide Mittel können in ihrer Wirkung durch Echinacea wesentlich unterstützt werden. Dieses breit auf den Organismus angreifende Mittel ist in der Homöopathie ein fast stets bei Entzündungen, Infektionen etc. eingesetztes Mittel. Der gesamte Abwehrmechanismus des RES wird so intensiv aktiviert, daß sich der Leukozytenwall um den Erkrankungsherd stark verdichtet. Die Potenz spielt bei diesem Prozeß eine wesentliche Rolle: Für Pyrogenium sollte bei den Pferden die D 6 - D 8 eingesetzt werden, wenn man es als Einzelmittel verwenden kann und will. Als sc. Injektion mit nachfolgender peroralen Applikation für ca. 4-6 Tage. Länger nicht, da dann der Anfangsprozeß, in dem das Pyrogenium wirksam ist, bei dieser massiven Potenz bestimmt abgeklungen ist. Ist eine weitere Verwendung von Pyrogenium angezeigt, so sollte auf die D 15 übergegangen und zusätzlich Lachesis D 8 als Injektion gegeben werden.

Lachesis sollte auch im weiteren Verlauf D 8 bleiben. Man muß sich aber hüten, sowohl das eine als auch das andere Mittel zu lange - also länger als 5 - 6 Tage zu geben. Die Therapie läuft sich fest, weil beide Mittel aus ihrer Wirkungsphase herauslaufen; der Krankheitsprozeß geht über sie hinweg. Daher ist es vorteilhaft, wenn schon von Anfang an Echinacea hinzugegeben wird, um die Aktivität des Organismus ständig neu anzuregen. Echinacea ist in der D 4 für längere Zeit zu geben und behält auch seine Wirkung über die Pyrogenium- und Lachesis-Wirkung hinaus. Da in wenigen Tagen die brettharte Schwellung noch nicht voll abgebaut werden kann, ist eine weitere interne Behandlung durchzuführen. Welches Mittel einzusetzen ist, kommt auf den Zustand an, in dem sich der Prozeß befindet. Als Mittel haben wir Ginkgo biloba, Apis, Silicea, wenn es nicht zur Perforation gekommen ist. Ginkgo biloba D 1 ist als Mittel zur Förderung der Durchblutung sowohl der vernösen als auch der arteriellen Gefäße außerordentlich wirksam bei den verschleppten Phlegmonen, da der Abtransport der pathologischen Produkte der Entzündung stark beschleunigt wird. Anstatt Ginkgo biloba kann auch gut Tebonin (R) benutzt werden,das nach meinen Erfahrungen in der Veterinärmedizin als flüssige Arzneiform die tiefgreifendste Wirkung hat. Um den schon mehrfach angesprochenen fraktionierten Wirkungsmodus zu haben, sollte es peroral gegeben werden. Apis ist angezeigt, wenn der Prozeß in die Umgegend ödematös ausstrahlt und so die Gefahr in sich birgt, daß es zu einer lokalen Ausbreitung des Krankheitsprozesses kommen könnte. Es empfiehlt sich die D 3 oder D 4 aus dem gleichen Grund wie

Ginkgo biloba. Für den chronischen Zustand mit der unangenehmen Verhärtung des Bindegewebes ist wieder Silicea als D 4 oder D 30 per os sehr zu empfehlen, da es sich als echtes Bindegewebsmittel in die geweblichen Abbauprozesse energisch einschaltet. Jede Phlegmone birgt die Gefahr der Perforation und Abszeßbildung in sich. In diesem Falle ist natürlich eine andere Behandlung notwendig. Die Abszesse müssen schnell zur Abszedierung und damit zur Wundreinigung gebracht werden. Das spezifische Mittel, das als "homöopathisches Messer" bezeichnet wird, ist Myristica sebifera als D 1. Da auch dieses Mittel zwar lokal seinen Effekt hat, aber über den Gesamtorganismus wirkt, ist diese Abszedierung so beschaffen, daß der Prozeß infolge der Leukozyten-Ansammlung schnell zur Abheilung kommt. Als unterstützendes Mittel kann Hepar sulfuris eingesetzt werden, das die Heilungsvorgänge in den Abszessen reguliert. Als D 3 wird die Eiterung und damit die Abszessreinigung intensiver, als D 6 wird die übermäßige Eiterung eingeschränkt und die normale Wundsezernierung gewährleistet. In diesen Abszeßvorgang kann auch Lachesis D 15 noch einmal eingesetzt werden, wenn die Abszeßränder blau-rot verfärbt sind. Es ist das Abbild der Verletzungen durch den Biss der Schlange Lachesis muta, die dieses Bild zeigen. Wenn die Abszeßwundränder zerfranst und geschwürig-schmutzig aussehen, ist Tarantula cubensis D 6 anzuwenden. Betrachten Sie dieses nicht als symptomatische Behandlung, sondern bedenken Sie, daß es ein erkrankter Organismus ist, der diese Wundränder produziert, daß also ein ganz bestimmtes Reaktionsverhalten dahinter steht, wenn die Wunden in der einen oder anderen Weise entwickelt sind. In jedem Fall dokumentiert sich damit, daß der Organismus die volle Beherrschung der Wundheilung nicht schafft. Aber es sind bestimmte Reaktionsformen, aus denen heraus er diese Phänomene produziert. Insofern ist die interne homöopathische Behandlung der Wunden, Geschwüre etc. eine spezifische, eine ursächliche Behandlung. Sie ist natürlich nicht nur auf die an den Gliedmaßen auftretenden entzündlichen Schwellungen anzuwenden, sondern gilt sinngemäß für alle ähnlichen Erkrankungen, ganz gleich in welchem Körperteil oder in welcher Region sie sich befinden.

5. WEICHTEILERKRANKUNGEN DER HUFE UND KLAUEN bei Pferden, Rindern und Schafen. Drei Erkrankungsarten sollen besprochen werden, die weitgehend ähnlich sind: der Hufkrebs der Pferde, das Panaritium und die subkoronären infektiösen Prozesse.

Wodurch ähneln sich diese Prozesse, daß man berechtigt ist, sie unter einem Aspekt zu betrachten? Es sind Erkrankungen, die auf den unteren Teil der Exkremitäten beschränkt sind, aber doch von dort aus erhebliche allgemein störende Effekte auslösen können. Der Hufkrebs nimmt insofern eine Sonderstellung ein, als er nicht exogene Ursachen hat, wie es immer wieder in den Veröffentlichungen gesagt wurde. Die äußere Einwirkung von Urin und Stallschmutz ist nicht (zumindest nicht allein) das auslösende Moment. Ich habe schon 1934/35 in Hannover an Hand unzähliger histologischer Schnitte feststellen können, daß die ersten Anzeichen einer Destruktion an den Zellkernen des weichen Hufhornes bzw. der Matrix auftreten. Die für das Auftreten des Hufkrebses immer verantwortlich gemachten Hornröhrchen mit den mehr oder weniger tief eindringenden Spalten waren zu diesem Zeitpunkt noch völlig intakt. Die konstitutionelle interne Ursache lag damit doch auf der Hand. Zu den üblichen chirurgischen Maßnahmen wie Operation, Druckverband und häufiger Verbandwechsel ist die interne Behandlung unbedingt notwendig. Wie oft wird der Operateur enttäuscht, wenn er glaubt, daß durch die aufgebrachten adringierenden Medikamente die Heilung einsetzt, nur weil sich eine Pseudohornschicht gebildet hat. Beim nächsten Verbandwechsel findet man dann darunter wieder die käsigen, stinkenden Zerfallsprodukte. Lokal sind daher nicht adstringierende Mittel zu geben, sondern solche, die die Heilungstendenz des Organismus durch Intensivierung der Abstoßung des erkrankten Gewebes fördern. Das sind die *Calendula-Tinktur* und *Echinacea-extern*. Beide sind in der Verdünnung 1:1 auf die Op-Wunde zu bringen und bei jedem Verbandwechsel zu erneuern. Die Tatsache, daß die stark gewucherten Retezellen nicht verhornen, weist auf eine interne Störung im hornbildenden Stoffwechsel hin. Silicea D 4 3 x tgl. 2 Tabletten sorgt für eine Verhornung, wie es als D 30 für die Verhornung des Hufhornes bei brüchiger Beschaffenheit desselben fast traumhaft sicher wirkt.

Ein weiteres Mittel sollte hinzugefügt werden, daß in die konsitutionelle Beschaffenheit der Patienten hineinpaßt. Der Hufkrebs ist meistens eine Erkrankung der schweren Pferderassen, die konstitutionell in die "hydrogenoide Konstitution" nach Grauvogl eingeordnet werden können. Die unnatürliche Art der Erkrankung: innerhalb des härtesten Hautgewebes tritt sie als wässrig-schmierige Wucherung auf und weist auf die Konstitutionsgebundenheit hin: Natrium Muriaticum in hoher Potenz als D oder C 30. Es ist in diesem Zusammenhang auch über die Dermatitis verrucosa zu sprechen, die sich gern im Verlauf des Hufkrebses mit ausbildet. Neben Natrium muriaticum ist dabei an Thuja und Kalium bichromicum zu denken, die sich in diesen verrucösen Prozeß intensiv einschalten. In tiefen Potenzen bringen sie in den meisten Fällen diese unangenehme Erkrankung zum Verschwinden. Die Warzen sitzen an einer unwichtigen Stelle, sind aber durch die konstitutionellen Zusammenhänge ein wichtiger Hinweis auf eine Störung im Organismus. Es sind daher so tiefgreifende Mittel wie Thuja und Kalium bichromicum notwendig, um hier eine grundlegende Sanierung zu erreichen. In dieses Gebiet gehört auch die Rehe-Behandlung, die bereits in dem Buch "Homöopathie für Tierärzte I" besprochen wurde.

Ein weiteres, oft auch im Zusammenhang mit dem Hufkrebs stehendes Problem ist die subcoronäre Phlegmone, die in einigen Fällen sogar die Schlachtung des betreffenden Tieres erforderlich macht. Man sollte daher bei dieser Art der Erkrankung die Antibiotika möglichst überhaupt meiden und sich auf Therapiearten verlassen, die genauso wirksam sind, aber keine Rückstandsprobleme haben. Die Ursachen sind meist exogener Art wie Verletzung, Huftritt, Stallverhältnisse mit unsachgemäßer Schwemmentmistung usw. Wie reagiert der Organismus auf eine solche infektiöse Verletzung? Zunächst mit einer schnell einsetzenden Schwellung und einer intensiven Leukozytose, die in jedem Fall therapeutisch unterstützt werden muß. Zu empfehlen sind Lachesis und Arnica, das erste als D 8, das zweite als D 3. Wenn noch keine lokalen nekrotischen Veränderungen bestehen, so wird man mit diesen beiden Mitteln den Fall vor unangenehmen Komplikationen bewahren, die durch das Absacken in den Hornschuh eine ungeheuer schmerzhafte Lahmheit hervorrufen könnten. Ein besonderes Problem hierbei ist, daß die Bauern über jedes Antibiotikum selbst verfügen und es sofort in Massen einsetzen. Dadurch hat man die verschleppten Fälle, die oft dicht an der Schlachtung vorbeigehen. Es ist daher m. E. ein wichtiger "therapeutischer" Schritt, die Tierbesitzer zu überzeugen, daß die tierärztliche Behandlung die beste und schnellste ist. Bei diesen verschleppten Fällen ist es zunächst wichtig, den Organismus therapiebereit zu machen durch ein bis drei Gaben (je 20 Tropfen) von Sulfur D 12. Dann je nach Lage des Falles Hepar sulfuris D 3, wenn man eine schnelle und intensive Abszedierung erreichen will, Hepar sulfuris D 6, wenn der Sekretfluß eingedämmt werden muß. Dazu ist im ersten Fall Lachesis D 8 zu geben, im letzteren Fall Tarantula cubensis D 6. Warum die unterschiedlichen Mittel? Ich erinnere an den Hinweis bei Lachesis, daß eine starke Leukozytose einsetzt nach der D 8, die wir in diesem Fall ausnutzen müssen. Im letzteren Fall gibt Tarant. cub. D 6 die beste Hilfestellung zur schnellen Reinigung der perforierten Abszesse. Es erscheint vielleicht verwunderlich, daß wir dieselben Mittel bei so unterschiedlichen Erkrankungsformen einsetzen können. Aber es ist zu bedenken, daß mit der homöopathischen Behandlung nicht allein der lokal erkrankte Teil eines Organismus angesprochen werden soll, sondern der Organismus selbst, der mit dem betreffenden Schaden behaftet ist und in toto darauf reagiert. Lokale Anwendungen sind sinngemäß wichtig und sollten auf jeden Fall zusätzlich verabfolgt werden nach allgemeinen chirurgischen Regeln. Die bei dieser Erkrankung leicht auftretenden Fisteln komplizieren das Geschehen oft erheblich. Die Homöopathie hat Mittel, die ohne chirurgische Maßnahme,wie Exstirpation des Hufknorpels etc., diesen Prozeß zur Abheilung bringen. Daß der Schwefel in irgendeiner Form dabei einzusetzen ist, ist wohl auf Grund seines Arzneiwirkungsbildes verständlich. Handelt es sich um frische Fisteln, können sie durch Calcium sulfuricum D 4, 3 x tägl. 1 - 2 Tabletten, zur Abheilung gebracht werden. Bei länger bestehenden rezidivierenden Fisteln sollte besser Hepar sulfuris D 6 oder D 30 eingesetzt werden. Gerade in der Hochpotenz ist dieses Mittel bei den Fisteln der beschriebenen Art wertvoll. Bei chronischen Prozessen, die mit Eiterung und Fistelbildung einhergehen, ist Silicea einzusetzen.

6.PANARITIUM: Wir alle kennen die Ursache und wissen, daß es mit einem Antibiotikum innerhalb weniger Tage abheilen kann. Man muß betonen "kann". Denn wie oft sind gerade bei dem so behandelten Panaritium Rezidive zu erleben, die oft einen ganzen Sommer dauern können. Außerdem sind die Wartezeiten doch sehr erheblich geworden, und, wie aus dem Bundesgesundheitsamt zu erfahren ist, wird diese Wartezeit bestimmt nicht herabgesetzt, sondern eher noch verlängert. Man spricht von einer Mindestzeit von 10 bis 14 Tagen bei Milch und Fleisch. Im Anfangsstadium sollte man die auftretenden Reaktionen registrieren und entsprechende Mittel einsetzen. Man findet an der erkrankten Klaue Schwellung, Schmerz, Wärme, Rötung, Lahmheit. Wir haben hierfür schon mehrere Mittel besprochen, die bei diesem Prozeß eingesetzt werden können: Zunächst Myristica sebifera. Das in tiefer Potenz den Prozeß schnell zur Reifung bringt und abszedieren läßt oder aber die beginnende Entzündung abstoppt und den ganzen Prozeß reaktionslos abheilen läßt. Man kann dabei von einer Imitierung der Antibiotika-Wirkung sprechen. Davor oder dazu kann man, wenn Temperatur vorhanden ist, Belladonna D 4 geben. Wir wissen aus der Fleischbeschau, daß bei Panaritum der gesamte Tierkörper beanstandet wird. Es ist also eine solche Breitenwirkung, wie sie Belladonna uns anbietet, voll auszunutzen. Als zweites Mittel ist Tarantula cubensis D 6 als sc. Injektion zu verwenden. Die Injektion muß an zwei bis drei Tagen hintereinander wiederholt werden.

Zwei andere Mittel müssen genannt werden: Aristolochia clematitis und Rhus toxicodendron. Aristolochia als D 3 mehrere Tage peroral gegeben kürzt den Heilungsprozeß erheblich ab. Wichtig sind auch die aus der Pflanze hergestellten Auszüge, die als Umschläge auf die Wunden gebracht eine enorme Heiltendenz bewirken. Als Injektion in der D 6 - D 12 bringen beide Mittel neben den Erosionen auf der äußeren Haut um die Klauen auch die in Mitleidenschaft gezogenen Sehnen und Bänder in Ordnung. Bei hartnäckigen Prozessen ist auch hier wieder Silicea als Abschlußbehandlung angezeigt. Die notwendigen lokalen Behandlungen sollten sich medikamentös diesem internen Konzept anpassen, wie vorher mehrfach beschrieben wurde.

Ein Jahr homöopathische Kleintierpraxis

M. R. Rackow

Ich möchte hier über meine Erfahrungen, Erfolge, Schwierigkeiten und auch Mißerfolge bei der Anwendung homöopathischer Arzneimittel berichten.

Zunächst einmal muß man sich frei machen von der Vorstellung, daß es einem als Anfänger nach kurzem Literaturstudium oder Anhören einiger Vorträge gelingt, alle die Patienten innerhalb von Tagen homöopathisch zu heilen, bei denen man sich auf allopathischem Weg schon wochen- oder monatelang vergeblich um eine Besserung bemüht hat. Es gibt Fälle, in denen dies auf verblüffende Art und Weise gelingt, aber sie sind nicht die Regel.

Die Homöopathie erfordert vom Neuling ein völliges Umdenken bei der Untersuchung und Beobachtung des Patienten und bei der Aufnahme des Vorberichtes. Man wird zunächst in praxi 2-gleisig verfahren, mir ging es jedenfalls so, d.h. ein Patient wird zunächst wie gewohnt untersucht und eine "allopathische Diagnose" gestellt. Anschließend versucht man das auf den Patienten passende "homöopathische Arzneimittelbild" (AMB) zu finden. Gelingt einem dies nicht, so behandle man wie gewohnt.

Ich habe zunächst Kompromisse geschlossen, das heißt allopathische und homöopathische Maßnahmen kombiniert. So kann man zwar im Nachhinein nicht behaupten, die Gesundung beruhe nur auf der Anwendung homöopathischer Grundsätze, erkennt aber aus den bisherigen Erfahrungen durchaus den unterschiedlichen Krankheitsverlauf und damit die Wirkungsweisen der Arzneimittel (AM).

Es ist zu Beginn auch anzuraten, mit der Therapie auf solche Fälle zu warten, bei denen ein bestimmtes AMB möglichst genau zutrifft. Ein Beispiel hierfür ist die Anwendung von Nux vomica D6 bei beginnender Dackellähme bei einem Dackel, der das typische, ängstliche und zugleich aggressive Verhalten zeigt, aufjault, wenn nur jemand ihn berührt,sowie verspannte Bauchdecken und typische Schwäche der Hinterhand aufweist. Stündlich bis 2-stündlich 5 Tropfen Nux vomica D6 bringen in kurzer Zeit erstaunliche Erfolge, ohne Spasmoanalgetika, Antipyretika und Cortisone.

Nun zur Frage, wie man sich dem homöopathischen Denken nähern kann. Es gibt verschiedene Möglichkeiten:

a) Durch Besuchen von Fortbildungsveranstaltungen.

b) durch Anlesen von Grundwissen, wobei nicht genug betont werden kann, daß nicht nur die Grundprinzipien wie die Ihnen bekannte Simileregel, sondern auch die AMB, die vergleichende Betrachtung von ähnlichen Mitteln und deren Unterscheidung sich nicht nach einmaligem Überlesen einprägen. Sie werden viele freie Stunden für die Homöopathie aufbringen müssen, um einen so großen Einblick zu gewinnen, daß sich regelmäßig Erfolge und nicht nur Zufallstreffer einstellen.

c) Das Gespräch mit in der Anwendung der Homöopathie erfahrenen Kollegen, wobei sich gezielte Fragen und Probleme manchmal sehr schnell klären lassen.

d) Aus Zeitgründen kaum durchführbar, aber sicher erfolgversprechend: Hospitieren in der Praxis eines erfahrenen Kollegen. Dies würde es erleichtern, die Brücke zwischen theoretischem Wissen um einen AM-Typ und der praktischen Zuordnung bei dem vor einem stehenden Tier zu finden.

Für den Anfang sind folgende Aspekte wichtig:

1) Der Grundgedanke der homöopathischen Behandlung nach der Simileregel von Hahnemann, Zusammenhang zwischen Vergiftungserscheinungen, Diagnose und Behandlung.

2) Aneignung wichtiger AMB.

Leichter verständlich sind hier natürlich die Publikationen, bei denen die AMB direkt am Tier beschrieben werden, wie in den Büchern von Wolter, Wolff u.a. und in den Aufsätzen von Wolff in seinem Buch "Unsere Hunde - gesund durch Homöopathie".

Wichtige und relativ einfach anzuwendende Mittel wie Nux vomica, Arnica, Sulfur, Aconitum, Bryonia, Rhus tox., Hypericum u.a. sind dort ausführlich beschreiben. Im schon zitierten Buch von Wolff werden in einem Abschnitt auch die beim Menschen gefundenen AMB den beim Tier beobachteten Symptomen gegenübergestellt. Man erkennt, wie weitgehend doch die Ähnlichkeiten sind, und lernt,humanmedizinische Literatur auf das Tier zu übertragen.

3) Abgrenzung der einzelnen Mittel gegeneinander: Dies ist für einen Anfänger manchmal schwieriger als es auf den ersten Blick aussieht, besonders wenn man am Patienten steht und dieser eben nicht *alle* typischen Symptome zeigt und auch manche, die gar nicht zu einem bestimmten Bild passen. Hier läßt sich manches nachlesen, z.B. bei einem schon zitierten Buch von Wolff, wo verschiedene Formen von Durchfällen oder Symptomenkomplexe bei Verstopfung voneinander abgetrennt sind. Autoren älterer Bücher, wie z.B. Stiegele in seiner "Homöopathischen AM-Lehre"*) fassen ähnliche Mittel in Gruppen zusammen und verdeutlichen die unterschiedlichen Indikatonen anhand praktischer Beispiele.

Schon die Beschäftigung mit nur einigen AMB zeigt einem die Vielfalt der Wirkungsmöglichkeiten auf und führt von der Betrachtung reiner Organerkrankungen hin zur Betrachtung der AM-Typen. Bereits beim Einlesen fallen verschiedene Fälle der eigenen Praxis ein, die auf dieses oder jenes AMB gepaßt hätten.

Schwierigkeiten bereitet bei der Anwendung zunächst auch die Lösung der Frage, welche Potenz eines bestimmten AM angewandt werden soll. Für den zunächst homöopathisch interessierten Allopathen ist es unbegreiflich, daß mit Verdünnungen, die sich bei den D-Potenzen immerhin um den Faktor 10 unterscheiden, derart ungenau umgegangen wird, d.h., daß nur von der Anwendung niederer, mittlerer und hoher Potenzen gesprochen wird, Angaben über Verabreichungsform und Menge häufig völlig fehlen. Teilweise wird nur noch über die Mittel und überhaupt nicht mehr von Potenzen gesprochen. Dies ist (und mir ging es da genauso) im Anfang sehr unbefriedigend, zumal, wenn man sich beim Einlesen deutlich eingeprägt hat, daß die Änderung der Potenz eines AM auch eine Veränderung der Wirkung erzeugen kann.

Hier ein paar Worte zur Klärung: *akute und perakute Symptome* erfordern im allgemeinen sogenannte niedere Potenzen, also D1 bis D7. Die Wirkung tritt schnell ein, hält aber nicht so lange vor, die Gaben müssen mehrmals tägl. wiederholt werden (z.B. bei Unfallhunden mit starkem Blutverlust und allgemeiner Störung, Arnica D2 stdl. 5 Tropfen). Bei subakuten bis chronischen Erkrankungen werden mehr mittlere Potenzen, also D 8-D 15 1-2 x tägl. gegeben (z.B. Hunde, die stark riechen, schuppige Haut und deutlich rote Conjunk-

*) Hippokrates-Verlag

tiva und Lefzenschleimhaut zeigen - Sulfur D12 1-2 x tägl. 1 Tabl.). Die Beeinflussung von psychischen Faktoren, Anwendung von Typenmitteln mit Langzeitwirkung erfordern hohe Potenzen etwa ab D20, z.B. Hunde,mit zuvorgenannten Hautveränderungen erhalten als Typenmittel 1 x pro Woche 1 Injektion Sulfur D30 (1 ml). Man geht davon aus, daß eine Injektion in einer D30 ca. 1 Woche anhält.

Als Anfänger fühlt man sich mit niederen und mittleren Potenzen wohler, zumal der schnellere Wirkungseintritt auch eine einfachere Kontrollmöglichkeit gibt. Nachteilig ist dabei lediglich, daß man sich bei niederen Potenzen darauf verlassen muß, daß die häufigen Gaben auch vom Tierbesitzer durchgeführt werden. Hier bedarf es einer gewissen Aufklärung. Begünstigend wirkt allerdings, daß der Besitzer so lange das Tier hinfällig ist, sich gern und ständig um seinen Liebling bemüht, bei Besserung können die Gaben dann sowieso abgesetzt oder stark reduziert werden. Zu Potenzen über D30 habe ich selbst noch nicht die richtige Beziehung gefunden, hier herrschen ja auch unter Homöopathen z.T. unterschiedliche Auffassungen.

Für die Verabreichung beim Kleintier gilt grundsätzlich:
Injektion: 1-2 ml, meist s.c.
Dilution: 5-8-10 Tropfen
Tabletten: 1-3 x tägl. 1 Tablette

Beim Großtier werden entsprechend gegeben:
Injektion: 5-10 ml s.c.
Dilution: 15-20 Tropfen 2-3 x tägl.
Die Anwendung von Tabletten kommt weniger in Frage.

Glaubt man, einen gewissen Überblick gewonnen zu haben, stellt sich meist das Bedürfnis ein, die Dinge auch zur Anwendung zu bringen. Unsere Erfahrungen haben gezeigt, daß es sinnvoll ist, sich eine gewissen "Grundausstattung" an Mitteln zuzulegen, um für die wichtigsten Fälle gerüstet zu sein. Dies bedeutet: von jedem AM, das zur Anwendung kommen soll, Ampullen zur Injektion, Tabletten und Dilutionen in den wichtigsten Potenzen vorrätig zu halten.Falls Sie in einer größeren Stadt wohnen, lohnt sich evtl. die Kontaktaufnahme mit einer Apotheke, die dann die am häufigsten gebrauchten AM auf Dauer vorrätig hält und andere schnell besorgen kann. Denn es ist meiner Meinung nach der Therapie abträglich,und die Geduld der Patienten-Besitzer wird überfordert, wenn sie einmal zur Apotheke müssen, um ein Präparat zu bestellen und es dann erst nach 2-3 Tagen bekommen.

Eine andere, ebenfalls mehr technische Seite sollte nicht unberücksichtigt bleiben: Es klingt banal, aber fragen Sie die Besitzer danach, ob das Tier lieber Tabletten nimmt (die man auch zerdrücken oder auflösen kann und die Milchzucker enthalten)oder ob sie lieber Tropfen eingeben, die für die meisten Tiere einen nicht so angenehmen Geschmack haben und am besten auf Brot, Fleisch, Trockenfutter usw. geträufelt werden. Bei sehr hinfälligen Patienten ist die Verabreichung von Dilutionen angezeigt, die - auch im Aufwachstadium der Narkose - einfach eingeträufelt werden.

Mittlere und große Hunde mit relativ gutem Allgemeinbefinden nehmen die kleinen Tabletten häufig ohne "Verpackung", sozusagen als Bonbon auf, ein nicht zu unterschätzender Vorteil bei der Bewältigung des leidigen Themas "Verabreichung von Medikamenten durch den Tierbesitzer". Bei Katzen führt die Verabreichung von Dilutionen häufig zu starkem Speicheln und sollte dann besser unterlassen werden, da ja fast immer Tabletten des gleichen Mittels zur Verfügung stehen. In Zweifelsfällen ist die Injektion natürlich auch in der Homöopathie am sichersten.

Machen Sie die Tierbesitzer darauf aufmerksam, daß die kleinen weißen Tabletten in den braunen Döschen zwar gleich aussehen und riechen, aber durchaus verschiedenen Inhalt und Wirkstoff haben und daher nicht beliebig austauschbar sind. Es ist für Patientenbesitzer auch nicht ohne weiteres zu verstehen, daß die gleichen Tabletten wie z.B. Nux vomica D6 helfen sollen bei Bandscheibenbeschwerden, Erbrechen, bestimmten Formen von Durchfällen und Verstopfung.

Zur Frage, ob man im Anfang Komplexpräparate oder Einzelmittel anwenden soll, ist aus meiner Sicht folgendes zu sagen:
Die Komplexpräparate geben auf den ersten Blick eine größere, therapeutische Breite, wenn sich bei einer bestehenden Lahmheit z.B. nicht abklären läßt, bei welcher Gelegenheit sie aufgetreten ist, ob eine Verschlechterung nach Ruhe oder Bewegung zu erkennen ist usw., wenn die Zeit zur Untersuchung sehr knapp ist.

Es verleitet aber dazu, alle Krankheiten in 6-8 Komplexe einzuteilen. Bleibt der Erfolg dann aus, was nach den Grundregeln Hahnemanns nicht anders zu erwarten ist, geht das Vertrauen zur Homöopathie verloren. Es hat sich bei uns gezeigt, daß der Erfolg auf die Dauer größer ist, wenn man Einzelmittel anwendet und diese notfalls kombiniert.

Man weiß dann bei Erfolg oder Mißerfolg wenigstens, welches Präparat in einem bestimmten Fall geholfen oder eben nicht geholfen hat und kann sich diese Erfahrung in ähnlichen Fällen zunutze machen. Bei einer zunächst begrenzten Anzahl von AM, die einem vertraut sind,ist es ja leicht möglich, daß für einen konkreten Fall ein ganz anderes Mittel angezeigt gewesen wäre, dem man vielleicht zu einem späteren Zeitpunkt begegnet. Daß dies nicht nur einem Anfänger so geht, zeigen viele Beispiele. Selbst erfahrenen homöopathisch arbeitenden Kollegen gelingt nicht immer mit dem ersten Mittel der sofortige Erfolg. Sie haben nur den Vorteil, daß sie anhand des Krankheitsverlaufes, der Begleitsymptome und Reaktionen schnell auf die Zuständigkeit eines anderen Mittels oder einer anderen Potenz schließen können. Im ersten Jahr Homöopathie bleibt dann ein oft zermürbendes Nachlesen von AMB (bei Metzger stehen im Indikationsverzeichnis unter chron. Bronchitis 17 verschiedene Mittel, bei Diarrhoe 16),was dann nur teilweise zum Erfolg führt. Häufig muß man dann trotzdem auf allopathische Behandlungsmethoden zurückgreifen.

Die Zahl dieser Fälle wird allerdings ständig geringer, Erfolg und Mißerfolg auch in der Homöopathie mit zunehmender Erfahrung kalkulierbar. Man sollte das Risiko einer homöopathischen Behandlung dennoch nicht scheuen, da durch die AM selbst keine negativen Wirkungen eintreten können.

ERFAHRUNGEN ANHAND PRAKTISCHER BEISPIELE:

Zunächst einmal denkt man mehr in organotropen als in Typenbildern, d.h. ich habe einen Hund oder eine Katze mit Tonsillitis,einen Hund mit Warzen im Ohr, Zwischenzehenabszessen, Panaritium usw. Hier helfen sehr das Buch von Wolff und die Informationsblätter der DHU, da beide nach allopathischen Begriffen geordnet sind, auf die es dann eine homöopathische Antwort gibt. Das erscheint zunächst sehr bequem und einfach, ist es aber nicht in jedem Fall:

Ein Beispiel für einfach und verblüffend zu lösende homöopathische Antworten auf allopathische Fragen sind Warzen im Gehörgang: Nach Wolff gebe man Calcium-carbonicum D30 morgens und Causticum D12 abends. Was ich zunächst selbst für sehr unwahrscheinlich hielt und nur verschrieb, weil sich die Besitzer nicht zur Operation entschließen konnten, geschieht tatsächlich: nach 3-4 Wochen sind die Warzen auf ein Minimum geschrumpft oder ganz verschwunden.

Wir hatten dazu vor gut einem Jahr unter anderem folgenden Fall:
Ein Blinder hatte einen neuen Blindenhund bekommen und nach 2 Tagen stellte sich bei der Untersuchung heraus, daß die gesamte Innenseite der linken Ohrmuschel und der Gehörgang ein einziger Wust von Warzen verschiedener Größe mit entsprechender Otitis waren. Das auf Schärfe abgerichtete Tier erkannte den neuen Besitzer zunächst nicht voll an, dieser benötigte das Tier als Führhund dringend, konnte sich als Blinder aber nicht so ohne weiteres mit ihm auseinandersetzen. Wir entschlossen uns zur sofortigen Operation, um eine möglichst schnelle Wiederherstellung zu erreichen. Dabei wurden nur einige der größten Warzen an der Innenseite der Ohrmuschel per Kauter mitentfernt, der Gehörgang gesäubert, gespült und die Operation nach Hinz durchgeführt. Dem Hund wurde ein Trichter angelegt. Da sich das Tier vom neuen Besitzer in den ersten 14 Tagen nicht behandeln ließ (an ein Einträufeln von Ohrentropfen oder Auftragen von Salbe war nicht zu denken), konnte nur eine Wundversorgung per Tabletten erfolgen und zwar: gegen die postoperativen Wundschmerzen und zur Förderung der Heilung Arnica D3 2 x tägl. 1 Tablette, zum Abbau der Eiterungen im Gehörgang Hepar sulf. D8 2 x tägl. 1 Tablette, gegen die Warzen, wie schon erwähnt, Calc. carb. D30 und Causticum D12. Eine Wundkontrolle konnte nur am 3. Tag durchgeführt werden, die Fäden wurden am 9. Tag gezogen, Heilung per primam. Lediglich die verkauterten Stellen brauchten etwas länger zur vollständigen Abheilung. Das bereits nach 2 Tagen fast beschwerdefreie Tier wurde nach 14 Tagen etwas umgänglicher,und die Behandlung des Gehörganges konnte zur Unterstützung durchgeführt werden. Die Warzen waren nach 4 Wochen verschwunden. Das Tier zeigt bis heute keinerlei Beschwerden am Ohr.

Ein anderes Beispiel für direkte Behandlungsmöglichkeiten: das Harnträufeln nach Sterilisation: Ein Versuch mit Cantharis D4 3 x tägl. 1 Tablette war in den von mir angewandten Fällen sofort, d.h. innerhalb von 2 Tagen erfolgreich.

Bei den bisher genannten Beispielen ist der Kostenaufwand und das Risiko für den Besitzer so gering (eine Verschlechterung kann nicht eintreten), daß sich der Versuch in jedem Fall lohnt. Bei allen eitrigen Prozessen mit starker Schmerzhaftigkeit, z.B. Panaritien im Anbildungsstadium, Otitis ext., wenn der Hund vor Schmerz selbst vom Besitzer sich nicht ins Ohr schauen läßt, hat sich Hepar sulfuris D8 oder D4 5-6 x tägl. 1 Tablette oder 5 Tropfen sehr bewährt. Die Eiterungsprozesse werden zur Reife gebracht, die Schmerzhaftigkeit deutlich gelindert.

Am Beispiel von Zwischenzehenabszessen bei einem Collie möchte ich verdeutlichen, daß die Gegenüberstellung: "allopathisches Symptom - homöopathische Antwort" nicht immer mit Erfolg übernommen werden kann:

Ein stark überfütterter Collie wurde mit Zwischenzehenabszessen an beiden Vorderpfoten vorgestellt. Das Tier war bereits mehrere Wochen von einem Kollegen mit Ichthyolverbänden und Antibiotika behandelt worden. Rückfragen bezüglich der Ernährung erbrachten nur den Hinweis, daß zwischen dem vom Besitzer angegebenen Futter bzw. der Futtermenge und der Figur des Hundes eine deutliche Diskrepanz bestand. Trotz eindringlicher Hinweise auf die Notwendigkeit einer hundegerechten Fütterung und Durchführung einer Abmagerungskur, wurde das Tier eher noch dicker als dünner. Gemäß den Empfehlungen der DHU-Drucke wurden dem Hund innerlich Hepar sulf. D8 und Silicea D4 je 2 x tägl. 1 Tablette verabreicht, die Pfoten unter Verband gehalten, um ein Lekken zu verhindern.

Zunächst trat auch innerhalb von 14 Tagen eine deutliche Verbesserung ein, die Abszesse schlossen sich, die Verhärtungen gingen zurück. Aus zunächst unbekannter Ursache verschlechterte sich das Krankheitsbild dann innerhalb von 2 Tagen so, daß wieder beide Pfoten offene, schmerzhafte Abszesse (Fisteln) zeigten. Auf Wunsch des inzwischen etwas ungeduldig gewordenen Besitzers wurden die Abszesse samt Kapseln so gut wie möglich chirurgisch entfernt. Das inzwischen angefertigte Differential-Blutbild ergab eine deutliche Eosinophilie, daraufhin Antiallergie-Diät-Futter. Der Erfolg war befriedigend, nach 3 Wochen allerdings schlagartig erneute Abszeßbildung und der Hinweis der Besitzerin: Gestern hat er die restlichen Pfannenkuchen bekommen!

Es handelte sich bei diesem Hund also offenbar um allergisch bedingte Prozesse, die nicht ohne weiteres homöopathisch zu heilen sind. Die homöopathische Anwendung brachte zwar einen Teilerfolg, aber keine Ausheilung. Diese Erfahrung mußten wir wiederholt machen. Immer dann, wenn allergische Prozesse Ursache für eine Erkrankung waren und im Blut deutliche Eosinophilie festzustellen war, kamen wir auf homöopathischem Weg nur zu Teilerfolgen.

In einem anderen Fall konnten wir eine für den Allopathen unsinnig erscheinende Behauptung, daß z.B. Panaritien an Pfoten oder die Neigung zu Eiterungen der Haut Ausdruck einer inneren Infektionsquelle seien, ungewollt bestätigen: Eine Basset-Hündin zeigte statt der erwarteten Läufigkeit plötzlich ausgeprägte Symptome einer Scheinträchtigkeit mit Gesäugeanbildung, Nestbau, Annehmen von Gegenständen, Unruhe und Apathie. Da das Tier mehrmals Hormonspritzen zur Verhinderung der Läufigkeiten erhalten hatte, und relativ jung war, bestand zudem Verdacht auf beginnende Pyometra oder Fehlfunktion der Eierstöcke. Es lag zudem eine Vaginitis vor und, wie die Harnuntersuchung ergab, auch eine Cystitis. Ein Pfotenekzem hatte zunächst nur untergeordnete Bedeutung. Das Tier wurde ausnahmsweise mit einem Komplexpräparat (Aristolochia miniplex) und Chloramphenicol behandelt. Die Hündin zeigte daraufhin rasche Besserung. Das Allgemeinbefinden war schon nach 2 Tagen ungestört, die Symptome der Scheinträchtigkeit fast verschwunden. 4 Tage nach der Untersuchung bekam die Hündin ein Panaritium an einem Zeh, das mit Hepar sulf. D8 4 x tägl. 1 Tablette und Calendula-Verband behandelt wurde. Am nächsten Tag hatte sich das Panaritium geöffnet, die Schmerzen deutlich gebessert. Die Abheilung erfolgte ohne Komplikationen. Die Hündin neigte allerdings weiterhin zu kleinen Eiterungsprozessen im Zehenbereich. Auf Wunsch der Besitzer (sie fürchteten um ihre neuen Teppichböden bei einer auftretenden Läufigkeit) wurde die Hündin dann sterilisiert. Bei der Operation fanden wir den Uterus deutlich vergrößert und am linken Eierstock ein ca. murmelgroßes, abgekapseltes Gebilde, das sich post Operationen, als Abszeß herausstellte. Die Hündin ist seit der Operation frei von allen Eiterungsprozessen.

Sichere Erfolge bringt z.B. die Anwendung von Calendula bei Otitis externa exsudativa, mit viel feuchtnassem, evtl. wundmachendem Sekret. Verzichten Sie auf alle teuren Cortison-, DMSO-, Antibiotika- und Antimykotika-enthaltenden Mittel. Geben Sie Calendula-Tinktur unverdünnt über Einmalspritze oder Tropfflasche in den Gehörgang und Calendula-Dilution D3 innerlich 2-3 x tägl. 5 Tropfen. Man bekommt die Entzündung in kürzester Zeit in den Griff. Dies gilt allerdings nur für frische, nicht vorbehandelte Fälle. Bei wochenlang mit cortisonhaltigen Mitteln vorbehandelten, exsudativen Otitiden ist der Erfolg nicht so schnell zu erreichen. Hier spülen wir 1-2 x mit Rivanol oder behandeln zusätzlich zu Calendula mehrmals lokal mit Jodoformäther (Jodoform 5,0 Äther ad 50,0), um die exsudative Phase zu überwinden. Die Behandlung von Otitiden mit Calendula-Salbe halte ich für problematisch, weil das Einbringen in den Gehörgang durch den Besitzer doch Schwierigkeiten bereitet. Es besteht Verletzungsgefahr, häufig bleibt die Salbe auch am äußeren Eingang kleben und damit wirkungslos.

Calendula-Tinktur unverdünnt wenden wir auch mit gutem Erfolg bei häufigen Leckekzemen im feuchten oder bereits eitrigen Zustand an. Einige Male aufgebracht, kommt es sehr schnell zur Austrocknung. Das gleiche gilt für feuchte Lefzenekzeme. Scheren der Haare und festes Einreiben der Tinktur (nach Berlin-Materna sogar mit Zahnbürste) bringt schnelle Besserung. Hierbei sind allerdings, wie in der Allopathie, immer dann Rezidive zu erwarten, wenn infolge anatomischer Gegebenheiten, der Speichel immer wieder über die betroffenen Stellen fließt. Besteht in den beiden zuletzt genannten Fällen der Ekzeme zusätzlich Berührungsschmerz, geben wir noch 2-3 Tage lang Hepar suf. D8 4-5 x tägl. 1 Tablette oder 4-5 x tägl. 5 Tropfen Dilution.

Ein anderes, für den Anfänger leicht mit Erfolg anzuwendendes Mittel ist Lachesis. Besonders bei jungen Hunden, die unter einer chronischen Tonsillitis leiden, anfallsweise würgen, fast bis zum Erbrechen, so daß die Besitzer immer wieder behaupten, dem Hund müsse etwas im Halse stecken. Ist die Tonsillitis dann links stärker als rechts, ist Lachesis D12 1 ml als Injektion s.c. und 2 x tägl. 1 Tablette der gleichen Potenz das Mittel der Wahl.

Ich habe selbst in einem Fall 3 Monate mit Antibiotika, Formidium und Esberitox ohne bleibenden Erfolg behandelt und mit Lachesis den Hund in wenigen Tagen beschwerdefrei bekommen.

Beim Katzenschnupfen hat sich ebenfalls die Anwendung von Lachesis D12 bewährt, allerdings muß man auch hier, wie in der Allopathie, Rückschläge in Kauf nehmen, wenn die Tiere bei nassem und kaltem Wetter zu lange draußen bleiben. In einem Fall, der von einem Kollegen,wie bei dieser Erkrankung nicht außergewöhnlich, wochenlang vorbehandelt war, wurde nach einer Injektion Lachesis D12 aus einer röchelnden, schnorchenden Katze ein einziges triefendes, Unmengen Eiter ausniesendes Etwas, das aber nach Aussagen der Besitzer dennoch munterer erschien und größeren Appetit zeigte als vorher. Wir hatten es mit einer sog. Erstverschlimmerung zu tun. Die Besitzer zeigten glücklicherweise Verständnis und freuten sich, daß sich ihre Katze endlich von diesem abscheulichen Sekret befreien konnte. Nach 4-5 Tagen trat eine rasche Besserung ein, das Tier hatte wieder klare Augen und schniefte nur noch kaum hörbar. Ganz ohne Rezidiv ging es in diesem Fall auch nicht ab, das Tier erkältete sich bei feuchtkaltem Wetter erneut, wurde von mir zwischendurch mit AB behandelt, der Erfolg war jedoch so unbefriedigend, daß ich wieder zur Homöopathie wechselte, und das Tier nunmehr beschwerdefrei geblieben ist.

LITERATUR

MEZGER, J.: Gesichtete homöopathische Arzneimittellehre, Band 1,2; 4. Auflage 1978, Haug-Verlag, Heidelberg

STIEGELE, A.: Homöopathische Arzneimittellehre, 1949, Hippokrates Verlag

WOLFF, H.G.: Unsere Hunde - Gesund durch Homöopathie. Heilfibel eines Tierarztes, 1977, Joh. Sonntag Verlag, Regensburg

WOLTER, H.: Klinische Homöopathie in der Veterinärmedizin, 1954, Haug-Verlag, z.Z. vergriffen. Neuauflage in Vorbereitung

WOLTER, H. (Hrsg.): Homöopathie für Tierärzte, 1978, Schlütersche Verlagsanstalt und Druckerei, Hannover

HOMÖOPATHISCHES REPETITORIUM DHU

INFORMATIONSBLÄTTER der DHU
Sonderdruck: Möglichkeiten und Grenzen der Homöopathie in der Veterinärmedizin von H. Wolter, Wiener Tierärzt. Wochenschrift (Nr. 6/76)

Experimentelle Homöopathie

H. Wolter

Das am 1.7.1979 in Kraft getretene Arzneimittelgesetz schreibt vor, daß auch die bisher im Handel befindlichen Arzneien, darunter fallen auch die homöopathischen Mittel,den Wirksamkeits- und Unschädlichkeitsnachweis erbringen müssen und zwar nach Ablauf von 12 Jahren. Das bedeutet, daß die homöopathischen Mittel nach Ablauf dieser Zeit nach naturwissenschaftlichen Methoden geprüft und untersucht werden müßten. So wären die analytischen Untersuchungen im Labor, die Tierversuche mit den teratogenen, Toxizitäts- und Rückstandsuntersuchungen, die Pharmakodynamik und Pharmakokinetik dann auch mit den homöopatischen Mitteln durchzuführen. Daß dieses unmöglich ist, sowohl nach der Art als auch nach den Kosten, liegt auf der Hand. Es müssen daher Methoden entwickelt werden, und das hat der Gesetzgeber vorgesehen, die wohl die wissenschaftlichen Kriterien erfüllen, aber der Eigenart der Mittel angemessen sind. M.E. haben gerade die Tierärzte hier eine bedeutende Aufgabe zu erfüllen. Denn alle Beobachtungen über die Wirkung und Wirksamkeit der homöopathischen Arzneimittel bei der Behandlung von Tieren sind frei jeglicher Suggestion oder sonstiger psychischer Beeinflussung. Die Realität der Wirkung homöopathischer Potenzen steht daher bei den effektiven Heilungen außer Frage.

Wie aber ist die Frage nach der "experimentellen Homöopathie" zu lösen? Da erscheint es zunächst nötig, festzustellen, was die Homöopathie eigentlich ist. Auf den einfachsten Nenner gebracht, ist sie eine individuell bezogene Therapie, die in jedem Fall, der innerhalb ihrer Gesetzmäßigkeiten zur Behandlung kommt, ein ständig variierendes therapeutisches Schema erfordert.

Es kann kein feststehendes Schema für die Prüfung der Wirksamkeit eines homöopathischen Arzneimittels erstellt werden, sondern lediglich ein Versuchsmodus, der in sich variabel, stets aber ein Ergebnis erkennen läßt, das variabel reproduzierbar die Nachweisbarkeit dokumentiert.

In verschiedenen Modellversuchen, die von mir im Laufe der letzten 20 Jahre durchgeführt worden sind, hat sich immer wieder herausgestellt, daß wir weder allein mit der homöopathischen Diagnosestellung noch auch mit der klinischen Klärung eines Falles eine Untersuchung über die Wirksamkeit der Homöopathika durchführen können. Immer tritt an irgendeiner Stelle ein Manko auf, das u.U. den gesamten Versuchsverlauf im Endergebnis infrage stellt.

Es ist m.E. und nach meiner Erfahrung nur aus der Kombination der beiden Untersuchungsformen ein Modell zu entwickeln, das eine klare Übersicht über die tatsächliche Wirksamkeit gibt.

Das *erste* Postulat heißt daher in diesem Zusammenhang: Sind die Arzneimittelbilder, die für den Menschen erstellt sind, auch in der Veterinärmedizin zu verwenden? Wenn "ja", in welcher Form?

Zweitens: Sind die Arzneimittelbilder bei dem heutigen Stand der medizinischen Wissenschaft, vor allen Dingen der Biochemie, noch ausreichend, um eine wissenschaftlich begründbare homöopathische Therapie zu betreiben?

Drittens: Sind die Tierversuche, die in so erschreckendem Maße für die neuen - und alten - Pharmaka eingesetzt werden, überhaupt sinn- und wertvoll? Denn davon geht die wissenschaftliche Medizin aus, und bezieht ihre Arzneimittelsicherheit und Wirksamkeit aus diesen Versuchen.

Viertens: Welche Alternative gibt es zu diesen Versuchen und mit welcher Methode kann man diese Versuche ablösen?

Fünftens: Auf die Homöopathie bezogen: Wenn Krankheit und homöopathische Arznei gewissermaßen eine Einheit bilden, worauf bezieht sich diese Affinität, wodurch ist sie zu erklären? Denn es erscheint in der heutigen kritischen Zeit doch unumstößlich, nicht nur die Effekte zu sehen, sondern vor allen Dingen, den Weg und die Ursache zu erkennen, die zu diesem Effekt führen.

Sechstens: Die Bestandteile bzw. die Inhaltsstoffe der Homöopathika sind zu analysieren, um feste Anhaltspunkte für Verwandtschaften einzelner Mittel zu haben, die eine gleichlaufende ähnliche Wirkung verständlich macht und die, ohne weitere Versuche, gleich welcher Art reproduzierbar und voraussagbar diese Mittel anwenden lassen.

Es ist zu untersuchen, ob das jeweilige Bukett der Inhaltsstoffe verantwortlich zu machen ist für die homöopathische Wirkung mit ihren Varianten, ob bei den pflanzlichen Mitteln der Standort etc. entscheidend ist. Es muß grundlegend festgestellt werden, daß die homöopathischen Arzneimittel ihr feststehendes Bild haben. Variabel ist nur der Patient, der sie bekommen soll. Daher: bei einer gleichlautenden Diagnose - unterschiedliche Mittel.

Die Versuchsuntersuchungen müssen, um einen Aussagewert zu bekommen, der sich auch statistisch auswerten läßt, nach einem stets gleichen Schema durchgeführt werden. Hierbei ist für die homöopathischen Mittel der Befund in seinem ganzen Umfang notwendig. Er beinhaltet:

1. Verhalten allein, Verhalten unter den Artgenossen, Verhalten anderen Arten und dem Menschen gegenüber.
2. Art der Futteraufnahme, der Verdauung (futterneidisch, guter/schlechter Futterverwerter).
3. Befund der einzelnen Organsysteme (evtl. Laborwerte, histologische Werte, endoskopische Werte).
4. Befund des Bewegungsapparates und des Bewegungstyps.

All diese Befunde lassen sich in eine tierartspezifische Norm einordnen,die stets von tierindividuellen Varianten begleitet wird. Daraus läßt sich ein Modell erstellen, nach dem ein fester Rahmen für die Beurteilung der Wirkung eines Arzneimittels zu erkennen ist. Die pathologischen Abweichungen von diesem Modell erbringen dann die Hinweise auf die homöopathisch-causale Behandlung, die die Abweichungen vom "Normmodell" des betreffenden Tieres wieder reguliert.

Unter diesen Voraussetzungen würden dann die wirklichen Arzneimittelbilder mit den betreffenden Erkrankungsarten in Verbindung gebracht und ihre Realität dadurch dokumentiert.

Um diese Versuche durchführen und signifikant auswerten zu können, müßte von jeder Tierart ein tierartspezifisches Verhaltensbild aufgestellt werden, das als bekanntes Modell die Grundlage darstellt, auf der das homöopathische Arzneimittelbild abgestellt werden kann und die Abweichungen und deren Regulierungen in einem Überblick zu sehen sind. Man hätte also ein Modell "Kuh", das unterteilt werden kann in leichtere und schwerere Rassen.

Ein weiteres Modell "Pferd" wäre in der gleichen pferdetypischen Weise aufzuzeichnen und auch die anderen Tierarten könnten in dieser Form modellmäßig registriert werden. Das Verhalten der einzelnen Rassen ist typisch und klar aufzustellen.

Wichtig dazu ist die Kenntnis der homöopathischen Arzneimittelbilder, die innerhalb ihrer Gesamtheit stets typische "kuhhafte" Reaktionen zeigen oder dem Pferde gemäß typische Symptome aufweisen. Diese tierartspezifischen Symptome in den Arzneimittelbildern werden den Weg zu der echten Beweisbarkeit der Homöopathie weisen.

Alle, die mit der Homöopathie schon länger arbeiten, wissen, daß die unterschiedlichsten und gegenteiligsten Symptome innerhalb eines homöopathischen Arzneimittelbildes zu finden sind. Sie machen den Anfänger stutzig und stellen ihn vor echte Probleme. In unseren Kursen ist schon mehrere Male darauf hingewiesen worden, daß die Ausgangsreaktionslage eines jeden Prüflings entscheidend ist für die Symptome, die er hervorbringt. Aber etwas anderes scheint viel wichtiger zu sein: daß der Prüfling nämlich nur dann innerhalb der Arzneiprüfung Symptome hervorbringen kann, wenn er auf die Prüfmedizin empfindlich ist. Es muß also eine Affinität zu diesem Mittel vorhanden sein.

Dabei treten aber niemals völlig gegenteilige Symptome zur gleichen Zeit auf, sondern immer harmonisch miteinander verbundene, die entweder in die Irritation und Erregung weisen oder in die Indolenz und Verlangsamung. So ist es verständlich, daß man in der Veterinärmedizin mit einem Mittel beim Pferd andere Krankheitsformen behandelt als bei der Kuh oder beim Hund.Sie sollten in einer Tabelle festgelegt werden, wie ich es im Leeser für die einzelnen von mir bearbeiteten Mittel versucht habe,darzustellen. Es ist also schon eine gewisse Vorarbeit geleistet worden.

Um auch hier einen praktischen Weg aufzuzeigen:
Wenn die beiden Norm-Modelle "Pferd" und "Kuh" vorliegen und die Wirksamkeitsnachweise z.B. für Belladonna oder Lachesis gebracht werden sollen, wird man für das Pferd die pferdespezifischen Symptome mit dem Pferdemodell in Einklang bringen und die kuhspezifischen mit dem Kuhmodell. Aus der Veränderung der pathologischen Symptome in einer festgelegten Zeit zur Norm hin kann auf die Wirksamkeit geschlossen werden. Hierzu muß aber eine Anzahl interessierter Tierärzte auf vorbereiteten Bögen diese Werte eintragen. Aus der - hoffentlich - großen Zahl der Einzelbögen kann dann die Wirksamkeit eines homöopathischen Mittels aufgezeigt werden. Es wäre damit m.E. eine Dokumentation erstellt worden, die beim BGA auch für die Humanmedizin eine wertvolle Unterlage für die Zulassung der Mittel darstellt.

Obwohl hiermit eine Therapie betrieben und dokumentarisch festgehalten wird, ist dann doch die Wirksamkeit eines Arzneimittels in seiner vollen Breite erbracht worden - und das scheint mir das wesentlichste daran zu sein - in typischer homöopathischer Weise nach der Simile-Regel. Eine Regel, die ja in naturwissenschaftlichen Kreisen immer noch angezweifelt wird.

Im Rahmen einer Arbeit für das Bundesgesundheitsministerium habe ich einen Untersuchungsbogen zusammengestellt, der sich in abgeänderter und erweiterter Form auch für eine solche Prüfung verwenden ließe. Nach den allgemeinen grundlegenden Angaben zu Beginn und zum Schluß ist als wichtigster Punkt der klinische Befund zu vermerken. Die Untersuchung der Laborwerte steht zwar im Zentrum der Untersuchung, aber entscheidend ist der endgültige klinische Befund, der sich nach dem inzwischen aufgestellten AMB für Flor de Piedra richtet und so das therapeutische Ergebnis aufzeigt. (s. Tab. 1)

Tabelle 1

W o l t e r, H.: Experimentelle Untersuchungen über die Leberwirksamkeit von *Flor de Piedra D3* mit Hilfe des sog. Leberstatus bei Kühen

Befundbogen

1. Bestand (Besitzer): ....
2. Tierzahl. a)Insgesamt: .... b) Zur Feststellung des HNW*):....
3. Befund des erkrankten Tieres: Ohrmarke: Nr. ....
   a) Tragend: ja/nein. Wenn ja: In welchem Monat?: ....
   b) Gekalbt: ja/nein. Wenn ja: Wann? ....
   c) Erkrankt seit: ....
      Klinischer Befund: ____________________

      HNW: GOT: .... aP: ...... Bilirub.: ....
      Laborbefunde: GOT: .... aP: ...... Bilirub.: ....
   d) Therapie: 1. Flor de Piedra D3 10 ml sc.
      2. ....
   e) Labor-Kontrolle:
      GOT: .... aP: ...... Bilirub.: ....
      am ....
      2. Kontrolle:
      GOT: .... aP: ...... Bilirub.: ....
      am ....
      3. Kontrolle:
      GOT: .... aP: ...... Bilirub.: ....
      am ....
4. Klinischer Befund nach Behandlung am: __________

5. Beurteilung:
   a) Positiv. Begründung: ____________________

   b) Negativ. Begründung: ____________________

*) HNW=Herden-Normal-Wert.

Dr.med.vet.Hans Wolter, Tierarzt
2802 Ottersberg 1, Alter Weg 9

Tabelle 2

Entwurf für einen Befundbogen:

KLINISCHE DIAGNOSE: THERAPIE:

Befundbogen "Pferd" - Vollblutpferd

NORMALBEFUND	PATHOLOGISCHER BEFUND	ERGEBNIS NACH 24 Std.	NACH 48 Std.
I. Habitus	Ia.	Ib.	
Lebhaft, nervös, empfindlich, glänzendes Haarkleid, volle Augen, gespannte Nüstern			
II. Gebäude	IIa.	IIb.	
Grazil, feste Muskulatur, klare Knochen und Gelenke, normal gefülltes Abdomen			
III. Bewegungen	IIIa.	IIIb.	
Energievoll, federnde Gänge, Drang nach vorwärts ausgeprägt			
IV. Organe	IVa.	IVb.	
Nahrungsaufnahme und Stoffwechsel rassebedingt aktiv			
V. Individuelle Besonderheiten	Va.	Vb.	

M.E. wäre es notwendig, daß Befundbögen (s. Tab. 2) einerseits für Großtiere und andererseits für Kleintiere, in diesem Falle nur für die Hunde, die rassenmäßig vielseitig vertreten sind, aufzustellen. Für die Großtiere sollten entsprechende Befundbögen für die Pferde und die Kühe erstellt werden. Im ersteren Fall sollten sich Großtierpraktiker zusammentun und die entsprechenden Modelle erarbeiten, im anderen Falle Kleintierpraktiker. Der Herausgeber ist gerne bereit, entsprechende Kontakte herzustellen.

ANSCHRIFTEN DER AUTOREN

Dr.med.vet. Christine Berlin-Materna
prakt. Tierärztin - ATF
Sebastianstraße 4

8059 Moosinning

Apotheker Dr. Charles Braun
Hellweg 106

4600 Dortmund 13

Dr.med.vet. Holger Burgard
prakt. Tierarzt - ATF
Purrmannstraße 4

6670 St. Ingbert

Dr.med.vet. Walter Greiff
prakt. Tierarzt - ATF
Fachtierarzt für Rinder und
Fachtierarzt f. Zuchthygiene u.k.B.
Grenzhof, Donaustraße 39

8940 Memmingen

Dr.med.vet. Wolfgang Mettler
prakt. Tierarzt

6691 Oberkirchen

Dr.med.vet. Barbara Rackow
Dr.med.vet. Michael Rackow
Mühlleite 1

8729 Zeil

Dr.med.vet. Berthold Schell
prakt. Tierarzt
Am Murgdamm 5

7550 Rastatt

Dr.med.vet. Gustaf Schwab
prakt. Tierarzt
Weiglestraße 59 A

4300 Essen

Dr.med.vet. Alois Tiefenthaler
prakt. Tierarzt

A 4752 Riedau/Austria

Dr.med.vet.Hans-Günther Wolff
prakt. Tierarzt
Holbeinstraße 76

6000 Frankfurt

Dr.med.vet. Hans Wolter
prakt. Tierarzt - ATF
Alter Weg 9

2802 Ottersberg 1

STICHWORTVERZEICHNIS

Die unterstrichenen Seitenzahlen bezeichnen die Mittelcharakteristik reiner Homöopathika.

A

B

S

SCH

ST

T